AF609831

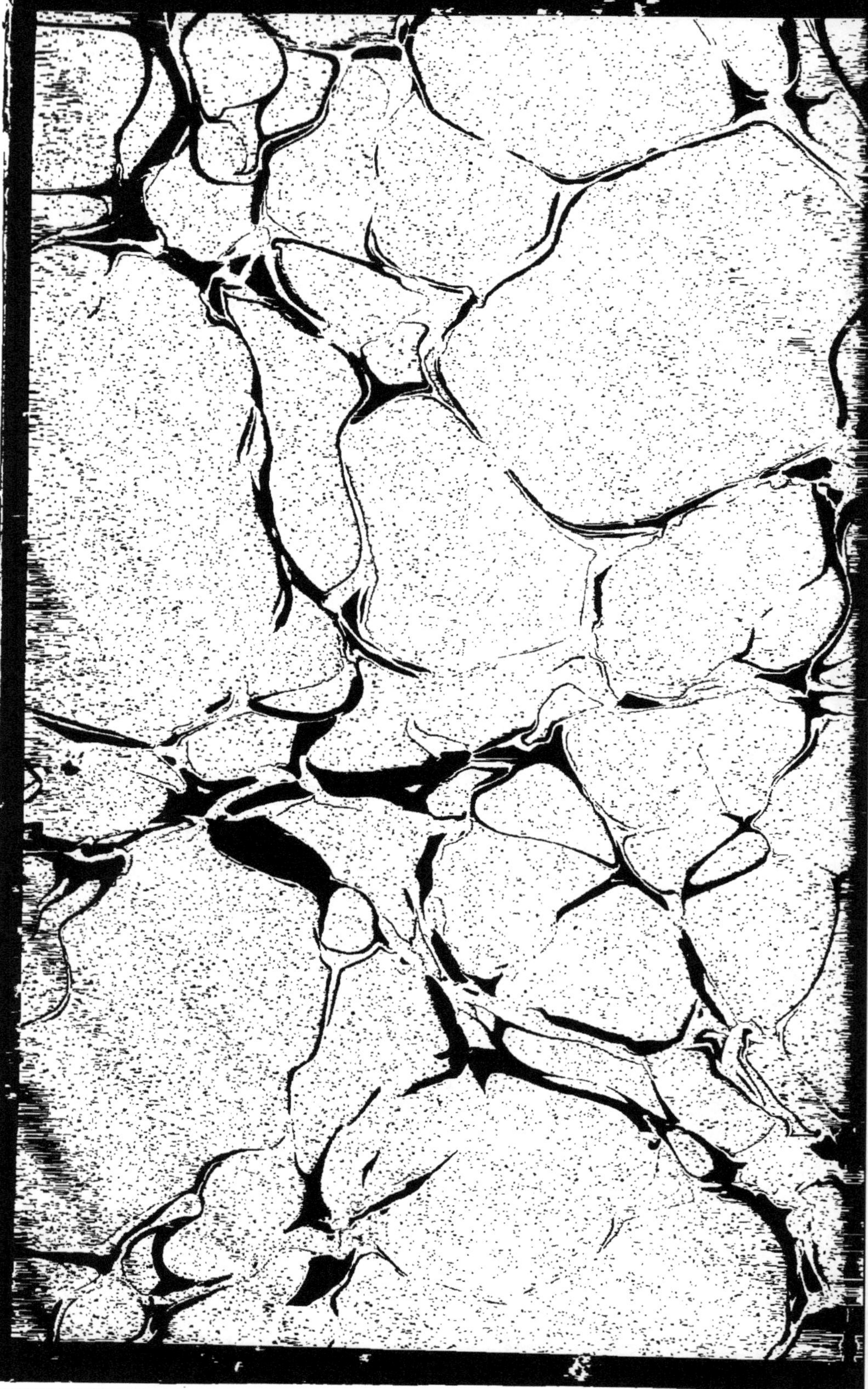

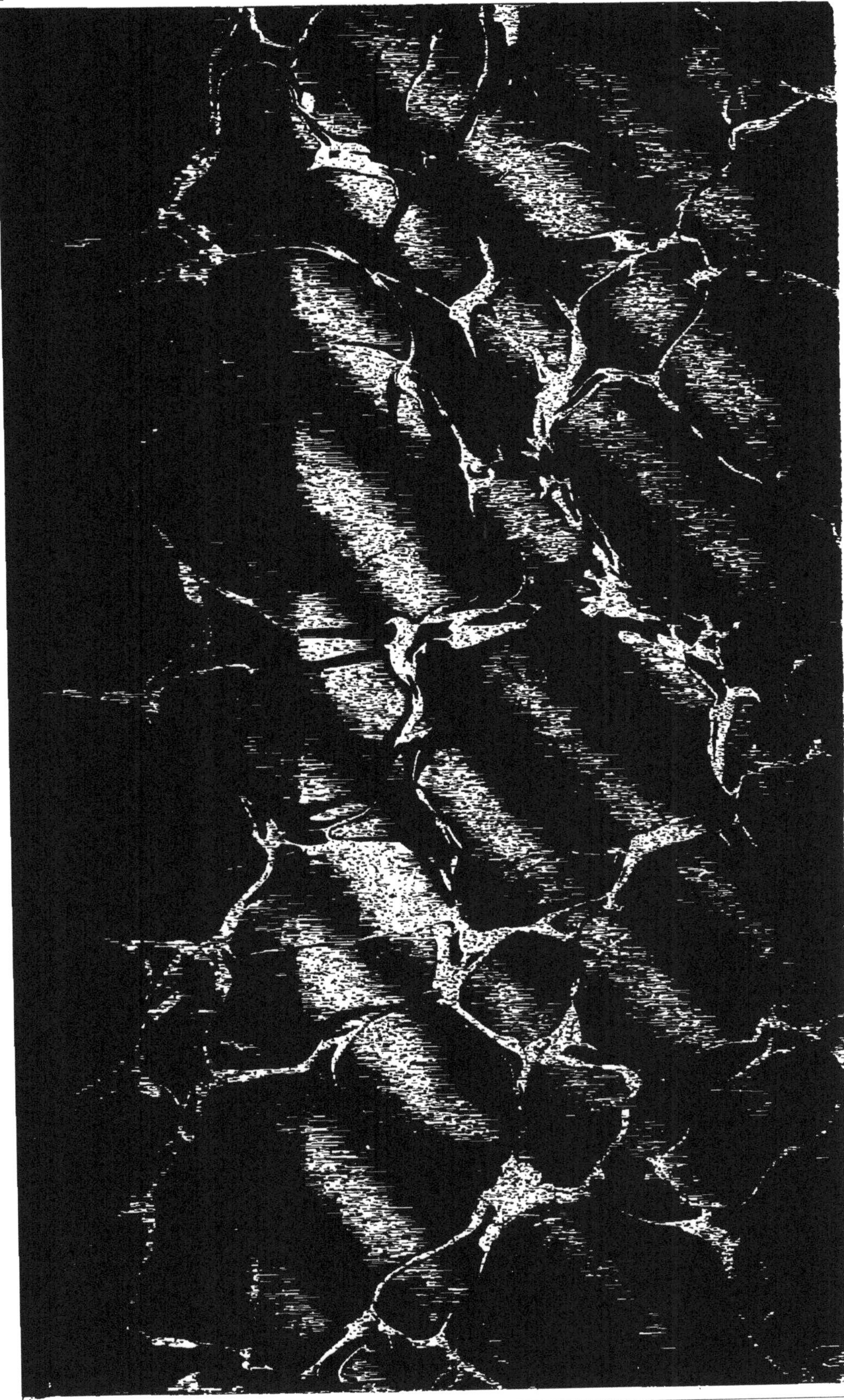

CONSEILS

AUX

JEUNES MÈRES

Genève. — Imprimerie Charles Schuchardt.

HYGIÈNE ET ÉDUCATION DE L'ENFANCE

CONSEILS

AUX

JEUNES MÈRES

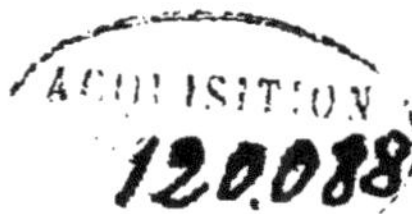

PAR

LE Dr E. GOLAY

Ancien interne et lauréat des Hôpitaux de Paris,
Lauréat de la Société de Chirurgie de Paris,
Lauréat et membre de la Société Française d'Hygiène,
Lauréat de la Société protectrice de l'Enfance de Lyon.

« Prévenir vaut mieux que guérir. »

GENÈVE
H. GEORG
LIBRAIRE-ÉDITEUR

PARIS
G. CARRÉ
58, SAINT-ANDRÉ-DES-ARTS

1889

AVANT-PROPOS

Beaucoup de mères se figurent volontiers qu'il n'y a rien de plus simple que d'élever un enfant, qu'il n'y a nullement besoin pour cela d'une instruction spéciale et que Dieu, en les créant femmes, leur a donné en même temps l'instinct et l'intuition nécessaires pour remplir sur cette terre leur tâche de mères de famille. C'est une erreur complète. Bien que l'amour maternel soit un sentiment inné chez la femme, bien que ce sentiment soit même souvent chez elle exalté jusqu'à la rendre capable de l'abnégation la plus complète envers ses enfants, il n'en est pas moins vrai que cette tendresse et ce dévouement, quelque grands qu'ils soient, sont insuffisants par eux-mêmes et ne peuvent en aucune façon suppléer les connaissances qu'il est nécessaire de posséder, si l'on veut conduire avec sûreté l'hygiène et le régime des enfants. A cet égard, on peut même dire que la plupart des mères, loin de tout savoir, ont tout à apprendre.

*

D'où vient cette ignorance? — En grande partie de l'éducation des jeunes filles, qui ne reçoivent dans les écoles que des notions complètement insuffisantes sur l'hygiène du jeune âge. L'art d'élever les enfants, comme le plus utile à la femme, devrait être le premier des arts enseignés. Cependant, on y songe à peine. Qu'arrive-t-il? — Les jeunes filles, une fois mariées, ont toute leur éducation de jeunes mères à faire et ne savent rien ou presque rien qui soit de nature à les guider dans leur nouvelle vocation. Aussi, pour se tirer d'affaire, sont-elles obligées d'avoir recours aux conseils que leur mère ou leur grand'mère veulent bien leur donner, et c'est ainsi que se transmettent, de génération en génération, toutes les mauvaises habitudes et tous les vieux préjugés, ces ennemis redoutables contre lesquels on lutte depuis si longtemps et qui paraissent avoir, en hygiène et en médecine, des racines plus profondes que partout ailleurs.

La santé d'un enfant est en grande partie ce que la mère la fait. Cette assertion, qui peut paraître osée, repose cependant sur l'observation exacte des faits. Il est prouvé que la santé des enfants tient surtout à la direction qu'on sait lui imprimer dès le début. Dans la majorité des cas, les enfants naissent bien constitués et ne demandent qu'à vivre; s'ils deviennent, dans la suite, chétifs et délicats, il ne faut le plus souvent en accuser que les fautes d'hygiène que des mères ignorantes commettent à leur égard.

En effet, quoique la cause première de bien des affections ne soit pas toujours facile à déterminer, il est rare, si l'on veut examiner les choses attentivement et scruter toutes les circonstances qui ont précédé le début du mal, qu'on ne puisse en accuser quelque imprudence, quelque faute d'hygiène ou de régime qui, bien que commise peut-être à une époque antérieure plus ou moins éloignée, a mis l'enfant dans des conditions favorables au développement de la maladie dont il est atteint. Ce n'est pas trop s'avancer que de dire que la faiblesse de constitution de certains enfants, leur susceptibilité à contracter des rhumes ou d'autres affections, tiennent en grande partie au régime qu'on leur a fait suivre, aux habitudes qu'on leur a données dès leur enfance, en un mot à toute leur manière de vivre. On peut même dire que tout enfant chétif, délicat peut, à partir du moment où il est soumis à une bonne hygiène, à un bon régime, retrouver la vigueur qui lui fait défaut et devenir capable de triompher des influences nocives et débilitantes auxquelles il a été soumis à une époque antérieure.

Toutes les mères ne pèchent pas de la même façon dans la manière dont elles conduisent l'hygiène de leurs enfants. S'il en est quelques-unes, heureusement, fort peu nombreuses qui, par indifférence, par négligence, par manque de jugement ou, plus souvent, nous le reconnaissons, par le fait d'une simple difficulté de surveillance créée par leurs occupations journalières, ne donnent pas à leurs enfants tous les soins qu'ils réclament et les laissent en quelque sorte s'élever tout seuls, souvent au milieu des conditions hygiéniques les plus mauvaises, il faut avouer que la plupart des autres pèchent, au contraire, par excès de zèle et rendent leurs enfants délicats par excès de soins, nous pourrions presque dire par excès de tendresse. Ne voit-on pas tous les jours des mères garder leurs enfants à la maison, à propos du moindre vent qui souffle, ou ne les sortir qu'après les avoir couverts de flanelle, de manteaux et de cache-nez, de peur qu'ils aient l'impression du froid extérieur? Y a-t-il un système mieux fait pour rendre ces enfants douillets, susceptibles aux variations de la température et enclins aux rhumes? Ne voit-on pas aussi tous les jours des mères qui, n'écoutant que les caprices de leur enfant, le laissent manger des friandises à toute heure du jour, sans se demander si ce régime n'est pas contraire à son développement régulier, s'il ne fatigue pas l'estomac, s'il ne trouble pas les digestions et n'est pas susceptible d'entraîner pour l'avenir une lésion plus ou moins grave des organes digestifs? Nous pourrions citer bien d'autres exemples, mais cela nous entraînerait trop loin. Qu'il nous soit simplement permis de rappeler que le véritable amour maternel ne consiste nullement à passer par tous les caprices et toutes les volontés de son enfant. Qu'on ne s'y trompe pas, les mères qui agissent ainsi ne recherchent le plus souvent que leur propre tranquillité. Ce qu'elles appellent de l'amour maternel est de la faiblesse maternelle. Beaucoup plus rares et plus nobles sont les mères qui savent comprimer leurs propres émotions pour ne pas éveiller celles de l'enfant, qui ne se laissent pas exclusivement mener par leur cœur, mais qui, ayant toujours devant les yeux le bien et la santé de l'enfant, savent le diriger d'une manière ferme et intelligente, raisonnent toutes leurs actions, accordent ou refusent avec discernement et qui, une fois qu'elles ont décidé dans leur jugement que telle ou telle chose ne doit pas être permise, savent refouler les élans de leur tendresse et, s'il le faut, rester sourdes aux pleurs et aux supplications de leur enfant.

Une bonne hygiène est inséparable d'une bonne éducation. Ce n'est que lorsque les mères auront appris à être fermes et à faire un bon emploi de leur autorité, qu'elles pourront diriger convenablement la santé de leurs enfants. Il est donc utile qu'on leur rappelle de temps en temps, non seulement les conditions hygiéniques les plus propres à favoriser le développement régulier de leurs enfants, mais encore les principales règles d'après lesquelles elles doivent se guider pour diriger leur éducation morale.

Voici, dans ses grandes lignes, le plan que nous suivrons :

1° Dans la première partie, nous prendrons l'enfant *avant sa naissance*, alors qu'il est encore renfermé dans le sein de sa mère. En toute chose, bien commencer a une importance capitale : Si l'on veut qu'une plante vienne bien, il faut commencer par préserver la semence des vers et de la gelée. Il faut soigner le bouton si l'on veut que la fleur éclose. C'est cette idée qui nous a engagé à indiquer aux mères les précautions qu'elles doivent prendre, pour mener leur grossesse à bien et donner le jour à des enfants forts et bien constitués.

2° La seconde partie sera particulièrement consacrée à *l'hygiène de la première et de la seconde enfance*. Nous aurons à étudier l'allaitement, l'hygiène corporelle, les vêtements, le sommeil, l'exercice, etc., c'est-à-dire tous les agents, tous les objets capables d'exercer sur l'organisme des enfants une influence quelconque. Pour rester aussi clair que possible, nous traiterons chacun de ces sujets séparément, en commençant pour chacun d'eux à la naissance de l'enfant et en suivant celui-ci jusque dans le cours de la seconde enfance.

3° La troisième partie aura trait à *l'éducation morale et intellectuelle* de l'enfant. Cette question n'est nullement étrangère à notre sujet, car le médecin, par ses visites continuelles au sein des familles, constate tous les jours l'influence énorme qu'a, sur la constitution et le tempérament des enfants, le degré de mollesse ou de fermeté que déploient les parents dans la direction de leur petite famille. Aussi, après avoir dit quelques mots des habitudes à donner aux enfants dès leur berceau, nous attacherons-nous à exposer, aussi brièvement que possible, la manière qui nous semble la plus rationnelle de les gouverner, de combattre leurs défauts les plus habituels et de former leur caractère. Pour terminer, nous exposerons nos idées sur l'instruction qu'on peut donner aux enfants sans nuire à leur santé.

Les livres populaires sur l'hygiène et l'éducation de l'enfance ne manquent pas, mais la plupart de ceux que nous avons entre les mains nous paraissent tomber dans l'un ou l'autre de ces deux défauts : être trop concis pour être véritablement utiles ou trop scientifiques pour être suffisamment compris. Nous chercherons à éviter ces deux écueils.

Nous n'avons nullement la prétention de faire une œuvre littéraire ; notre seule ambition est de donner, si possible, aux parents un manuel d'hygiène infantile qui soit à la fois clair et facile à consulter. Comme il s'adresse surtout aux mères, aux jeunes mères, nous éviterons l'emploi de termes techniques qui pourraient rester incompris et nous chercherons toujours, par la simplicité des expressions, à mettre nos descriptions à la portée de tout le monde. Nous ne craindrons même pas d'entrer souvent dans des détails que quelques personnes pourront trouver un peu minutieux ; mais, en face des difficultés et des incertitudes qui se présentent à chaque instant sous les pas des jeunes mères, nous ne croyons pas qu'ils seront de trop, car, selon nous, c'est par l'étude des détails qu'on arrive à bien élever les enfants.

Et maintenant, nous livrons notre travail à l'appréciation des mères. Puissent-elles, malgré ses nombreuses imperfections, trouver quelque utilité à le consulter de temps en temps. S'il peut servir, çà et là, à donner une direction convenable à la santé et à l'éducation des enfants, nous serons amplement récompensé de nos efforts.

Genève, Avril 1889.

CONSEILS AUX MÈRES

SUR LES

SOINS A DONNER

AUX ENFANTS

PREMIÈRE PARTIE

GROSSESSE ET NAISSANCE

Les soins à donner à l'enfant
commencent avant sa naissance.

Suivant un ancien préjugé, l'enfant ne serait doué de vie qu'à partir du moment où sa mère le sent remuer dans son sein. C'est là une notion des plus erronées : l'enfant est un être vivant dès le début de sa formation. Dès le début de sa formation, il a donc droit aux soins et à la sollicitude de sa mère. Aussi, la femme doit-elle, dès qu'elle se croit enceinte, éviter avec soin, non seulement tout ce qui pourrait nuire à la marche régulière de la grossesse et amener une fausse couche, mais encore se soumettre à certaines règles hygiéniques, destinées à donner à l'enfant qu'elle porte une constitution aussi forte et aussi saine que possible.

Il n'y a donc pas lieu de s'étonner, que nous ayons indiqué au commencement de cet ouvrage à quels signes une femme peut reconnaître qu'elle est enceinte, quelles précautions elle doit prendre pour mener sa grossesse à bien et quelle conduite elle doit tenir pour combattre les divers accidents qui peuvent survenir dans son cours.

CHAPITRE Ier

SIGNES DE LA GROSSESSE

1. **Suppression des époques menstruelles.** — La grossesse se reconnaît à des signes nombreux ; mais tous n'ont pas la même valeur. Un de ceux auxquels les jeunes femmes accordent le plus d'importance est la *suppression des règles*. Ce phénomène a en effet une grande valeur comme signe de grossesse, toutes les fois qu'il se montre sans cause connue chez une personne bien portante et habituellement bien réglée. Il est cependant des femmes qui, quoique enceintes, continuent à voir leurs règles pendant un ou plusieurs mois ; mais c'est l'exception. Le cas contraire est beaucoup plus fréquent ; nombre de femmes voient leurs règles se supprimer sans qu'elles soient enceintes. Cela s'observe, en particulier, dans le cours de quelques maladies aiguës, dans l'anémie et dans certaines affections de la matrice. Rien de plus naturel ; mais,

ce qui peut étonner, c'est de voir les règles se supprimer chez une personne qui porte tous les attributs de la santé. Or, il faut savoir que quelques jeunes femmes, récemment mariées et jusqu'alors bien réglées, ont vu tout à coup et sans cause appréciable, leurs règles manquer pendant plusieurs mois. Cette suppression fait généralement croire à un commencement de grossesse, alors qu'il s'agit d'un simple trouble de fonctions, amené par le changement de vie de la jeune femme. La suppression des règles n'est donc pas, à elle seule, un signe suffisant pour affirmer l'existence d'une grossesse à son début; d'autres symptômes sont nécessaires.

2. **Maux de cœur.** — Lorsque à la suppression des règles, viennent s'ajouter des *maux de cœur* quotidiens, les probabilités d'une grossesse sont déjà bien plus considérables. Les maux de cœur se montrent généralement dans le cours de la seconde ou de la troisième semaine, quelquefois dès les premiers jours qui suivent la conception, et ils persistent presque toujours jusqu'à la fin du troisième ou même du quatrième mois. Ils présentent ceci de spécial, qu'ils se montrent surtout le matin, au moment où la jeune femme sort de son lit et qu'ils ne se font souvent pas sentir dans les autres moments de la journée. Disons, cependant, qu'il est des dames qui n'en souffrent jamais, tandis que chez d'autres ils persistent presque tout le jour et s'accompagnent même de vomissements plus ou moins répétés (24). Les matières vomies sont constituées par des aliments, des glaires, de la bile ou une certaine quantité d'un liquide aqueux et légèrement aigre. Nous verrons plus loin, en parlant des indispositions de la grossesse (25), ce qu'il y a à faire pour combattre les vomissements lorsqu'ils se répètent trop souvent.

3. Dégoûts. Envies. Douleurs de dents. — On observe souvent, en même temps que les envies de vomir, des crachotements fatigants (29), des *dégoûts* pour les aliments préférés jusque-là et une appétence marquée pour d'autres qui étaient détestés (22), des douleurs de dents sans carie (30), un état de langueur de la face avec teint verdâtre et yeux cernés en bleu et une tendance insolite aux défaillances (32). Quand ces signes sont réunis chez une femme, on peut affirmer, presque à coup sûr, qu'elle est enceinte.

4. Modifications des seins. — Vers le second mois de la grossesse, on constate souvent une légère *augmentation de volume* et une *sensibilité particulière des seins.* Ces organes sont légèrement gonflés et douloureux à la pression, en même temps qu'ils sont le siège d'élancements ou de démangeaisons. Vers la même époque, une *aréole brune* se dessine autour du mamelon. La coloration en est d'abord d'un brun clair, mais elle devient de plus en plus foncée à mesure que la grossesse avance. Cette coloration a de la valeur, comme signe de grossesse, chez les femmes qui sont enceintes pour la première fois, mais, comme elle persiste après l'accouchement, elle n'a plus la même importance dans les grossesses suivantes. Ajoutons que dans le cours du quatrième mois on réussit souvent, en exerçant des pressions modérées sur les seins, à faire sourdre des mamelons, un liquide lactescent, jaunâtre, auquel on donne le nom de *colostrum*. Cet écoulement, quand il existe chez une femme qui n'a pas encore eu d'enfants, permet presque à lui seul d'affirmer l'existence d'une grossesse; par contre, ce signe n'a pas grande valeur quand on le constate chez des femmes qui ont déjà accouché une ou plusieurs fois, parce qu'il est fréquent de trouver encore plusieurs mois après le sevrage, un peu de lait dans les seins.

5. **Modifications de la forme de l'abdomen.** — La plupart des jeunes femmes accordent une importance considérable à l'*augmentation de volume du ventre*, comme signe de grossesse. Elles ont évidemment raison, mais à condition qu'elles n'oublient pas que le ventre peut se développer sous l'influence de causes très variées. Pour être un bon signe de grossesse, l'augmentation de volume du ventre doit être régulière et progressive et ne pas se montrer avant le troisième mois. « *Ventre plat, enfant il y a,* » disaient les anciens accoucheurs, et ils avaient raison. Il faut savoir, en effet, que jusqu'au troisième mois, le ventre de la femme enceinte est plutôt plus plat qu'avant la conception.

A mesure que le ventre augmente de volume, l'ombilic se déplisse et devient de moins en moins creux ; il finit même, vers la fin de la grossesse, par se mettre de niveau avec les téguments de l'abdomen.

6. **Mouvements de l'enfant.** — Bien qu'il n'y ait rien de bien précis quant à l'époque où la femme sent pour la première fois remuer son enfant, on peut dire que c'est en général vers quatre mois et demi, c'est-à-dire vers le milieu de la grossesse. La connaissance de ce détail a de l'importance, car il arrive, parfois, que la jeune mère ne sait pas exactement à quelle époque elle est devenue enceinte et ne peut pas fixer la date approximative de son accouchement. Pour surmonter cette difficulté, il suffit de compter quatre mois et demi, à partir du moment où les mouvements de l'enfant sont devenus sensibles.

Il arrive parfois que ces mouvements, après avoir été distinctement sentis, diminuent de fréquence et d'intensité, puis cessent complètement. Ce phénomène est en général d'un fâcheux augure, car il est presque toujours le signe de la mort du fœtus.

7. Illusions de grossesse. Fausses grossesses. — Sitôt qu'elle sent remuer son enfant, la femme n'émet habituellement plus de doutes sur son état; mais, malgré tout, elle peut se tromper. Il faut savoir, en effet, qu'il est des femmes affectées de flatulence intestinale qui se figurent être enceintes parce que leur ventre a un peu grossi et qu'elles y sentent par instants de petits mouvements inaccoutumés. Ces sensations, qui sont dues au passage rapide de gaz d'une anse d'intestin dans une autre, plus rarement à des contractions partielles et irrégulières des muscles de l'abdomen ou aux battements d'une grosse artère, s'observent surtout chez les femmes nerveuses qui ont un immense désir d'avoir un enfant. Leur illusion est parfois si complète, qu'à force de conviction, elles finissent par faire naître en elles la plupart des signes qu'on observe habituellement dans la grossesse. Leur abdomen et leurs seins augmentent réellement un peu de volume, elles ont des bizarreries d'appétit, des nausées, des vomissements et quand, finalement, elles se croient à terme, on peut les voir se plaindre de douleurs dans les reins et le bas-ventre, comme si elles allaient réellement accoucher. Inutile de dire qu'elles n'accouchent que de leurs illusions.

Il est du devoir du médecin de détromper, autant que possible, ces pauvres créatures à imagination malade. Malheureusement, le docteur n'est pas toujours consulté de bonne heure; souvent même, il n'est pas consulté du tout; aussi, croyons-nous devoir indiquer sommairement les signes qui permettent de distinguer l'augmentation de volume du ventre due à la présence de gaz, de celle qui est produite par une grossesse.

8. Dans la flatulence, le ventre est plus développé à de certains moments qu'à d'autres, tandis que dans la grossesse, l'augmentation de l'abdomen est régulière, persistante et s'accroît graduellement de jour en jour. Lorsqu'on comprime les intestins atteints de flatulence, l'on entend des gaz se déplacer avec bruit et l'on constate que le ventre offre, dans toutes ses parties, le même degré de résistance ; dans la grossesse, au contraire, on trouve le ventre dur, résistant, surtout dans sa partie inférieure, ce qui se comprend puisque son augmentation de volume est due au développement d'un organe solide, l'utérus. Dans la flatulence, enfin, les sensations de mouvements perçues par la femme, étant dues au déplacement des gaz intestinaux, ont toujours à peu près les mêmes caractères et la même intensité ; dans la grossesse, au contraire, ces sensations étant provoquées par les mouvements du fœtus, sont d'abord excessivement faibles et augmentent dans la suite graduellement d'intensité. La plupart des femmes les comparent, au début, à un chatouillement ou à la sensation que produiraient de petites pattes d'araignée ; ce n'est que plus tard que les mouvements de l'enfant en devenant plus intenses, s'accusent par des phénomènes plus caractéristiques. Lorsque l'enfant se déplace dans sa totalité, il détermine des sensations de frottement ; lorsque, au contraire, il n'agite que ses bras ou ses jambes, la femme ressent des soulèvements partiels, des soubresauts ou même de véritables chocs, parfois assez intenses et assez douloureux pour lui arracher un petit cri.

9. Tels sont les principaux signes d'après lesquels une femme reconnaît généralement qu'elle est enceinte. Inutile de dire qu'il en est d'autres dont il serait oiseux d'entretenir nos lectrices, parce que le médecin seul

peut les constater par le toucher, la palpation abdominale et l'auscultation. Ce sont ces différents modes d'investigation qui lui permettent de discerner si la grossesse est simple ou gémellaire, normale ou compliquée.

CHAPITRE II

HYGIÈNE DE LA FEMME ENCEINTE

Toutes les femmes enceintes ont le même désir, celui de mettre au monde un bel enfant, et, cependant, il en est bien peu qui sachent prendre, pendant leur grossesse, les précautions nécessaires pour conserver leur propre santé, prévenir l'avortement et mettre au monde un enfant aussi robuste que possible. Il n'est donc pas inutile d'indiquer, ici, les règles hygiéniques qu'il y a à suivre pour obtenir cet heureux résultat.

10. **Exercice.** — Quelques jeunes femmes ont la tendance, aussitôt qu'elles sont enceintes, à se traiter comme des malades et à rester couchées une grande partie de la journée. Cette manière de faire produit les résultats les plus défavorables sur leur santé, car elle les affaiblit, les étiole, alors qu'il y aurait tout intérêt pour elles, à conserver et à entretenir leurs forces. La femme enceinte doit se donner du mouvement dans sa maison et sortir tous les jours que le

temps le permet. Rien ne favorise la respiration et la circulation, rien ne procure un bon sommeil, au même degré, que l'exercice au grand air : il excite l'appétit et régularise les fonctions intestinales si souvent paresseuses chez les femmes enceintes. Le défaut d'exercice entraîne souvent un accouchement long et difficile. Si les paysannes et les ouvrières accouchent en général si facilement, elles le doivent en grande partie à leurs occupations et à l'exercice forcé qu'elles prennent chaque jour et à chaque heure. Les promenades doivent être faites de préférence à pied, et, si c'est en voiture, dans une calèche douce et sur des routes non cahoteuses. En somme, la femme enceinte ne doit se coucher dans le jour que lorsqu'elle se sent réellement fatiguée et qu'elle a besoin d'un peu de repos. Un exercice régulier ne doit être interdit qu'à certaines femmes délicates, qui, sujettes aux fausses couches, ne peuvent réussir à conduire une grossesse à terme qu'à condition de rester étendues sur leur lit ou sur une chaise longue et d'éviter toute espèce de fatigue. Ce sont heureusement là des cas très exceptionnels.

11. Si un exercice modéré pendant la grossesse est utile aux femmes de la classe aisée des grandes villes, par contre, les mouvements brusques et saccadés, la fatigue et les exercices violents leur sont toujours nuisibles. Lorsqu'elles deviennent enceintes, elles doivent non seulement éviter les voyages, mais encore cesser de monter à cheval, de courir, de danser ; elles doivent même éviter de faire tout travail fatigant qui exige l'élévation des bras, de monter sur une chaise ou sur une échelle et surtout d'en sauter, de soulever ou de porter des fardeaux, dans la crainte d'ébranler les organes renfermés dans le ventre et de provoquer l'avortement. Nous nous élevons en particulier, très fortement, contre

la funeste habitude qu'ont actuellement la plupart des jeunes ménages, de partir en voyage le jour même ou le lendemain de leur mariage. Il n'est pas de cause plus féconde en fausses couches que les voyages de noces, où l'on a pour objectif de voir beaucoup de pays dans un temps limité, et où la jeune femme subit, souvent pendant des journées entières, la trépidation d'un chemin de fer ou d'une voiture de rencontre. Bien qu'on puisse voir des femmes se livrer à des mouvements désordonnés et faire même des chutes horribles sans que leur grossesse paraisse en souffrir, il n'est pas moins vrai qu'il en est beaucoup d'autres qui avortent à la suite du plus léger ébranlement.

12. **Air.** La respiration d'un air pur est nécessaire à la femme enceinte. Aussi devra-t-elle, à défaut de la campagne, habiter si possible une maison bien exposée, et tenir les fenêtres ouvertes toutes les fois que le temps le permet. Elle doit éviter l'habitation des lieux bas, humides, mal aérés; elle doit éviter aussi les bals et les spectacles, où règne une trop grande chaleur et où l'air est vicié par l'encombrement d'un trop grand nombre de personnes.

13. **Vêtements.** — Beaucoup de jeunes femmes habituées à se vêtir, non suivant les règles d'une hygiène bien entendue, mais selon les caprices de la mode, continuent dans leur grossesse à se serrer la taille dans leur corset et leurs vêtements, sans réfléchir qu'elles portent préjudice à leur propre santé, s'exposent à la fausse couche (40) et mettent obstacle au développement régulier de l'enfant qu'elles portent dans leur sein.

14. Les vêtements de la femme enceinte doivent être assez larges pour ne pas gêner l'ampliation du ventre; c'est dire que les *corsets-cuirasses* et tous ceux qui sont

garnis de baleines rigides doivent être sévèrement proscrits, car ils gênent la respiration, compriment le ventre et abaissent la matrice.

La femme qui, en raison du volume de ses seins, ne peut pas se passer de corset, doit, lorsqu'elle est enceinte, réduire cet article de toilette à sa plus simple expression. On fait, du reste, actuellement, des *corsets de grossesse* dans lesquels le busc rigide est remplacé par une large bande élastique en cannetille. C'est un progrès, mais, il serait encore mieux pour beaucoup de femmes de s'en passer, et que ce fussent les épaules, et non la ceinture, qui supportassent le poids des jupons. Du reste, les corsets ont encore d'autres inconvénients. Le manque de saillie des mamelons, qui rend quelquefois l'allaitement si difficile, ne reconnaît souvent pas d'autre cause que la pression exercée sur le bout des seins par un corset mal fait (49). On a remarqué que le défaut de saillie des mamelons ne s'observe guère que chez les personnes qui ont la mauvaise habitude de se serrer la taille ; aussi, ce vice de conformation est-il surtout fréquent dans les classes aisées de la société. Les femmes de la classe ouvrière ont presque toujours les seins bien conformés, et c'est une des raisons pour lesquelles elles sont généralement bonnes nourrices. Aussi, ne pouvons-nous trop recommander aux mères, de ne pas faire porter trop tôt des corsets à leurs filles et, une fois qu'ils deviennent nécessaires, de les choisir toujours très larges de goussets, de façon qu'ils ne compriment pas les seins, ne gênent pas leur développement et n'aplatissent pas les mamelons.

15. Quant aux *jarretières*, elles doivent être complètement abandonnées. Par la pression qu'elles exercent sur le bas des cuisses, elles gênent la circulation vei-

neuse dans les membres inférieurs et sont la cause la plus puissante des varices et de l'enflure des jambes (35), qu'on observe si fréquemment dans le cours de la grossesse. Les bas doivent être supportés par des élastiques s'attachant à la taille.

Ajoutons, enfin, que les femmes dont le ventre très développé s'incline fortement en avant et tombe sur le haut des cuisses, se trouveront fort bien de porter une large ceinture qui, embrassant et supportant convenablement l'abdomen, leur facilitera beaucoup la marche.

16. **Régime.** — Sous l'influence d'un préjugé absurde, quelques femmes, dans les premiers mois de la grossesse, s'imaginent qu'elles doivent augmenter leur alimentation, pour pouvoir suffire à la fois à leur propre entretien et au développement de l'enfant qu'elles portent dans leur sein. Dans cette idée, elles se forcent à manger, sans réfléchir que cet excès d'aliments peut provoquer des troubles digestifs et circulatoires (26) susceptibles de retentir sur la santé de l'enfant et de compromettre la grossesse. Du reste, une alimentation exagérée, lors même qu'elle serait bien supportée, n'a pas sa raison d'être. Il suffit, pour s'en convaincre, de réfléchir que la nature prévoyante économise déjà les forces de la femme enceinte en supprimant les règles, et que le volume de l'embryon, dans les premiers mois de la grossesse, est si peu considérable qu'il ne peut influer d'une manière bien appréciable sur la quantité des aliments nécessaires à la femme. On entend souvent dire aussi que des repas fréquents, mais peu copieux, conviennent très bien aux femmes enceintes. Nous croyons que cette fragmentation des repas ne présente généralement aucun inconvénient, mais qu'elle n'a, au fond, de réelle uti-

lité que lorsque la femme est atteinte de vomissements répétés et ne peut s'alimenter d'une autre manière.

Enfin, on voit des femmes qui, dans les derniers mois de leur grossesse, se condamnent à manger très peu, dans le but d'avoir un accouchement plus facile. Elles ont grand tort, car elles s'affaiblissent et se préparent ainsi, non seulement des couches plus longues et plus difficiles, mais encore se rendent le plus souvent incapables d'allaiter leur enfant. Tout au plus pourrait-on autoriser cette manière de faire chez les femmes qui, antérieurement, ont mis au monde de trop gros enfants et chez lesquelles l'accouchement a toujours été difficile ou impossible sans opération. Dans ce cas, la mère, en se soumettant à un régime frugal pendant les derniers mois de sa grossesse, peut espérer donner naissance à un enfant d'un volume modéré, et écarter ainsi les dangers d'un accouchement trop laborieux.

17. Pour nous résumer, nous pensons que la femme enceinte doit manger à son appétit, mais ne jamais surcharger son estomac. Tant que ses digestions sont bonnes, elle ne doit rien changer à son régime habituel; elle doit faire le même nombre de repas et les composer comme de coutume, à moins que des dégoûts, des nausées ou des vomissements la forcent à laisser de côté certains aliments qui ne lui conviennent pas. Toute femme enceinte fera cependant bien d'éviter les aliments trop épicés et de n'user qu'avec modération des boissons alcooliques ou excitantes, telles que le vin, le café, le thé, qui accélèrent parfois la circulation d'une façon dangereuse pour l'enfant. Une exception, cependant, doit être faite pour les cas où la femme souffre beaucoup de vomissements. Les spiritueux réussissent souvent très bien à combattre

cet accident, mais on ne doit y avoir recours que sur l'avis d'un médecin consulté à cet égard ; en effet, l'opportunité de ce moyen varie suivant le tempérament et la constitution de la malade.

La femme enceinte, enfin, doit surveiller avec soin l'état de ses intestins. Comme l'accumulation des matières fécales dans le gros intestin peut agacer la matrice et la pousser à des contractions prématurées, il est bon que la femme ne se laisse pas constiper et sache avoir recours à des lavements, chaque fois qu'ils deviennent nécessaires. Pour les mêmes raisons, il est sage qu'elle ne résiste jamais trop longtemps au besoin d'uriner.

18. **Sommeil.** — La chambre à coucher de la femme enceinte doit être spacieuse et bien aérée ; aussi faut-il avoir soin d'en ouvrir les portes et les fenêtres pendant la journée pour renouveler l'air. Il est, en effet, aussi nécessaire, — si ce n'est plus, — de respirer de l'air pur pendant la nuit que pendant le jour.

La femme enceinte doit se coucher de bonne heure et ne pas rester au lit toute la matinée, comme le font bien des jeunes dames. Un séjour trop prolongé au lit amollit et énerve. Nous le répétons, la femme enceinte doit prendre de l'exercice et sortir chaque fois que le temps le permet (11) ; or, rien n'est vivifiant et réparateur comme l'air du matin.

19. **Bains.** — La femme enceinte doit s'abstenir de prendre des bains fréquents et prolongés dans les premiers mois de la grossesse. Elle doit les remplacer par des lavages sur tout le corps avec une éponge imbibée d'eau tiède, ou ne prendre que des bains très courts, tièdes et n'y séjourner qu'une dizaine de minutes. La propreté n'exige pas davantage, surtout si l'on a soin d'ajouter à l'eau de la baignoire 200 gram-

mes de carbonate de soude, pour enlever rapidement toutes les impuretés attachées à la peau.

Par contre, les bains trop chauds, les bains froids et surtout les douches froides, doivent être soigneusement évités; il en est de même des bains de pieds chauds; un lavage rapide des pieds avec de l'eau tiède et du savon est tout ce que la femme enceinte peut se permettre.

Après le quatrième mois et quand la femme a senti remuer son enfant, les bains ne présentent plus de dangers. Il y a même avantage, vers la fin de la grossesse, à multiplier les bains, car ils favorisent l'accouchement, en augmentant la souplesse des parties génitales externes.

20. **Impressions morales.** — La femme enceinte doit éviter les impressions morales vives; la frayeur, la colère, la joie trop grande, les chagrins, les fortes émotions du cœur ont parfois été la cause d'avortements ou d'accouchements prématurés. Ce qui convient à la femme enceinte, c'est, avant tout, la vie douce et tranquille de la famille.

CHAPITRE III

INDISPOSITIONS DE LA GROSSESSE

Nous ne pouvons parler ici de toutes les maladies qui peuvent compliquer la grossesse; aussi ne nous occuperons-nous que de celles qui en sont une conséquence plus ou moins directe. De plus, comme les jeunes femmes ont souvent de la répugnance à consulter le médecin pour tous les malaises ou indispositions qui peuvent compliquer l'état de gestation, nous nous ferons un devoir, chaque fois que cela sera possible, d'indiquer les moyens les plus propres à les combattre.

21. **Inappétence ou manque d'appétit.** — Le manque d'appétit, chez les femmes enceintes, va souvent jusqu'au dégoût des aliments ; c'est même un des signes les plus fréquents du début de la grossesse (3). Il est bon cependant de s'assurer que ce phénomène ne vient pas d'une affection de l'estomac. Si la langue est blanche, chargée, il y a lieu de prendre un léger laxatif, tel que 2 à 4 grammes de rhubarbe, une cuillerée à café de magnésie ou une cuillerée à dessert d'huile de ricin. Si, au contraire, la langue est nette, si elle a sa coloration normale, on peut être assuré que le dégoût des aliments est dû à un trouble purement nerveux de l'estomac, qu'on peut essayer de combattre par quelque tisane amère ou aromatique, telle que le thé, la mélisse, la feuille d'oranger ou la camomille, en attendant que les progrès mêmes de la grossesse ramènent l'appétit.

22. **Envies des femmes grosses.** — Lorsque la femme enceinte a de simples caprices alimentaires pour des choses qu'elle ne mange pas habituellement, il n'y a aucun inconvénient à les satisfaire. Comme nous l'avons dit (17), la femme enceinte peut prendre tous les aliments qui lui font plaisir et qui sont bien supportés. Mais, quand ces envies sont l'effet d'une dépravation du goût, qu'elles ont pour objet des sub-

stances malsaines, qu'elles sont déraisonnables, inconvenantes ou ridicules, comme cela se voit quelquefois, elles ne méritent aucun respect; aussi ne doit-on pas hésiter à les combattre. La contrariété qui peut en résulter pour la femme ne peut absolument pas se reproduire sur l'enfant sous forme de marques ou de difformités. Les taches de naissance et les vices de conformation des enfants, qu'on rapportait jadis à des envies non satisfaites, sont dus à des troubles dans la formation des tissus qui n'ont rien de mystérieux pour le médecin. Comme le fait remarquer le docteur Bouchut : « Il n'est pas une femme grosse qui n'ait eu « ses caprices ou quelque désir non satisfait, et ce- « pendant le terme de la grossesse arrive, l'enfant « vient au monde sans apporter sur lui la difformité « qui devait témoigner du mécompte moral de la « mère. Lorsque, au contraire, un enfant est difforme « — et le nombre en est petit, relativement au nom- « bre des naissances — on cherche, on interroge, et « l'on finit par trouver après coup, qu'un jour ou un « autre, on a subi tel regard ou éprouvé telle envie « extraordinaire. » Du reste, si l'imagination de la mère pouvait influer sur la formation de l'enfant, la procréation des sexes à volonté ne serait-elle pas un problème résolu ? Ne suffirait-il pas de désirer ardemment une fille ou un garçon pour être exaucé ? Bien des mères savent, par expérience, qu'il en est autrement.

23. **Nausées ou envies de vomir.** — Rien n'est plus pénible que cette continuelle envie de vomir, ces éructations aigrelettes, ces eaux acides dans la bouche, dont se plaignent la plupart des femmes, pendant les trois ou quatre premiers mois de la grossesse (2). Il n'y a pas de remède qu'on puisse conseiller pour faire cesser ces accidents d'une manière cer-

taine; ce qui réussit chez une femme, ne réussit souvent pas du tout chez une autre, et l'on est parfois obligé d'avoir recours successivement à plusieurs moyens avant d'obtenir un résultat favorable.

Les femmes qui souffrent du mal de cœur, surtout le matin à jeun, au moment où elles sortent du lit, réussissent parfois à l'éviter en prenant avant de se lever un morceau de pain ou leur déjeuner. D'autres ont recours pour se soulager au thé, à la camomille, à une infusion de mélisse ou de feuilles d'oranger. On peut conseiller aussi les eaux gazeuses, les boissons glacées ou acides, prises par petites gorgées, les vins mousseux, etc. Le champagne, le cidre, réussissent parfois; il en est de même des préparations suivantes :

Potion n° 1.	Acide citrique........	4 grammes.
	Eau.................	100 »
	Sirop citrique.........	30 »

Potion n° 2.	Bicarbonate de potasse.	4 grammes.
	Eau.................	100 »
	Sirop de sucre........	30 »

Prendre l'une sur l'autre une cuillerée à soupe de chacune de ces potions, de façon qu'elles se mélangent dans l'estomac. On peut répéter la même dose toutes les heures jusqu'à soulagement.

ou :

Bicarbonate de soude..............	6 grammes.
Eau..........................	250 »

Prendre deux cuillerées à soupe de cette solution avec une cuillerée de jus de citron, toutes les heures, au moment de l'effervescence, jusqu'à soulagement.

Nous avons souvent vu réussir les poudres suivantes :

Magnésie calcinée.........	5 grammes.
Sous-nitrate de bismuth....	2 grammes 50 centigr.

Mêlez et divisez en douze paquets.

Prendre une poudre deux ou trois fois par jour, au commencement ou après les repas, dans un peu d'eau ou dans du pain azyme.

Comme le mal de cœur de la grossesse est le résultat de la sympathie qui existe entre l'estomac et l'utérus, et, comme l'on ne peut pas détruire cette sympathie, il arrive souvent qu'on ne réussit pas à calmer les nausées de la grossesse. Il ne reste alors d'autre ressource à la malade que de prendre patience et d'attendre du temps le soulagement désiré.

24. **Vomissements.** — Il est rare que les nausées du début de la grossesse ne s'accompagnent pas de vomissements plus ou moins fréquents. Il est cependant quelques femmes enceintes qui ne vomissent jamais, d'autres vomissent à une grossesse et ne vomissent pas à une grossesse suivante.

Est-il nécessaire de dire que la prétention populaire d'annoncer à l'avance le sexe de l'enfant qui va naître, d'après l'existence ou l'absence de vomissements pendant la grossesse, ne repose sur aucun fondement sérieux? N'est-il pas nombre de femmes, qui ont des maux de cœur et vomissent à toutes leurs grossesses et qui, cependant, mettent au monde autant de filles que de garçons? Du reste, les vomissements ne sont pas le seul signe sur lequel s'appuient les préjugés populaires pour faire leurs prédictions ridicules. Il est nombre de personnes qui, le jour de la naissance d'un enfant, examinent le signe du calendrier qui correspond à ce jour et qui, si le signe du lendemain est de même nature, vous affirment que le prochain enfant sera du même sexe que celui qui vient de naitre. D'autres, pour faire leurs prédictions, considèrent si la femme porte son enfant haut ou bas, si le ventre est volumineux ou, au contraire, peu saillant, si la femme est plus grosse à gauche ou vice versa, si elle est pâle et a la figure étirée, ou si elle est colorée et a une apparence de bonne santé; d'autres ne se prononcent que plus tard et attendent de voir si le travail de l'accouchement est rapide ou, au contraire, lent et pénible, ou bien encore si les douleurs de l'enfantement se font sentir de préférence dans les reins ou dans le bas-ventre.

Inutile de dire que tous ces signes n'ont aucune valeur, et il est facile de s'en convaincre. Si une personne, s'appuyant sur tel ou tel symptôme, annonce un garçon, vous en trouverez facilement une autre qui, s'appuyant sur le même signe, prédira une fille, et, comme les naissances de garçons et de filles sont en nombre à peu près égal, chacune d'elles aura autant de chances pour tomber juste que pour tomber faux. Seulement, la personne dont la prédiction se sera réalisée s'empressera de le faire remarquer; quant à celle qui se sera trompée, elle gardera prudemment le silence et laissera tomber sa prédiction dans l'oubli. Si les femmes enceintes se donnaient la peine de raisonner un peu, elles ne se laisseraient pas prendre à de telles fables. Il faut bien savoir que dans l'état actuel de la science, il n'existe absolument aucun signe qui puisse permettre de prédire, dans le cours de la grossesse, quel sera le sexe de l'enfant qui va naître.

25. Mais revenons aux vomissements. S'il n'y a

qu'un ou deux vomissements par jour, c'est un accident insignifiant, auquel il n'y a qu'à opposer l'ensemble des moyens que nous avons indiqués pour combattre les maux de cœur (23). On fera bien d'essayer aussi l'eau de Seltz, les eaux minérales de Saint-Galmier, de Bussang, de Saint-Alban, etc., les limonades gazeuses au citron ou à la groseille. Les vins mousseux frappés et toutes les boissons glacées, prises à petites gorgées, mais continuées sans relâche, réussissent fréquemment à calmer les maux de cœur et à arrêter les vomissements ; aussi conseillons-nous souvent un mélange de lait, de glace et d'eau de Seltz, à prendre avec une pipette, soit de paille, soit de verre, pipette qui empêche l'action irritante locale, déterminée par le morceau de glace sur les lèvres. Quelques personnes cependant se trouvent très bien d'avaler quelques petits morceaux de glace entiers.

Si ces moyens ne réussissent pas, la femme peut essayer de prendre une cuillerée à café de sirop d'éther ou de sirop de morphine, ou encore quelques gouttes de la préparation suivante :

Teinture d'iode du Codex	1 gramme.
Alcool rectifié........................	12 »

Mêlez.

Prendre trois gouttes plusieurs fois par jour, dans une cuillerée d'eau sucrée.

Lorsque les vomissements se font surtout sentir après les repas et ont pour conséquence le rejet des aliments, on peut chercher à les combattre en prenant au commencement de chaque repas 50 centigrammes à 1 gramme de sous-nitrate de bismuth. De même, un peu de kirsch, d'élixir de Garus ou d'élixir de la

Grande Chartreuse, pris à la fin du repas, réussissent souvent à calmer les maux de cœur et à faire conserver les aliments. Ces liqueurs peuvent être prises pures ou sur un morceau de sucre. Quelquefois même, il suffit, pour arrêter les vomissements, de diviser les repas, de les rendre peu copieux, mais plus nombreux, ou bien encore de ne prendre que des aliments froids.

Si, malgré ces divers moyens, les vomissements se répètent souvent dans la journée, s'ils font rejeter presque tout ce que la femme a ingéré d'aliments aux repas, il faut bien savoir qu'il ne s'agit plus d'un accident insignifiant, mais bien d'un état pathologique très sérieux, qui réclame absolument la présence du médecin, car, l'inanition progressive qui en est la conséquence, peut non seulement compromettre sérieusement la vitalité de l'enfant, mais encore entraîner la mort de la mère. Le médecin a parfois beaucoup de peine à conjurer ces accidents. Tel médicament qui donne de bons résultats chez une femme, n'a pas d'action chez une autre; quelquefois même, il faut bien le dire, tout échoue et l'on parvient à peine à modérer les souffrances de la malade. Il est même des cas où la santé est à tel point compromise, qu'il est nécessaire, pour sauver la mère, de mettre fin à la grossesse, en provoquant l'avortement et en sacrifiant l'enfant. Inutile de dire qu'une décision aussi grave ne doit être prise que lorsqu'elle a reçu l'assentiment de plusieurs médecins réunis en consultation.

26. **Gastralgie. Aigreurs et douleurs d'estomac.** — Les femmes enceintes sont très sujettes à la dyspepsie, aux aigreurs, aux crampes et aux douleurs d'estomac, accidents souvent très pénibles et qui méritent d'être traités sans délai. Ces aigreurs et ces dou-

leurs d'estomac viennent souvent de l'idée fausse que se font certaines personnes, qu'ayant pendant leur grossesse, à suffire aux besoins de deux êtres, elles doivent manger en conséquence (16) ; aussi prennent-elles plus d'aliments que leur appétit le conseille et plus que leur estomac peut digérer.

Dans ces cas, la première chose à faire est de diminuer l'alimentation et d'éviter les substances indigestes ; puis, si le régime ne suffit pas à régulariser les digestions, il faut avoir recours à l'un des remèdes que nous allons indiquer.

L'eau de Vichy ou l'eau de Vals, mélangée au vin, donne souvent de bons résultats ; il en est de même des pastilles de Vichy, prises à la dose de trois ou quatre par jour, après les repas.

On conseille souvent aussi la magnésie calcinée (1 gramme) ou le sous-nitrate de bismuth (0,60 centigr.) un quart d'heure avant les repas, ou, mieux encore, le mélange de ces deux substances sous la forme suivante :

Magnésie calcinée.........	5 grammes.
Sous-azotate de bismuth ...	2 grammes 50 centigr.
Opium brut	10 centigrammes.

Mêlez et divisez en dix paquets.

Prendre une poudre dans un peu d'eau, de lait, de potage ou dans du pain azyme, au commencement de chaque repas.

Si ces moyens ne calment pas les douleurs d'estomac, on peut essayer de prendre, avant de se mettre à table, une ou deux gouttes de laudanum sur un morceau de sucre, ou une à deux cuillerées à café du mélange suivant :

Sirop de morphine .... 20 grammes.
Sirop d'écorce d'oranges amères..... 20 »

Mêlez.

Il ne faut pas oublier, qu'avant tout, il faut combattre la *constipation*, car elle suffit souvent à entretenir le mal. Aussi, lorsqu'elle existe (27), faut-il que la femme suive un régime rafraîchissant et ne craigne pas d'avoir recours à des lavements quotidiens, s'ils sont nécessaires pour régulariser les fonctions intestinales.

27. **Constipation.** — La constipation est très commune dans la grossesse, soit qu'elle soit le résultat d'une disposition naturelle, soit qu'elle soit une simple conséquence de la pression qu'exerce sur le rectum la matrice augmentée de volume. La constipation doit être combattue parce qu'elle trouble les digestions, entretient l'inappétence, cause de l'agitation, de l'insomnie, et que les efforts nécessaires à l'expulsion des matières fécales durcies ou accumulées dans l'intestin peuvent être une cause d'hémorragie et d'avortement.

La femme enceinte cherchera donc à prévenir la constipation. Elle y réussira presque toujours si elle a soin de faire dominer dans son régime les soupes rafraîchissantes, les légumes et les fruits, si elle prend du miel à son premier déjeuner, si elle s'occupe dans sa maison, si elle évite les soirées, les bals, les spectacles et se couche de bonne heure, si elle prend beaucoup d'exercice en plein air et si elle a le soin de se présenter au cabinet tous les jours à la même heure. Si le régime et l'hygiène ci-dessus indiqués ne suffisent pas à entretenir la liberté du ventre, elle devra prendre régulièrement un grand lavement d'eau tiède. Les lavements ont le grand avantage sur les purgatifs, de ne pas déranger l'estomac, de ne pas troubler les digestions et de ne pas irriter les intestins.

Il peut se faire cependant que, malgré l'usage régulier de lavements, la constipation persiste. Un léger purgatif est alors nécessaire pour débarrasser l'intestin. Il faut, dans ce cas, choisir parmi les plus doux, car un purgatif énergique pourrait être dangereux. On aura donc recours à la magnésie calcinée (une cuillerée à café, délayée dans un peu d'eau ou de lait chaud) ou bien à l'huile de ricin (une cuillerée à café ou une cuillerée à dessert). Dans la grossesse, de petites doses purgatives répétées valent généralement mieux qu'une forte dose prise en une seule fois.

28. Diarrhée. — La diarrhée s'observe très rarement dans la grossesse, et, lorsqu'elle existe, elle est le plus souvent la conséquence d'un état de constipation prolongée. Les matières fécales durcies, accumulées dans l'intestin, irritent cet organe et le font sécréter des liquides qui s'insinuent jusqu'au fondement et font irruption au dehors sous forme de diarrhée. Dans ces conditions, loin de combattre ces évacuations répétées par des médicaments astringents, qui auraient pour effet d'augmenter la constipation et d'entretenir le mal en enfermant le loup dans la bergerie, il faut prendre un léger purgatif, tel que l'huile de ricin (15 grammes) ou la magnésie calcinée (une forte cuillerée à café), de façon à expulser les matières dures qui irritent l'intestin.

Par contre, lorsque la diarrhée n'est pas la conséquence de la constipation et que la diète ou quelques tasses d'eau de riz sucrée avec du sirop de gomme ne suffisent pas pour la faire cesser, on doit avoir recours au sous-nitrate de bismuth, à la dose de 50 centigrammes à 1 gramme, au commencement de chaque repas.

29. Salivation ou ptyalisme. — La grossesse s'accompagne parfois d'une salivation exagérée et fatigante. Elle peut durer plusieurs jours et même plusieurs semaines. Dans les cas légers, on peut prendre patience ; mais, lorsque la perte de la salive est assez abondante et persistante pour entraîner du dépérissement, il y a lieu de chercher à y remédier. Dans ce but, on sucera des fragments de glace ou de sucre candi, ou, se gargarisera la bouche avec un liquide astringent. Le gargarisme le plus simple est celui qui se prépare en versant dans un verre d'eau quatre grammes d'alun. Si ce moyen ne suffit pas à arrêter la salivation, la malade prendra de temps en temps un verre d'eau minérale purgative (Sedlitz, Birmenstorf, Hunyadi-Janos).

30. Maux de dents. — Les femmes enceintes souffrent fréquemment de maux de dents ; quelques personnes prétendent même qu'elles perdent une dent à chaque grossesse. C'est un préjugé. Ce qui est vrai, c'est que chez la femme, comme chez l'homme, la carie dentaire est un accident fréquent entre vingt et trente ans. Il n'y a donc rien d'étonnant à ce qu'on observe souvent la carie chez les femmes enceintes. En tout cas, il est utile de savoir qu'il faut éviter de se faire arracher des dents pendant la grossesse, l'ébranlement nerveux produit par cette opération pouvant entraîner un avortement ou un accouchement prématuré.

Si la dent est gâtée et douloureuse, on réussit souvent à soulager la malade en remplissant le trou de la dent avec une boulette de coton trempée dans un mélange, à parties égales, de laudanum et de chloroforme. Ce remède calme mieux que la créosote, à condition de renouveler fréquemment le pansement. On peut, en même temps, introduire dans l'oreille du côté malade une boulette de coton imbibée d'huile de camomille opiacée tiède.

31. **Irritabilité nerveuse.** — Beaucoup de jeunes femmes changent de caractère pendant la grossesse; elles deviennent irritables, impatientes, promptes à la colère ou bien tristes et moroses à l'excès; quelques-unes même manifestent une antipathie marquée pour les personnes qui, auparavant, leur étaient les plus chères. Cet état est généralement dû à un appauvrissement prononcé du sang, d'où résulte que ce sont les ferrugineux, les amers, une nourriture tonique et un exercice bien entendu, à la campagne surtout, qui doivent être employés pour combattre cette fâcheuse disposition du caractère.

32. **Vertiges, éblouissements, syncopes.** — Les femmes délicates, lorsqu'elles sont enceintes, sont très sujettes à s'évanouir. Ce petit accident, bien que très désagréable, n'est nullement inquiétant; il ne pourrait présenter quelque danger que si la malade était atteinte d'une affection du cœur.

La première chose que doit faire la femme, lorsqu'elle sent qu'elle va perdre connaissance, c'est de se coucher sur le dos, la tête aussi basse que possible. Les personnes présentes ouvriront la fenêtre, déferont le corsage de la malade, lui projetteront de l'eau fraîche à la figure et lui feront respirer de l'ammoniaque (alcali volatil) ou du vinaigre. Pour prévenir le retour des accès d'évanouissement ou de simple vertige, la femme doit suivre un bon régime et combattre la pauvreté du sang par du vin de quinquina et une préparation ferrugineuse.

33. **Pertes blanches ou leucorrhée.** — Beaucoup de femmes sont atteintes de pertes blanches pendant

la grossesse, surtout pendant les derniers mois. Il en résulte parfois une irritation vive, une chaleur âcre, une cuisson insupportable dans les parties génitales. Les bains souvent répétés, les lavages et les injections d'eau froide avec addition, dans chaque litre, d'une cuillerée à soupe de sous-acétate de plomb liquide (extrait de Saturne) ou d'une cuillerée à café d'alun pulvérisé, sont les meilleurs moyens à employer. On peut y avoir recours trois, quatre ou cinq fois par jour, suivant l'acuité des douleurs.

Lorsque l'irritation est très vive et détermine des démangeaisons insupportables, on peut prendre des bains prolongés et chercher à prévenir le frottement des lèvres l'une contre l'autre pendant la marche, par l'interposition d'un petit linge fin enduit d'huile d'amandes douces ou trempé dans de l'eau additionnée d'un peu d'extrait de Saturne. Si ces moyens ne soulagent pas suffisamment la malade, elle essayera de faire des lotions fréquentes avec un mélange, à parties égales, de vinaigre et d'eau, ou avec la préparation suivante :

Borate de soude....................	30	grammes.
Glycérine..........................	150	»
Eau distillée......................	300	»

Agitez la bouteille et lotionnez les parties malades toutes les quatre ou cinq heures.

L'irritation des parties génitales chez les femmes enceintes constitue une affection souvent tenace et rebelle à presque tous les traitements. Il pourra donc arriver que les moyens indiqués ci-dessus ne donnent que des résultats incomplets et que la malade, pour mettre fin à son supplice, soit obligée d'avoir recours à son médecin.

34. Hémorroïdes. — On donne le nom d'*hémorroïdes* à de petites tumeurs molles, spongieuses, d'un rouge foncé, qui se développent à l'intérieur du fondement ou font saillie à l'extérieur. Les hémorroïdes sont très communes dans le cours de la grossesse et sont dues à la compression que la matrice exerce sur les veines du bassin. Elles constituent parfois une affection très pénible et peuvent persister jusqu'à l'accouchement, en dépit de tous les traitements. Les tumeurs qu'elles forment varient du volume d'un haricot ou d'une cerise à celui d'une noix ; quelquefois elles donnent du sang, surtout au moment des évacuations, lorsque des matières dures sont retenues dans l'intestin.

La première chose à faire, pour calmer les douleurs que causent les hémorroïdes, est d'entretenir la liberté du ventre par des lavements journaliers ou par de petites doses de magnésie calcinée (une demi à une cuillerée à café), qu'on prend dans un peu d'eau ou de lait, le soir en se couchant. Lorsque ces moyens ne suffisent pas à débarrasser l'intestin, il faut avoir recours à une petite dose d'huile de ricin (une cuillerée à café à une cuillerée à dessert).

Lorsque les hémorroïdes sont enflammées et douloureuses, il faut prendre des lavements frais, des bains de siège froids et appliquer sur le fondement des compresses imbibées d'eau froide et renouvelées fréquemment. On peut aussi enduire les hémorroïdes d'onguent populéum ou de beurre de cacao. D'autres personnes se trouvent mieux soulagées par les applications chaudes. Lorsque tel est le cas, il faut éponger les hémorroïdes trois ou quatre fois par jour avec une décoction chaude de têtes de pavots et de racine de guimauve et les recouvrir le soir, en se couchant, d'un cataplasme chaud. Lorsque la douleur est très intense, quelques malades trouvent du soulagement à s'asseoir pendant quinze ou vingt minutes sur un vase contenant une certaine quantité d'eau chaude, et à appliquer ensuite un cataplasme chaud.

Inutile de dire que tous ces moyens ne sont que des palliatifs et que, le plus souvent, les hémorroïdes de la grossesse ne guérissent qu'après l'accouchement.

35. **Varices et enflure des jambes.** — Il arrive souvent que les pieds et les jambes enflent et deviennent douloureux pendant la grossesse. Cet accident, qui s'oppose parfois à la marche et condamne la femme à une immobilité presque absolue, tient presque toujours à la présence de varices. Cette affection, caractérisée par l'élargissement des veines des membres inférieurs, est le résultat de la compression exercée par la matrice sur les gros troncs veineux contenus dans l'abdomen; c'est dire qu'elle dure généralement tant que dure la grossesse.

Pour ne pas augmenter encore la gêne de la circulation qui existe dans les veines, la femme enceinte doit porter des jarretières très peu serrées (15) et, mieux encore, supporter ses bas par des élastiques s'attachant à la taille. Elle doit se donner un peu de mouvement, mais il faut qu'elle évite la fatigue, qu'elle ne reste pas trop longtemps debout, immobile à la même place, et sache prendre un peu de repos de temps en temps sur une chaise longue. Elle doit encore éviter de se laver les pieds avec de l'eau trop chaude.

Lorsque les varices sont très développées, elles peuvent s'enflammer, s'ulcérer, se rompre et donner lieu à des hémorragies graves. Il est nécessaire, dans ce cas, que la femme soutienne les parois des veines par l'application d'une bande de flanelle, enroulée autour des jambes, en commençant par le pied, ou, mieux encore, qu'elle porte des bas élastiques, faits sur mesure de manière à s'adapter exactement à la forme et au volume des parties malades. Trop grands, les bas élastiques ne servent à rien; trop étroits, ils sont très pénibles à supporter. On pourra combattre aussi l'enflure des jambes par des frictions avec de l'alcool camphré.

36. **Crampes.** — Dans les derniers temps de la grossesse, quelques femmes souffrent beaucoup de crampes dans les jambes ou dans les cuisses. Ces crampes, qui se montrent surtout le soir et la nuit, sont dues à la compression exercée par la matrice augmentée de volume, sur les nerfs qui du bassin se répandent dans toute l'étendue des membres inférieurs. Pour combattre cet accident pénible, mais nullement dangereux, on peut essayer de nouer fortement un mouchoir autour de la jambe, un peu au-dessus de la partie douloureuse; on l'enlève, après quelques minutes, lorsque la crampe est passée. Les frictions avec du baume opodeldoch procurent aussi quelque soulagement.

37. **Pertes d'eaux pendant la grossesse. Fausses eaux. Hydrorrhée.** — On donne ce nom à de petites pertes d'eau qui surviennent tout à coup, particulièrement dans les derniers mois de la grossesse, sans être annoncées par aucune douleur dans les reins ou le bas-ventre. Souvent la jeune femme s'effraye et se figure que l'accouchement commence; mais il n'en est rien. Cet écoulement d'eau, généralement un peu jaune, quelquefois même teintée d'un peu de sang, n'est nullement la conséquence de la rupture de la poche des eaux; c'est un produit de sécrétion de la face interne de la matrice.

Dès que la femme se sent ainsi mouillée, elle doit se mettre au lit et garder le repos le plus absolu, dans la position horizontale; elle ne doit se lever de nouveau que lorsque l'écoulement est complètement arrêté depuis plusieurs jours.

CHAPITRE IV

FAUSSE COUCHE ET ACCOUCHEMENT PRÉMATURÉ

38. Lorsque l'expulsion du fœtus a lieu avant la fin du septième mois, il y a *fausse couche* ou *avortement*; lorsqu'elle a lieu dans le cours du huitième ou avant la fin du neuvième mois, il y a *accouchement prématuré.*

I. *Fausse couche ou avortement.*

39. Un avortement est toujours un accident sérieux, parce qu'une première fausse couche dispose à une seconde, une seconde à une troisième, et, qu'après plusieurs accidents de ce genre, il est rare qu'il ne reste pas quelque lésion du côté de la matrice qui prive pour toujours la femme d'un de ses plus grands privilèges, le bonheur d'être mère. La femme enceinte doit donc tout faire pour éviter l'avortement. Aussi, croyons-nous devoir insister un peu longuement sur les différentes causes qui peuvent provoquer cet accident, sur les signes qui l'annoncent ou l'accompagnent, et sur la conduite à tenir, soit pour le prévenir, soit pour en amoindrir les conséquences, lorsqu'on ne peut le conjurer.

40. CAUSES. — Les causes de l'avortement sont très nombreuses, on peut même dire qu'il n'est peut-être pas une circonstance dans la vie sociale qui n'ait été accusée d'avoir provoqué une fausse couche.

Il est des femmes naturellement prédisposées à avorter, par le fait de leur constitution ou de leur tempérament. Les femmes délicates, faibles de santé ou très anémiques, celles qui ont une affection de la matrice, de la vessie ou du rectum, font très facilement des fausses couches. On en peut dire autant des femmes sanguines, abondamment réglées et des femmes nerveuses très irritables, qui sont vivement affectées par les impressions morales, comme la colère, le chagrin, etc. De même, les femmes qui ont une vie très sédentaire, celles qui sont désœuvrées et qui ne s'occupent que de lectures frivoles, de bals ou de soirées, avortent beaucoup plus souvent que celles qui ont une vie active et laborieuse.

Outre les causes *prédisposantes* que nous venons d'énumérer et qui agissent lentement, il en est d'autres que l'on pourrait appeler *accidentelles*. Parmi les plus communes, on peut signaler les suivantes : les fatigues de toute espèce, les trop grandes promenades à pied, à cheval ou en voiture sur des routes cahotantes, les longs voyages en chemin de fer, la danse, le travail prolongé avec une machine à coudre, tous les exercices violents, les travaux qui nécessitent l'élévation des bras, mais surtout les secousses brusques, les coups sur le ventre, les faux pas et les chutes. Toutes les émotions violentes, les bains trop chauds ou trop froids, les purgatifs trop énergiques, la constipation opiniâtre, peuvent aussi amener une fausse couche. A cette liste déjà longue, il faut ajouter la funeste habitude qu'ont la plupart des jeunes femmes de se serrer la taille. Cette cause, à elle seule, produit beaucoup d'avortements dans les premiers mois du mariage. Du reste, on comprend fort bien qu'un corset trop serré, embrassant tout le ventre, puisse gêner le développement de la matrice et provoquer dans cet organe des contractions prématurées, dont le résultat est de décoller l'œuf et de l'expulser (14).

Toutes ces causes, et bien d'autres que nous ne pouvons citer, sous peine d'être trop long, peuvent amener une fausse couche. Il faut bien savoir, cependant, que si certaines femmes avortent par suite d'une frayeur ou d'un léger ébranlement, il en est d'autres, au contraire, chez lesquelles les peines morales les plus vives ou les secousses les plus violentes ne sont suivies d'aucun accident. Il n'est besoin pour le prouver que de rappeler toutes les manœuvres et tous les médicaments que certaines malheureuses emploient inutilement dans le but de se faire avorter.

41. Description. — **Symptômes qui peuvent faire craindre une fausse couche.** — Disons d'abord que les fausses couches sont très fréquentes dans les premiers jours de la grossesse, et que si l'on en entend parler si peu souvent, c'est qu'elles passent inaperçues, la plupart des femmes prenant l'hémorragie qui en est la conséquence pour un simple retour des règles. Il est cependant des signes qui peuvent permettre de distinguer, même à cette période, un avortement d'un retour douloureux des époques.

La femme qui a ses règles ne rend généralement pas

de caillots de sang, et, si elle éprouve des douleurs, celles-ci précèdent l'hémorragie et cessent dès que l'écoulement est bien établi ; tandis que dans l'avortement, non seulement il y a issue de caillots, mais encore les douleurs ne se montrent qu'après l'hémorragie et persistent, malgré l'écoulement, jusqu'à ce qu'une masse solide et plus ou moins volumineuse soit expulsée.

Malgré ces caractères différentiels assez nets, il est très facile à une femme enceinte de quelques semaines de faire une fausse couche sans le savoir, cet accident ne revêtant des caractères un peu tranchés qu'à partir du deuxième ou du troisième mois de la grossesse. A partir de cette période, la femme est souvent avertie de l'accident qui se prépare par des sensations spéciales, telles que : lassitude, faiblesse, malaise général, frissons suivis de chaleur, nausées, soif, signes auxquels viennent s'ajouter bientôt des douleurs vagues dans les flancs, un sentiment de froid dans le bas-ventre ou de pesanteur vers le fondement. Parfois même on remarque un affaissement des seins, qui deviennent flasques et laissent échapper un peu de sérosité lactescente.

Ce sont là autant de phénomènes dont la signification est très utile à connaître, car, par un traitement convenable, on peut encore espérer arrêter la fausse couche qui se prépare et sauver l'enfant. Par contre, si la femme, par ignorance ou négligence, ne fait rien pour conjurer les accidents, un écoulement sanguin ne tarde pas à se montrer, puis il augmente et finit par prendre les proportions d'une véritable perte, accompagnée de caillots. La fausse couche est alors imminente ; et, cependant, si la malade ne ressent encore aucune douleur, il lui est parfois encore possible d'éviter la fausse couche, à condition qu'elle appelle de suite son médecin et se soumette à un traitement convenable.

42. Symptômes d'une fausse couche inévitable.— Dans toute fausse couche, on peut distinguer deux périodes : une première, dans laquelle l'œuf se décolle de la matrice ; une seconde, dans laquelle l'œuf et le fœtus sont expulsés.

La *première période* est toujours accompagnée d'une hémorragie plus ou moins considérable, due à la rupture des vaisseaux sanguins qui unissent l'œuf à la matrice. Lorsque le décollement de l'œuf est le résultat d'un choc brusque, d'une chute sur le siège, la perte de sang est subite et abondante, et souvent on trouve, au milieu du sang, l'œuf lui-même dont l'expulsion a été instantanée.

Il faut cependant savoir qu'il n'en est pas toujours ainsi ; lorsque l'œuf a plus de deux mois, il n'est généralement pas rendu aussi vite, quelle que soit la violence de la chute ; il y a bien perte subite de sang, mais le fœtus n'est rendu que quelques jours plus tard, au prix de douleurs plus ou moins vives.

Ce sont ces douleurs qui caractérisent la *seconde période* de la fausse couche. Elles sont dues aux contractions de la matrice pour expulser le fœtus. Ces douleurs siègent dans les reins et dans le bas-ventre ; elles se montrent d'abord légères, puis deviennent progressivement plus régulières et plus intenses, comme dans l'accouchement à terme.

Dans toute fausse couche inévitable, il y a toujours une perte de sang plus ou moins abondante et des douleurs plus ou moins vives. Il ne peut y avoir de fausse couche sans que ces deux phénomènes se montrent ; seulement, les douleurs expulsives ne se déclarent souvent qu'après huit ou neuf jours de perte, quelquefois même l'hémorragie s'arrête, et ce n'est qu'un mois et plus après les premiers accidents que l'expulsion du fœtus a lieu.

Une cessation brusque des douleurs et l'arrêt de la perte sanguine sont les signes que la fausse couche est accomplie, c'est-à-dire que le fœtus a été expulsé de la matrice. Il arrive cependant parfois qu'on le cherche en vain au milieu des caillots; c'est qu'il est resté dans le conduit vaginal, d'où il ne tardera pas à être expulsé au dehors, sans qu'on ait à s'en préoccuper.

43. Pronostic. — C'est de la première à la douzième semaine, et tout particulièrement au moment où les règles apparaîtraient, s'il n'y avait pas grossesse, que se font le plus communément les fausses couches; mais on peut les observer dans tout le cours de la gestation.

Peu dangereuses dans les deux premiers mois, à moins que la femme ne commette des imprudences, les fausses couches prennent surtout de la gravité entre le troisième et le sixième mois, parce que l'œuf est déjà volumineux et que la matrice n'a pas encore acquis une puissance de contractilité suffisante pour l'expulser avec facilité, d'où résulte que le fœtus mort peut séjourner dans la matrice et s'y putréfier. Malgré tout, si un traitement convenable est mis en œuvre dès le début des accidents, on peut espérer que tout se passera bien; aussi, faut-il toujours appeler un médecin; sa présence est aussi nécessaire — si ce n'est plus nécessaire — que dans un accouchement à terme.

44. Traitement. — Lorsque, après une marche un peu longue, un exercice violent ou toute autre circonstance, la femme enceinte se sent fatiguée ou éprouve

des douleurs de reins, elle doit immédiatement se mettre au lit ou s'étendre sur une chaise longue, jusqu'à ce qu'elle se sente de nouveau bien. Lorsqu'il s'agit d'une perte, le repos dans la position horizontale est encore plus nécessaire ; il faut même que le lit soit un peu dur et disposé de manière que le siège soit un peu plus élevé que le reste du corps. La femme ne doit pas s'asseoir ; il faut qu'elle reste couchée à plat sur le dos ou légèrement inclinée sur le côté, car il serait absurde de ne reposer que les jambes et les pieds, quand ce sont le dos et le ventre qui ont besoin de repos. Le régime doit être très léger ; le lait et le bouillon froids sont les aliments qui conviennent le mieux. Si la malade a soif, on lui donnera comme tisane de la limonade froide au citron. Les purgatifs doivent être soigneusement évités. La température de la chambre doit être peu élevée ; en été, la fenêtre doit rester grande ouverte.

Lorsque la perte est abondante, les soins hygiéniques indiqués ci-dessus ne suffisent plus ; il faut encore, *en attendant le médecin*, promener des synapismes sur les bras et entre les épaules, et appliquer sur les aines et le bas-ventre des compresses imbibées d'eau fraîche et renouvelées fréquemment.

Il est de la plus haute importance que la femme conserve soigneusement, pour les montrer à son médecin, tous les caillots qu'elle rend ; c'est, en effet, au milieu des caillots que se trouve l'embryon lorsqu'il a été expulsé. Or, il est absolument impossible à un médecin de déclarer d'une manière positive que la fausse couche est terminée et qu'aucune partie de l'œuf n'est restée dans la matrice, s'il ne peut examiner lui-même tout ce qui a été rendu. Très souvent la femme déclare à son médecin que la fausse couche est faite, alors qu'elle n'a encore rendu que des caillots de sang. Or, quelques-uns de ces caillots revêtent une apparence blanchâtre, filamenteuse ou membraneuse, parfois si étrange, qu'un médecin seul est capable de discerner de quoi ils se composent et de dire, si la fausse couche est faite ou si elle est encore à faire. On comprend que cette constatation est de la plus haute importance au point de vue du traitement à instituer dans la suite.

45. Quant aux soins à donner aux femmes après l'avortement, ils sont les mêmes qu'après l'accouchement à terme ; c'est dire que la malade doit être soumise au régime des suites de couches et garder le lit aussi longtemps que le médecin le jugera convenable. La plupart des femmes sont beaucoup trop pressées de se lever après une fausse couche, et c'est là la raison principale pour laquelle tant de jeunes femmes deviennent stériles ou conservent de la pesanteur, des tiraillements, des douleurs dans le bas-ventre pour le reste de leurs jours.

46. Toute femme qui a fait une fausse couche doit, avant de redevenir enceinte, user de tous les moyens convenables pour se fortifier, de façon à éviter autant que possible le retour du même accident. Dès que les signes d'une nouvelle grossesse se montrent, elle doit user de grands ménagements et prendre des précautions, qui varieront de nature suivant le tempérament de la femme et suivant les circonstances qui ont amené la fausse couche antérieure. La femme nerveuse évitera surtout les émotions vives, les contrariétés et tout ce qui peut ébranler son système nerveux ; la femme chloro-anémique, pauvre de sang, aura recours aux préparations ferrugineuses, au vin de quinquina, aux bains frais et à un exercice quotidien et modéré au grand air, à la campagne surtout.

Quant à la femme qui mène une vie de plaisirs sans fin, qui fréquente les soirées, les bals, les spectacles, ce qu'elle a de mieux à faire pour éviter de nouvelles fausses couches, c'est de se retirer à la campagne et d'y vivre d'une vie douce et tranquille jusqu'après l'accouchement.

Lorsque la grossesse approche de l'époque correspondante de celle où la fausse couche antérieure a eu lieu, la femme enceinte doit redoubler de précautions, car, pour une même personne, l'accident se reproduit souvent plusieurs fois de suite aux mêmes époques de la grossesse. La jeune femme aura une chambre à coucher séparée de celle de son mari; elle restera au lit, ou au moins étendue sur une chaise longue, la plus grande partie de la journée; elle évitera toute fatigue, toute émotion et se privera de toute boisson excitante, telle que bière, café noir, vin pur, liqueurs. Elle évitera surtout les purgatifs énergiques; si elle est constipée, elle fera usage de lavements journaliers presque frais, et ce n'est que si ce moyen reste inefficace qu'elle prendra une cuillerée à café de magnésie ou 8 à 10 grammes d'huile de ricin. Enfin, à la moindre douleur dans les reins, les flancs ou le bas-ventre, au moindre écoulement de sang ou tout autre signe susceptible de faire supposer qu'uu avortement se prépare, la femme enceinte fera immédiatement chercher son médecin, car il pourra peut-être, s'il est appelé suffisamment tôt, conjurer les accidents et prévenir une fausse couche.

II. *Accouchement avant terme*, ou *Accouchement prématuré.*

47. L'accouchement prématuré est l'accouchement

qui se fait avant l'expiration complète de la grossesse, dans le cours du huitième ou du neuvième mois, c'est-à-dire à une époque où le fœtus est susceptible de vivre et de se développer hors du sein de sa mère.

L'accouchement prématuré ne diffère de l'accouchement à terme que par sa facilité relative et le peu d'intensité des douleurs expulsives, ce qui tient au petit volume de l'enfant qui n'a pas encore acquis son développement complet.

L'enfant né dans ces conditions est sans doute exposé à bien des chances de mort; on réussit cependant souvent, en l'entourant de soins intelligents et assidus, à le faire vivre. Quant au dicton populaire, suivant lequel les enfants qui viennent au monde à huit mois de grossesse ont moins de chances de vie que ceux qui naissent vers la fin du septième mois, c'est un préjugé ridicule qui ne repose sur aucun fondement sérieux. Les enfants sont d'autant plus forts et viables que la grossesse est plus près de son terme.

CHAPITRE V

PRÉPARATION DES SEINS EN VUE DE L'ALLAITEMENT

48. Si la femme se propose de nourrir son enfant de son lait, il est bon qu'elle prépare de bonne heure ses seins à la fonction qu'ils doivent remplir. Trop

souvent, en effet, la jeune femme se trouve dans l'impossibilité d'allaiter, non parce que le lait lui manque, mais parce que les mamelons sont trop courts pour être saisis par les lèvres de l'enfant, ou encore, parce que ces appendices s'excorient dès les premières tentatives de succion opérées par le nouveau-né.

49. **Moyens de favoriser la saillie des mamelons.** — Chez beaucoup de jeunes femmes, les mamelons font complètement défaut ou sont si courts que c'est à peine s'ils font une légère saillie à la surface des seins. Nous avons déjà dit (14), que cette conformation défectueuse est souvent le résultat de la compression exercée par un corset trop élevé et dont les goussets trop étroits n'ont pas laissé les mamelons se développer en liberté. Dans ces conditions, la femme la mieux pourvue de lait se trouve souvent dans l'impossibilité d'allaiter, parce que le nourrisson ne peut saisir le bout des seins d'une façon suffisante pour opérer la succion et s'épuise en efforts inutiles pour extraire le lait des mamelles. Or, on peut réussir à prévenir ces difficultés, à condition de s'y prendre *deux ou trois mois* avant la naissance de l'enfant.

Il va sans dire que la première chose à faire est de choisir un corset qui n'exerce aucune compression sur le bout des seins. C'est seulement alors qu'on peut chercher, avec quelque chance de succès, à remédier à la brièveté des mamelons et rendre ainsi l'allaitement possible.

Différents moyens peuvent être employés.

On conseille d'enduire le bout des seins d'un corps gras et de les malaxer fréquemment entre le pouce et l'index, de façon à leur donner un plus grand développement et une meilleure direction, mais ce moyen est souvent douloureux sans donner des résultats bien appréciables.

Mieux vaut recourir tout de suite à l'application de *couvre-mamelons,* petits instruments en forme de chapeau, dont l'excavation centrale est destinée à recevoir le bout du sein; on en fait en buis, en gomme, en caoutchouc durci, en baudruche gommée, etc. La femme applique un de ces appareils sur chaque sein en s'habillant et serre les goussets de son corset suffisamment pour qu'ils restent convenablement à leur place toute la journée. Il en résulte que le mamelon (logé dans l'excavation de la plaque), étant la seule partie du sein qui ne soit pas comprimée, fait de plus en plus saillie à l'intérieur et acquiert, au bout d'un ou deux mois, une longueur suffisante pour être saisi par la bouche d'un enfant.

Lorsque l'application de ce petit instrument paraît insuffisante pour allonger le mamelon, la femme peut exercer sur le sein des succions répétées au moyen d'un bout de sein artificiel, muni à son extrémité d'une pompe aspirante qui, à chaque coup de piston, exerce des tractions sur l'extrémité du mamelon et le fait proéminer. Elle peut aussi avoir recours au *tire-lait de Leplanquais* et aux autres tire-lait du commerce (90). Un des plus simples est le *tire-mamelon de Mathieu*, sorte de ventouse en caoutchouc, qui, appliquée au niveau du mamelon, le fait saillir à l'intérieur de l'instrument.

Le tire-lait connu sous le nom de *téterelle* (90) est aussi très commode pour former le bout des seins. Beaucoup de femmes, enfin, se servent d'une simple pipe en terre, dont elles appliquent le fourneau sur le mamelon, tandis qu'elles aspirent par le tuyau.

Comme on le voit, ce ne sont pas les instruments qui manquent pour donner au mamelon sa longueur normale; il n'est pas moins vrai que leur application est souvent douloureuse par les frottements et les tiraillements qu'ils occasionnent et que beaucoup de jeunes femmes ne peuvent se résoudre à les employer d'une manière assez régulière pour en retirer des résultats favorables.

Au fond, le meilleur moyen de former le mamelon et de lui donner par degrés une longueur convenable réside dans la succion directe et souvent renouvelée. Ce procédé a l'avantage d'humecter l'organe de salive, de le rendre plus souple et plus facile à allonger. Inutile de dire que pour ne pas être douloureuse, la succion doit être exercée d'une façon lente et modérée. Il est même utile, tout de suite après, d'humecter le mamelon avec du vin rouge tiède pour en raffermir l'épiderme.

Enfin, pour maintenir le mamelon allongé et le garantir des frottements, il est bon de l'enfermer dans un petit étui de cire. On peut préparer soi-même ce petit appareil en faisant ramollir dans l'eau chaude une petite tablette de cire, qu'on déprime ensuite à son centre avec le doigt ou avec un dé à coudre, de manière que la dépression ait assez de profondeur pour loger le mamelon.

50. **Moyens de combattre la sensibilité exagérée des mamelons et leur tendance à s'excorier.** — D'autres fois, ce n'est pas tant le défaut de relief du mamelon qui rend l'allaitement difficile, que l'extrême *sensibilité* de cet appendice et sa tendance à s'excorier, à se crevasser à la moindre irritation qui l'atteint. Chacun sait à quelles souffrances sont soumises de ce chef certaines jeunes femmes, chaque fois qu'elles présentent le sein à leur enfant (92).

Pour émousser cette sensibilité et durcir la peau des mamelons, la jeune femme doit, dans les derniers mois de sa grossesse, se lotionner le bout des seins matin et soir, pendant cinq ou six minutes, avec un liquide astringent ou alcoolique. On peut se servir, dans ce but, de vin aromatique, d'eau de Cologne, d'un mélange à parties égales d'eau-de-vie et d'eau, ou encore, de l'une des préparations suivantes :

Vin aromatique.................... 30 grammes.
Extrait de ratanhia................ 2 »

ou

Glycérine.......................... 15 grammes.
Eau-de-vie......................... 15 »
Tannin............................. 1 »

Faites dissoudre.

Maintenir à la surface des mamelons un petit linge trempé dans ce mélange.

Tels sont les soins à donner aux seins dans le cours de la grossesse. Avec ces précautions, on arrive presque toujours à former les mamelons, à éviter qu'ils se crevassent et à rendre ainsi possible, souvent même facile, un allaitement qui, sans ces petits soins préliminaires, eût été, peut-être, très difficile ou très pénible.

CHAPITRE VI

DE LA NAISSANCE

51. Choix d'une garde. — Il est de la plus haute importance que la jeune mère ait auprès d'elle, au moment de la naissance de son enfant, une garde bien au courant des devoirs qu'elle a à remplir. Aussi, est-il nécessaire d'engager la garde de bonne heure, c'est-à-dire plusieurs mois avant l'époque présumée de l'accouchement. Les bonnes gardes sont très recherchées ; en attendant trop, on peut les trouver engagées et se trouver dans l'obligation d'accepter la première venue. Il est même toujours avantageux de charger son médecin du soin de choisir la garde, car celui-ci, mieux que personne, connaît le caractère, les antécédents et les aptitudes des différentes personnes qui, dans une ville, se chargent de soigner les malades.

Toute garde doit avoir pour principe d'exécuter scrupuleusement les ordres du médecin. Il en est malheureusement beaucoup qui, prenant leurs préjugés pour le dernier mot de la science, se figurent en savoir plus long que les docteurs et se permettent de discuter leurs prescriptions. Il ne saurait y avoir deux maîtres dans la chambre d'une malade. Le médecin, ayant la responsabilité, a droit à l'obéissance.

Ajoutons que la jeune mère doit toujours avoir soin de faire venir la garde quelques jours avant l'époque présumée de l'accouchement, de façon à ne pas être prise au dépourvu et obligée de la faire chercher au dernier moment, au moment où sa présence serait nécessaire pour donner les premiers soins au nouveau-né.

52. **Ce qu'il faut tenir prêt pour la naissance de l'enfant.** — La garde doit préparer à l'avance tout ce qu'il peut être utile d'avoir sous la main au moment de la naissance de l'enfant. C'est à elle qu'incombe le soin de préparer ce qu'il faut pour le ranimer, dans

le cas où il viendrait au monde en état d'asphyxie ou de mort apparente : de l'eau-de-vie, un morceau de flanelle, une plume d'oie munie de ses barbes, de l'eau chaude, de l'eau froide, de la farine de moutarde, une petite baignoire ou un baquet assez grand pour qu'on puisse y plonger l'enfant.

C'est elle aussi qui doit veiller à ce que tout soit prêt pour lier, couper et panser le cordon ombilical. Elle doit donc préparer : deux ou trois lacs de fil ciré (55), longs de vingt-cinq à trente centimètres et composés de trois ou quatre brins chacun, tordus ensemble et terminés à leurs deux extrémités par un fort nœud; une paire de bons ciseaux, un petit linge de 8 à 10 centimètres carrés, enduit de vaseline ou de cérat, un petit gâteau d'ouate, une compresse mollette et une bande de flanelle de 8 centimètres de largeur sur 60 centimètres de longueur, qui servira de bandage de corps au nouveau-né et sera, dans ce but, munie de galons à une de ses extrémités, de façon à ne pas avoir besoin d'épingles (204).

Il est utile, enfin, qu'elle prépare d'avance toute la layette de l'enfant et dispose chaque pièce de vêtement dans un ordre, tel que chaque objet se trouve, à son tour, sous la main au moment où elle voudra habiller le nouveau-né.

53. **De la naissance en l'absence du médecin ou de la sage-femme.** — Les soins à donner à l'enfant au moment de sa naissance regardent le médecin ou la sage-femme, mais, comme il arrive parfois que le nouveau-né fait son entrée dans le monde avant qu'une personne de l'art ait eu le temps d'arriver auprès de la jeune mère, nous pensons devoir donner ici quelques indications sur la conduite à tenir en pareille circonstance.

Il faut, en première ligne, que la garde et les autres personnes présentes sachent garder leur sang-froid et fassent entendre à la jeune mère qu'elle et son enfant ne courent aucun danger. Il y a, en effet, chaque année des milliers d'enfants qui viennent au monde sans l'assistance d'un docteur ou d'une sage-femme et qui ne s'en portent pas plus mal. Donc, au lieu de se désoler, s'impatienter, se frapper désespérément la tête, comme on le fait d'habitude, il faut agir et sauver le nouveau-né qui, dans certains cas, pourrait mourir si l'on attendait l'arrivée de l'accoucheur. Toute personne intelligente est parfaitement capable, avec un peu de calme et d'adresse, de faire le nécessaire dans ce moment délicat.

Au moment où l'enfant vient au monde, il pousse généralement un cri, et ce cri, qui fait tressaillir de joie et de bonheur la jeune mère, prouve que l'importante fonction de la respiration s'est établie de suite d'une manière régulière. L'enfant vit, et la mère, à sa vue, se trouve déjà dédommagée des longs mois de fatigues et des longues heures de douleurs qu'elle a eu à supporter.

Si l'enfant ne crie pas immédiatement en venant au monde, il n'y a pas lieu de s'en effrayer outre mesure, car, le plus souvent, il suffit de quelques tapes sur les fesses et le dos avec les doigts de la main ou un petit linge mouillé, pour provoquer la respiration et le cri qui en est la conséquence habituelle. Une fois ce résultat obtenu, tout danger est passé et l'on peut songer à lier et à couper le cordon. Disons cependant que rien ne presse à cet égard; tant qu'on sent des battements dans le cordon, on peut attendre le médecin pour lui laisser le soin de procéder lui-même à cette petite opération.

54. Nouveau-né en état de mort apparente. — Il arrive parfois que les petites tapes sur les fesses et le dos ne suffisent pas pour faire sortir le nouveau-né de sa torpeur; il reste dans un état de mort apparente qui, s'il se prolonge au delà d'un certain temps, peut bien devenir de la mort réelle. Cet état de *mort apparente* est fréquent chez les enfants qui ont été trop fortement serrés pendant le travail de l'accouchement; ils ressemblent alors à de petits cadavres, tantôt flasques, pâles, décolorés, tantôt marbrés de taches violettes. Si les circonstances veulent que le médecin ou la sage-femme ne soient pas présents, ce n'est pas une raison pour perdre son temps à gémir et à déplorer cette absence; il faut agir et faire de suite le nécessaire pour ranimer le nouveau-né, avant qu'il soit trop tard.

Il suffit parfois pour dissiper cette inquiétante léthargie, de flageller modérément les cuisses et le dos de l'enfant, à l'aide d'un linge mouillé, de lui chatouiller les narines avec les barbes d'une plume, dans le but de provoquer un éternuement, qui, s'il se produit, marque toujours en pareil cas le réveil de la vie, de lui frictionner la poitrine, le dos, les membres avec des linges chauds, avec une brosse douce ou avec une flanelle imbibée d'eau-de-vie, de lui projeter de l'eau froide sur la figure, etc. Ces moyens doivent être continués jusqu'à ce que l'enfant crie et tant qu'on sent encore des battements dans le cordon ombilical. On n'est autorisé à lier et à couper le cordon, que lorsque tout battement a cessé de s'y faire sentir.

Disons même, qu'une fois l'enfant séparé de sa mère, tout espoir de le ranimer n'est pas encore perdu, loin de là; il reste encore à employer bien des moyens capables de le rappeler à la vie, dût-on travailler à cet effet pendant une heure et plus.

On doit saisir l'enfant à pleines mains et le plonger dans un *bain tiède* additionné de farine de moutarde ou dans de l'*eau chaude* à une température d'environ 35° centigrades. Si cette immersion ne provoque pas la respiration, il faut sortir l'enfant du bain et le balancer tout nu devant une fenêtre ouverte, ou, lui laisser tomber, d'un mètre de haut, un filet d'eau froide sur la région du cœur, puis, le présenter devant un feu vif.

On réussit souvent aussi à ranimer un nouveau-né en état de mort apparente, en relevant et abaissant alternativement ses petits bras pendant quelques minutes de suite, ou bien, en comprimant sa poitrine avec les mains et en la laissant ensuite se dilater, de façon à appeler l'air dans les poumons.

Mais, de tous les moyens, le plus efficace est encore la *respiration artificielle.* Elle se pratique de la manière suivante : On serre le nez de l'enfant avec la main gauche, pour empêcher tout passage d'air à travers les narines, puis on applique sa propre bouche sur la bouche de l'enfant et cherche à y faire passer une certaine quantité d'air destinée à dilater les poumons. Pour cela, on doit souffler un peu fort, mais cependant sans brusquerie. Les poumons une fois remplis d'air, il faut de la main droite presser sur le devant de la poitrine pour la rétrécir et expulser l'air qu'on vient d'introduire. On répète cette manœuvre quinze à vingt fois par minute, pendant plusieurs minutes de suite, de manière à imiter la respiration naturelle. Si l'opération doit réussir, on voit tout à coup un mouvement suspireux se produire convulsivement comme une sorte de hoquet et l'abdomen se soulever. C'est là le premier signe du retour à la vie. Si l'insufflation est continuée, — et elle doit être continuée, — cette première inspiration est, au bout de vingt ou trente secondes, suivie d'une deuxième, puis bientôt après d'une troisième. Peu à peu les mouvements respiratoires deviennent de plus en plus fréquents, de plus en plus réguliers, jusqu'au moment, enfin, où la respiration se trouvant définitivement établie, l'opérateur peut prendre un repos bien mérité et jouir de la satisfaction de voir le petit être vivre de la vie qu'il lui a rendue. Tout danger étant conjuré, il n'y a plus rien à faire; l'enfant n'a plus besoin d'autres soins que ceux qu'il eût reçus, s'il fût venu au monde dans un parfait état de santé.

On réussit encore plus sûrement à ranimer les enfants qui naissent en état de mort apparente, en pratiquant l'insufflation par l'intermédiaire des tubes laryngiens de Chaussier ou de Ribemont, mais ces instruments ne pouvant guère être employés que par des médecins exercés à leur maniement, il serait inutile d'entrer dans la description de ces procédés.

55. **Ligature et section du cordon.** — Il est temps que nous disions quelques mots sur la manière de s'y prendre pour lier et couper le cordon. Il est toujours préférable de laisser le médecin faire cette petite opération; s'il est absent, il faut l'attendre et ne se décider à lier le cordon que lorsque les battements cessent de s'y faire sentir. A cet effet, on prend un lac de fil ciré (52) et on étrangle solidement le cordon, à une distance de trois ou quatre travers de doigt au moins de l'ombilic, de façon à se mettre sûrement à l'abri du danger de serrer, dans l'anse du fil, une portion d'intestin faisant hernie dans le cordon; on fait un double nœud bien solide, on applique ensuite une seconde ligature, également bien serrée, à trois ou quatre centimètres plus loin, puis, on coupe le cor-

don ombilical d'un coup de ciseaux, entre les deux ligatures. On examine alors attentivement si le bout sectionné du cordon, qui tient encore au nombril, ne donne pas du sang, car, si c'était le cas, il faudrait renforcer de suite la ligature déjà faite, par une seconde plus fortement serrée.

56. **Première toilette du nouveau-né.** — Beaucoup de sages-femmes se contentent d'essuyer le nouveau-né; elles ont tort; il faut le laver et le débarrasser avec soin de l'enduit graisseux qui recouvre sa tête et son corps. Dans ce but, il faut le frictionner légèrement avec un morceau de flanelle imbibé d'huile d'olives ou d'huile d'amandes douces et, mieux encore, avec un jaune d'œuf, puis le plonger dans une petite baignoire ou un large baquet rempli d'eau tiède. La température du bain doit être de 35° à 37° centigrades. Rappelons à cet égard que les gardes ont généralement la tendance de donner les bains beaucoup trop chauds.

La personne chargée du soin de donner le bain placera la main gauche derrière les deux épaules de l'enfant, et la main droite sous les fesses, puis l'enlèvera et le mettra dans le bain. Les doigts de la main gauche, placés dans l'aisselle gauche de l'enfant, doivent le soutenir, tandis que la main droite, devenue libre, est employée à le laver de la tête aux pieds. Au moyen de quelques légères frictions, exercées avec la main ou une éponge enduite de savon, on débarrasse le corps du nouveau-né des matières grasses qui le recouvrent et qui, laissées en contact avec la peau, empêcheraient celle-ci de remplir ses fonctions normales et l'exposeraient aux gerçures et aux excoriations. Une fois le corps et les membres convenablement nettoyés, il faut les essuyer soigneusement avec un linge fin en laine, bien sec et chaud, de manière à ne laisser sur le corps aucune trace de souillure ou d'humidité.

L'enfant étant alors convenablement enveloppé dans une petite couverture, on s'occupe de la tête. Pour nettoyer la figure, il faut se servir d'une petite éponge douce et neuve, imbibée d'*eau propre* et non trempée dans l'eau du bain qui a été souillée par toutes les impuretés attachées au corps. Les maux d'yeux, si communs chez les nouveau-nés, n'ont souvent pas d'autre origine que l'eau sale d'un bain ou l'emploi d'une éponge malpropre. On ne doit nettoyer le cuir chevelu que lorsqu'on a soigneusement lavé la figure. On se sert dans ce but d'eau et de savon; cependant, il est quelquefois nécessaire, pour rendre ce nettoyage plus facile, de graisser préalablement les cheveux avec un peu d'huile d'olive.

57. **Pansement du cordon.** — Après le bain et après avoir revêtu l'enfant de sa chemise et de sa brassière, on doit procéder au pansement du cordon ombilical. La ligature ayant été vérifiée et reconnue solide, on enveloppe soigneusement le cordon d'un petit linge enduit de cérat, d'environ trois pouces de large sur quatre de long, et le fixe sur le côté droit du ventre. Par-dessus, on met un petit gâteau d'ouate, puis une petite compresse pliée en plusieurs doubles, et l'on fixe le tout au moyen d'une petite bande de flanelle, large d'environ quatre travers de doigts et assez longue pour faire deux ou trois fois le tour du corps. Cette bande doit être très modérément serrée, pour ne pas gêner l'ampliation de l'estomac après chaque tetée, et se terminer par des cordons, de façon à pouvoir être attachée, plutôt que fixée en place par des épingles qui risquent toujours de piquer l'enfant (204). En tout cas, si l'on

était obligé de recourir à des épingles, il faudrait ne se servir que d'épingles dites de nourrice ou de sûreté. Le pansemant doit être renouvelé tous les jours jusqu'à ce que le cordon tombe de lui-même (59).

Quelques sages-femmes négligent d'envelopper le cordon ombilical et le laissent se dessécher à l'air. Cette pratique ne doit jamais être imitée, car elle peut donner lieu aux plus graves accidents.

Le cordon ombilical une fois pansé, on se met à habiller l'enfant [maillot (201), méthode anglaise (202)] avec le plus de rapidité possible, de peur qu'il ne se refroidisse ; aussi, est-il toujours bon que tous les articles de vêtements aient été préalablement chauffés. Cela fait, le nouveau-né doit être placé de suite dans son berceau (217), afin qu'il puisse prendre le repos dont il a besoin. On l'y couche sur le côté, de façon qu'il puisse plus facilement se débarrasser des mucosités que sa bouche peut encore contenir. Couvert d'une bonne couverture de laine et muni, si c'est nécessaire, d'une ou deux bouteilles d'eau chaude, il est toujours mieux dans son berceau que dans le lit de sa mère (224, 226).

58. Excrétion du méconium et émission des urines. — Pendant les trois ou quatre premiers jours qui suivent la naissance, le nouveau-né se débarrasse de son méconium, c'est-à-dire des matières noirâtres et visqueuses qui se sont accumulées dans son intestin pendant la grossesse. Cette excrétion ne se fait généralement pas attendre plus de dix à douze heures, surtout si le nouveau-né est présenté de bonne heure au sein de sa mère (98). Il faut savoir, en effet, que l'issue du méconium est favorisée par l'introduction dans l'estomac et l'intestin du premier lait de la mère (66) et que cette évacuation est généralement terminée dans un intervalle qui varie de deux à quatre jours. Quand le méconium tarde plus de vingt-quatre heures à se montrer, il y a lieu de craindre un vice de conformation. Il faut donc signaler de suite le fait au médecin, de façon qu'il puisse rechercher la cause de ce défaut d'évacuations et y remédier le plus promptement possible. Le plus souvent, une cuillerée à café de sirop de chicorée suffit pour débarrasser l'intestin. Nous devons cependant faire remarquer que certains enfants viennent au monde avec une imperforation de l'anus, d'où résulte la rétention complète du méconium. Une opération est alors nécessaire pour permettre aux fonctions intestinales de s'établir.

La même attention doit être donnée à l'émission des urines, car leur rétention pourrait causer des accidents graves.

59. **Soins à donner au nombril à la chute du cordon.** — Toute mère doit savoir, le cas échéant, panser et arranger le nombril de son enfant (57). La compresse qui le recouvre doit être changée tous les jours, de peur qu'en se durcissant elle n'irrite douloureusement la peau et que le cordon, en se mortifiant, n'exhale une mauvaise odeur. On doit même, chaque fois qu'on change le nouveau-né, regarder si le pansement du nombril n'est pas teint de sang, car, si tel était le cas, il faudrait le changer, après avoir mis autour du cordon une seconde ligature plus serrée que la première.

Le cordon ombilical se dessèche et tombe généralement du cinquième au septième jour qui suit la naissance, en laissant au niveau de son insertion au ventre de l'enfant, une petite plaie qui guérit rapidement. Si le cordon tarde à tomber, il faut bien se garder de tirer dessus, car on risquerait non seulement de causer de grandes souffrances à l'enfant, mais encore de déterminer une hémorragie mortelle. Il arrive parfois que la petite plaie qui résulte de la chute du cordon persiste pendant quelques jours; il suffit, en général, de cautériser légèrement cette ulcération avec le crayon de nitrate d'argent, pour obtenir la cicatrisation. On peut aussi le panser avec un petit linge enduit de cérat de Goulard.

Quant à la *cicatrice ombilicale*, il est bon de la couvrir d'une petite compresse pliée en huit, de l'épaisseur d'un domino, qu'on maintient en place avec une petite bande de flanelle modérément serrée et qu'on change chaque fois qu'elle est salie. Ce bandage doit être maintenu pendant deux ou trois mois; en le supprimant plus tôt, on encourt le risque de voir une hernie ombilicale se produire, à l'occasion d'un effort ou de pleurs de l'enfant.

Il est vrai que ces *hernies* guérissent facilement dans le jeune âge; mais encore faut-il se hâter d'y porter remède, en empêchant l'intestin de faire saillie au niveau du nombril. Dans ce but, on enveloppe de flanelle un gros bouton, convexe sur ses deux faces, et le maintient appliqué sur le nombril au moyen d'une large bande de sparadrap. Ce petit appareil, qui suffit généralement à guérir la hernie ombilicale des nouveau-nés, est bien préférable aux bandages élastiques que quelques parents s'empressent de faire porter à leurs enfants et qui, mal faits ou mal appliqués, n'ont souvent pas d'autre résultat que de les blesser et de les faire souffrir.

CHAPITRE VII

SÉCRÉTION LAITEUSE

60. **Formation du lait.** — Bien qu'après l'accouchement le nouveau-né jouisse d'une vie indépendante, il n'en continue pas moins à être uni à sa mère par des liens physiologiques. Il ne se déshabitue pas brusquement de puiser les matériaux nécessaires à sa nutrition et à son développement dans l'organisme maternel. Sa mère l'a nourri de son sang pendant la grossesse, c'est encore de son sang que la nature a voulu qu'elle le nourrît pendant la première enfance. Pour répondre à ce besoin, elle fait subir au liquide sanguin, dans les glandes mammaires, des modifications importantes qui ont pour résultat de le transformer en une nourriture d'une consistance et d'un aspect particuliers. Cette nourriture, c'est le *lait*.

61. **Du colostrum.** — La sécrétion laiteuse ne s'établit cependant pas brusquement après la délivrance. L'organisme de la mère s'y prépare longtemps à l'avance. Dès les premiers mois de la grossesse chez certaines femmes, un peu plus tard chez quelques autres, les seins prennent un développement plus ou moins considérable et commencent à sécréter un liquide analogue à de l'eau légèrement gommée, tenant en suspension des stries de matière jaune, épaisse et

visqueuse. Ce liquide, qu'on peut parfois faire sourdre du mamelon par de légères pressions latérales, devient de plus en plus abondant, à mesure que la femme se rapproche davantage du terme de sa grossesse. Ce liquide s'appelle *colostrum*.

Suivant son abondance et suivant la plus ou moins forte proportion de matière jaune épaisse qu'il renferme aux différents moments de la grossesse, on peut, jusqu'à un certain point, juger d'avance ce que seront l'abondance et les qualités du lait après l'accouchement (82).

62. **Composition du lait.** — Dans les premiers jours qui suivent l'accouchement, le liquide fourni par les seins augmente d'abondance, mais conserve les qualités du colostrum. Ce n'est que vers le troisième jour que ce liquide commence à se modifier pour prendre peu à peu les caractères du véritable lait.

Le *lait* de bonne qualité est un liquide blanc, opaque, bien homogène, bien lié, d'une saveur agréable, douce et légèrement sucrée. Sa consistance est telle que si l'on verse quelques gouttes de ce liquide sur la surface de l'ongle ou dans une cuiller, il ne s'écoule en tombant qu'avec une certaine lenteur et laisse après lui une trace blanche très sensible.

Nous ne pouvons pas entrer dans tous les détails que pourrait comporter l'analyse chimique et microscopique du lait; cela nous entraînerait trop loin et serait sans aucune utilité pratique ici, puisque ces moyens ne sont pas à la portée des mères de famille. Qu'il nous suffise de dire que lorsqu'on examine au microscope une goutte de lait déposée sur une lame de verre, on trouve qu'il est composé d'un liquide limpide dans lequel nagent les globules du lait, sous forme d'une multitude de grains arrondis, transparents, brillants comme de petites perles. Ces globules, essentiellement formés de matières grasses ou butyreuses (beurre), sont d'autant plus abondants que le lait est plus riche et plus substantiel.

Le lait laissé en repos se sépare en deux couches superposées. La première ou couche supérieure constitue la *crème*. La seconde, plus claire, moins épaisse, tient en dissolution une matière spéciale, azotée, coagulable, qu'on appelle le *caseum*, un sucre particulier qu'on désigne sous le nom de *sucre de lait*, et des éléments minéraux variés (sels), parmi lesquels il faut citer tout spécialement le *phosphate de chaux*, qui joue un rôle des plus importants dans la formation et l'accroissement des os.

63. **Valeur nutritive du lait.** — L'homme a besoin, pour son existence et son développement, de substances azotées, de substances hydrocarbonées, de graisses, d'eau et de substances minérales.

Il est à remarquer que le lait renferme tous ces éléments sous une forme parfaite et en proportions appropriées aux organes digestifs du nouveau-né.

Le lait peut donc être considéré comme un *aliment parfait*, puisqu'il suffit par lui-même à tous les besoins de nutrition chez l'enfant, toutes les fois qu'il est sécrété par les seins dans des conditions convenables, comme quantité et comme qualité.

64. **Durée de la sécrétion laiteuse.** — La durée de la sécrétion laiteuse est excessivement variable. Il est des femmes qui, bien qu'elles ne nourrissent pas et aient revu leurs règles, conservent du lait pendant plusieurs mois après leur accouchement, quoi qu'elles fassent pour le faire passer. Il en est qui peuvent allaiter deux ou trois enfants de suite; d'autres, au contraire, après avoir eu plus ou moins de lait pendant

quelques mois, le voient se tarir rapidement, sans qu'il soit possible d'en découvrir la cause. Entre ces deux extrêmes, on peut observer bien des degrés, mais, en moyenne, la durée de la sécrétion du lait, chez les femmes qui nourrissent, est de douze à dix-huit mois.

65. Richesse et pauvreté du lait. — Il peut exister aussi de grandes différences d'une femme à une autre au point de vue de la richesse du lait. Telle femme peut avoir beaucoup de lait et cependant être une fort mauvaise nourrice, parce que ce liquide est clair, séreux, peu fourni en éléments nutritifs; telle autre femme, au contraire, avec une quantité de lait qui semble au premier abord insuffisante, peut cependant réussir fort bien dans l'allaitement de son enfant, parce que son lait est très nourrissant.

Un lait abondant, mais pauvre en globules ou en crème, est une des causes les plus fréquentes du mauvais succès que beaucoup de mères obtiennent dans l'allaitement de leur enfant. La pauvreté du lait, quand elle est reconnue, oblige la mère à s'aider du biberon ou à prendre une nourrice.

Un lait trop riche, par contre, peut fatiguer l'estomac de certains enfants délicats et amener des vomissements fréquents, de la diarrhée, quelquefois, méme, l'affection connue sous le nom de *gourme* ou de *croûte de lait*. On peut remédier, en partie à ces accidents, en modifiant le régime de la mère qui est sans doute trop substantiel, ou en donnant à l'enfant un peu d'eau sucrée après chaque tetée.

66. Variations du lait. — Le lait est plus ou moins riche, suivant la période de l'allaitement à laquelle on l'examine. On peut même dire qu'à chaque heure du jour, avant et après les repas, avant et après le sommeil, avant, pendant et après les tetées, la composition du lait subit des modifications.

Nous avons déjà dit que le liquide qui s'écoule des seins dans les jours qui suivent l'accouchement n'est encore que du colostrum et que ce liquide ne prend que peu après les caractères du véritable lait. Doué de propriétés purgatives, ce colostrum a pour effet de débarrasser l'enfant de son méconium ou premières matières fécales. Les enfants allaités par leur mère évitent ainsi l'usage inutile — et le plus souvent nuisible — du sirop de chicorée ou de fleurs de pêcher, que les matrones se croient obligées de leur administrer dans les jours qui suivent immédiatement la naissance.

A mesure qu'on s'éloigne de l'époque de l'accouchement, la proportion de caseum, de beurre, de phosphate de chaux augmente dans le lait, puis, du dixième mois, environ, à la seconde année, la proportion de ces principes diminue. Cet appauvrissement s'accentue de plus en plus, à mesure que la sortie des dents permet de donner quelques aliments au nouveau-né et de cesser peu à peu l'allaitement. Cela montre, une fois de plus, la sagesse de la nature, qui ne veut pas que la mère se fatigue indéfiniment et qui, dans ce but, prépare la nourriture destinée à l'enfant en proportions variables suivant son âge et ses besoins.

Il est également prouvé que le lait varie aux différents moments d'une même tetée. A mesure que l'enfant tette, le lait devient plus riche ; le plus pauvre est celui qui est tiré le premier. Ajoutons que si d'un côté le lait, pour acquérir toutes ses propriétés, a besoin de séjourner un certain temps dans les mamelles, il ne doit pas non plus y rester trop longtemps sans être tiré, sous peine de s'éclaircir et de devenir moins nourrissant.

67. **Abondance du lait.** — La quantité de lait que peut fournir la femme dans une journée est encore plus variable. Telle mère, bien que jouissant d'une bonne santé, aura à peine assez de lait pour nourrir son enfant; telle autre pourra en allaiter plusieurs à la fois. On a vu des femmes donner en vingt-quatre heures jusqu'à 1500 grammes de lait.

En général, les femmes d'un tempérament lymphatique ont un lait plus abondant que les femmes d'un tempérament sanguin ou bilio-sanguin. Les nourrices trop jeunes, au-dessous de dix-huit à vingt ans, ou trop âgées, comme après quarante ans, ne brillent généralement pas par l'abondance du lait. Aussi doit-on, autant que possible, donner la préférence aux nourrices de vingt à trente-cinq ans. En outre, le lait est souvent plus abondant après une deuxième ou une troisième grossesse qu'après la première, ce qui explique pourquoi tant de jeunes femmes nourrissent leur second et leur troisième enfant plus facilement que le premier. Il faut, cependant, se rappeler que des grossesses trop rapprochées, en affaiblissant la femme, sont fréquemment une cause d'appauvrissement du lait.

Ajoutons, enfin, que la quantité de lait que les seins donnent tend à se mettre constamment en rapport avec la consommation de l'enfant. Un nourrisson fort qui tette bien et qui, chaque fois, vide complètement les seins, porte la sécrétion du lait à son plus haut degré d'activité, tandis qu'un enfant chétif et doué d'un petit appétit, qui laisse du lait dans les mamelles, en réduit bientôt la sécrétion à la proportion de ses besoins. Toutes les mères et toutes les nourrices ont remarqué que celui de leurs seins qui est moins souvent et moins bien teté que l'autre, ne tarde pas à fournir moins de lait et à diminuer de volume.

Il est encore bien d'autres circonstances qui peuvent modifier d'une manière sensible la quantité et les qualités du lait. Nous ne signalerons que les principales.

68. **Influence des maladies sur le lait.** — L'état de santé de la personne qui allaite retentit sur la sécrétion laiteuse. Si les *affections légères* et de courte durée paraissent n'avoir que peu d'influence sur la sécrétion du lait et ne nécessitent presque jamais l'interruption de l'allaitement, il n'en est pas de même des *maladies sérieuses* ou qui se prolongent. Dans ces conditions, on peut voir le lait se tarir complètement; d'autres fois, il continue à être sécrété, mais, bien qu'on n'y constate aucune altération appréciable à nos moyens d'investigation, les mauvaises digestions de l'enfant, son amaigrissement, son dépérissement graduel, indiquent à coup sûr que le lait est dépourvu, en partie, de ses qualités nutritives. Les *maladies chroniques* de la mère ou de la nourrice ont à ce point de vue une influence très prononcée sur la santé de l'enfant; aussi, sont-elles presque toutes une contre-indication formelle à l'allaitement (117).

Inutile de dire que les *maladies des seins,* telles que les engorgements, les phlegmons, les abcès exercent une influence marquée sur la quantité et les qualités du lait. Dans les simples engorgements (94), ce liquide reprend les caractères du colostrum et perd en partie ses propriétés nutritives ; quand il y a abcès (95), les globules du pus passent dans le lait et lui communiquent des propriétés éminemment nuisibles. Il est évident que, dans ces cas, la plus simple prudence exige que l'on cesse de donner à l'enfant un lait ainsi altéré. Du reste, la succion, loin d'être favorable à la personne qui allaite et de faciliter le dégorgement du sein, comme on le pensait autrefois, la succion, disons-nous, ne fait qu'activer le travail inflammatoire et aggraver la maladie. Il faut confier le nouveau-né à une autre femme, à moins que l'un des seins soit resté en bon état et soit à lui seul capable de fournir, jusqu'à complète guérison du sein malade, la quantité de lait nécessaire à l'enfant.

Il n'est pas jusqu'aux simples gerçures et aux crevasses du mamelon qui ne puissent avoir un retentissement sur la sécrétion lactée (92). Les douleurs vives qui accompagnent ces lésions augmentent chaque fois que l'enfant est mis au sein ; aussi, les mères redoutant les approches de leur nouveau-né, le mettent-elles le moins possible au sein et l'en retirent-elles souvent bien avant qu'il ait satisfait complètement son appétit. Il en résulte souvent une diminution graduelle du lait ou des engorgements laiteux, qui peuvent passer à l'état d'abcès et nécessiter l'interruption de l'allaitement.

69. **Influence des impressions morales sur le lait.** — Les impressions morales influent dans une certaine mesure sur les qualités et la quantité du lait. Il est beaucoup de mères qui, à la vue de leur enfant et à l'idée de lui donner à teter, sentent immédiatement leur lait monter et distendre leurs seins. D'autre part, il n'est pas de médecin qui n'ait constaté que le lait de certaines nourrices diminue beaucoup lorsqu'elles viennent à la ville allaiter un nourrisson. Il faut en chercher la cause dans le chagrin ou l'ennui que ces femmes éprouvent en se sentant éloignées de leur propre enfant, de leur famille et de leur pays. Il est cependant bon de dire, qu'en général, au bout de quelques jours et une fois qu'elles sont habituées à leur nouvelle position, leur lait revient avec toute son abondance et toutes ses qualités.

Les fatigues exagérées et les impressions morales vives, telles que la frayeur, la colère peuvent modifier rapidement la composition du lait d'une nourrice et retentir d'une manière fâcheuse sur la santé de son nourrisson. On voit souvent une simple émotion diminuer, au moins momentanément, la quantité du lait, et bien des enfants sont pris de coliques, de diarrhée, de vomissements, parfois même de convulsions, à la suite d'une frayeur ou d'une violente colère de leur mère ou de leur nourrice. Pour éviter ces accidents, on conseille d'extraire le lait renfermé dans les mamelles au moment de la perturbation morale, et de ne remettre l'enfant au sein que lorsque le calme est complètement rétabli chez la mère ou la nourrice; mais, ce qui vaut mieux encore, c'est que la personne qui allaite s'étudie à ne pas se laisser aller à ce genre d'émotions et que les personnes qui l'entourent lui évitent autant que possible les contrariétés et les chagrins.

70. **Influence du retour des règles sur le lait.** — La plupart des femmes de la campagne cessent de voir leurs *règles* pendant tout le temps qu'elles allaitent. Chez les dames de la ville, au contraire, le retour des époques se fait souvent dès le quatrième, le cinquième ou le sixième mois de l'allaitement; quelquefois, même, les règles se montrent déjà cinq ou six semaines après l'accouchement et réapparaissent chaque mois avec leur abondance et leur régularité ordinaires.

On attribuait autrefois au retour des règles pendant l'allaitement une très grande influence sur la santé des enfants et, encore aujourd'hui, la plupart des mamans se préoccupent beaucoup de ce retour et ne manquent pas de confier leurs appréhensions à leur médecin.

L'influence du retour des règles sur la sécrétion lactée est très variable suivant les femmes. Quelques-unes, déjà fatiguées par l'allaitement, souffrent beaucoup de ces pertes de sang et tombent dans un état de faiblesse parfois assez prononcé pour devenir inquiétant. D'autres femmes, malgré le retour de leurs règles, conservent une santé florissante, mais l'enfant, par contre, est pris d'insomnies, pâlit, maigrit et présente même parfois des signes manifestes de dérangements intestinaux (vomissements, coliques, diarrhée, etc.). Ces cas s'observent très rarement, mais, que ce soit la mère ou son bébé qui pâtisse du retour des époques menstruelles, la conduite à tenir est la même : l'enfant doit être confié à une autre nourrice.

Chez beaucoup de femmes, le retour des règles entraîne bien une diminution du lait, mais celle-ci ne se fait sentir que pendant la durée de l'écoulement sanguin. L'enfant n'en souffre donc que fort peu ; du reste, rien n'empêche de suppléer à l'insuffisance momentanée des seins par un peu de lait de vache convenablement coupé. Disons enfin que, dans la plupart des cas, ni la mère, ni l'enfant n'ont à souffrir du retour des époques et que l'allaitement peut être continué, sans qu'il en résulte aucun inconvénient pour leur santé mutuelle.

La conclusion de tout ce qui précède, c'est que le retour des règles, chez une nourrice ou chez une mère qui allaite elle-même son enfant, ne rend pas toujours nécessaire la cessation de l'allaitement. Il faut attendre et observer comment l'enfant se comporte, de façon à ne le changer de lait que dans les cas où, aux époques menstruelles ou à leur suite, sa santé semblerait s'altérer.

71. Influence d'une nouvelle grossesse sur l'allaitement. — Par contre, la *grossesse*, survenant dans le cours de l'allaitement, constitue presque toujours une circonstance fâcheuse. Il est rare, en effet, qu'au bout de quelques mois le lait n'ait pas subi des modifications plus ou moins marquées dans sa quantité ou dans ses qualités nutritives, d'où résulte un dépérissement plus ou moins prononcé de l'enfant. Bien qu'on cite des exemples de femmes ayant pu continuer de nourrir convenablement leur enfant jusqu'au terme d'une nouvelle grossesse, et cela sans en souffrir, toute femme doit, en bonne règle, supprimer l'allaitement dès qu'elle s'aperçoit qu'elle est enceinte de nouveau. Il est, en effet, difficile qu'une femme ait assez de force et de santé pour se nourrir elle-même, nourrir l'enfant qu'elle allaite et celui qu'elle porte dans son sein. Il résulte de ce que nous venons de dire, que toute nourrice qui se croit enceinte doit en avertir sans retard les parents du nourrisson ; si elle ne le fait pas, elle manque, non seulement à ses engagements vis-à-vis de la famille qu'elle sert, mais encore à ses devoirs bien entendus de mère, puisque en continuant d'allaiter le nourrisson étranger elle s'épuise aux dépens du pauvre petit être qu'elle porte dans son sein.

72. **Influence du régime sur les qualités du lait.** — Bien qu'on ait exagéré l'influence du *régime* sur les qualités du lait, il est prouvé que certains aliments favorisent plus que d'autres la sécrétion laiteuse. Les farineux et la bière passent à cet égard pour produire un lait abondant; par contre, bien des nourrices se privent d'épinards, de choux, de choux-fleurs, de salade, etc., dans la crainte de donner des coliques à l'enfant qu'elles allaitent. Nous pensons que ces légumes ont bien peu d'influence sur les qualités du lait, et que les coliques dont souffrent certains enfants viennent presque toujours d'une mauvaise réglementation des tetées.

Cependant, il est d'observation journalière que l'odeur, la saveur et même la couleur de certaines substances ingérées dans l'estomac peuvent se communiquer au lait et retentir sur la santé de l'enfant. Parmi les plus usuelles, citons l'odeur de l'ail et celle du thym, la saveur amère de l'absinthe, la coloration spéciale de la garance et du safran. On a enfin remarqué que le vin pris en excès et l'alcool ont une influence très fâcheuse sur les qualités du lait. Il est bon de savoir que les nourrices qui se grisent ou qui boivent trop de vin ont souvent un lait très excitant qui empêche les enfants de dormir et qui amène ces insomnies dont se plaignent beaucoup de parents.

73. Passage de certains médicaments dans le lait. — On a pu constater dans le lait la présence du fer, du bismuth, de l'arsenic, du mercure, du sulfate de quinine, du chlorate de potasse, de l'opium, de l'iode et de ses composés, lorsque l'un ou l'autre de ces médicaments avait été administré à la nourrice. Il ne faut souvent pas chercher ailleurs la cause de certains dérangements de santé qu'on observe chez les enfants. D'un autre côté, on utilise parfois cette facilité de quelques médicaments à passer dans le lait pour combattre certaines affections du nouveau-né par l'intermédiaire du lait de sa nourrice. C'est ainsi que certains purgatifs, tels que la rhubarbe et la gratiole, administrés à la mère ou à la nourrice, purgent aussi l'enfant; de même, le pimpinella anisum donné aux nourrices est considéré comme capable de remédier aux coliques dont souffrent parfois les nourrissons.

SECONDE PARTIE

HYGIÈNE ET ÉDUCATION PHYSIQUE

La mère est le génie de la première enfance. FRÖBEL.

On répète à l'envi que la santé est le plus précieux de tous les biens. C'est donc le premier devoir des mères de procurer cet avantage à leurs enfants en les soumettant, dès leur berceau, à une hygiène convenable. Pour les aider dans cette tâche sainte, nous nous efforcerons de leur indiquer, d'une manière claire et précise, les règles hygiéniques à suivre pour assurer une bonne constitution à leurs enfants et la leur conserver lorsqu'ils l'ont acquise. Dans ce but, nous étudierons dans des chapitres successifs : les divers modes d'allaitement, le sevrage, l'hygiène corporelle, les vêtements, le sommeil, l'exercice, les jeux, l'habitation, etc., tous les agents, en un mot, capables de produire sur l'organisme des enfants une influence quelconque. Nous dirons quelques mots sur l'hygiène et l'éducation des organes des sens ; puis, nous aborderons l'étude de la dentition, en raison des accidents graves qui caractérisent trop souvent cette période de l'enfance. Un dernier chapitre, enfin, sera consacré à la vaccine, dans le but de combattre les préjugés et les erreurs funestes qui ont cours dans le public, au sujet de cette merveilleuse découverte.

CHAPITRE Ier

ALIMENTATION DE LA PREMIÈRE ENFANCE

Pourvu qu'ils soient bien nourris, les enfants viennent tout seuls et se portent toujours bien.

74. **Le lait est la première et la seule nourriture qui convienne au nouveau-né.** — Rien ne peut remplacer le lait pour les enfants du premier âge. La composition de ce liquide, la température à laquelle il sort des seins, en font un aliment tout à la fois substantiel et de facile digestion. Renfermant, sous une forme parfaite et dans une proportion appropriée aux organes digestifs du nouveau-né, les éléments nutritifs que nous offrent, d'un côté, les végétaux, de l'autre, le règne animal, il contient tout ce qui est nécessaire au développement de l'enfant (62). On ne peut en dire autant d'aucun autre aliment. Le lait est à la fois un aliment et une boisson; il est liquide, mais aussitôt qu'il arrive dans l'estomac, il se coagule et se transforme en une matière solide, analogue au fromage.

Tout dans la disposition de la bouche du nouveau-né montre qu'il doit teter et non manger. Il y a donc lieu de s'étonner que tant de mamans préfèrent donner à leur enfant des bouillies, des soupes et certaines farines, tous aliments beaucoup moins nourrissants et beaucoup moins faciles à digérer que le lait. De nombreuses expériences sur les animaux prouvent d'une manière irréfutable la supériorité de l'allaitement sur tous les autres modes d'alimentation. Nous ne pouvons nous empêcher de citer la suivante : M. Delabarre fils prit quatre chiens. Deux furent élevés au lait de la mère; le troisième, après avoir été sevré de bonne heure, fut nourri au pain trempé de lait et à l'eau grasse; le quatrième fut nourri au pain et à la viande. Les deux premiers vinrent bien, la dentition s'effectua normalement et ils eurent une complexion robuste. Le troisième fut pris, vers le cinquième mois, d'une diarrhée séreuse; il fut d'une faible constitution et succomba. Le quatrième acquit de la taille, mais il fut aussi pris de diarrhée et succomba en quelques jours.

D'autres physiologistes et médecins ont fait des expériences analogues sur d'autres animaux et ont obtenu les mêmes résultats. Ce qui est vrai pour les animaux est vrai pour l'homme, d'où l'on peut conclure que le lait est le seul aliment que le nouveau-né puisse prendre sans danger.

Non seulement rien ne peut remplacer le lait pour un enfant, mais encore, *de tous les laits, celui de la mère est celui qui convient le mieux.* Malheureusement, toutes les mamans ne sont pas également aptes à allaiter elles-mêmes leurs enfants et quelques-unes sont forcées d'avoir recours soit au lait d'une autre femme, soit au lait de certains animaux.

75. Aussi, distingue-t-on différents *types d'allaitement,* suivant l'origine du lait et la manière dont il est administré au nouveau-né.

Nous les examinerons successivement et dans l'ordre suivant :

1° Allaitement maternel (allaitement au sein de la mère exclusivement).

2° Allaitement mixte (allaitement conjointement au sein et au biberon).

3° Allaitement mercenaire (allaitement par une nourrice).

4° Allaitement au pis d'un animal.

5e Allaitement artificiel (allaitement au biberon, au verre, au petit pot, etc.).

ARTICLE Ier

ALLAITEMENT MATERNEL

> Toute femme qui a du lait et qui, douée de force et de santé, ne nourrit pas ses enfants, ne mérite pas le doux nom de mère qu'elle porte.

I. *Avantages de l'allaitement maternel.*

76. La mère doit être la nourrice de son enfant. — La nature et la raison proclament bien haut que la mère doit être la nourrice de son enfant, et, cependant, malgré les flots d'encre qui ont été répandus et les centaines de volumes qui ont été publiés pour appuyer cette vérité, l'allaitement maternel n'est guère plus en faveur de nos jours, dans certaines classes de la société, qu'il ne l'était dans les temps passés.

L'allaitement maternel est une loi de la nature. Ne voyons-nous pas toutes les femelles des mammifères allaiter leurs petits ; les voit-on chercher à se soustraire à cette obligation ; toutes, au contraire, ne mettent-elles pas à remplir ce devoir une tendresse et un dévouement des plus remarquables ? Aussi, comme tous leurs petits viennent bien, quel qu'en soit le nombre, comme ils sont bien portants, comme ils sont gais, vifs et éveillés ! Quel contraste ils font avec la plupart des enfants ! C'est que les animaux, loin de chercher à s'écarter des lois de la nature, ne donnent à leurs petits, à cette première période de leur vie, que la nourriture qui est expressément préparée pour eux et qui seule convient à la faiblesse de leurs organes.

La femme seule s'est servie de son intelligence pour éluder ses devoirs et nourrir ses enfants du lait d'une autre femme ou de celui d'un animal. Cette façon de fausser les lois de la nature retombe sur les pauvres enfants, qui expient trop souvent par la mort la faute de leurs parents.

77. **Mortalité des enfants privés du sein de leur mère.** — Il suffit de parcourir les statistiques, qui dans différents pays ont été dressées sur la mortalité des enfants, pour se convaincre que la privation du lait maternel tue chaque année un grand nombre de nouveau-nés. On peut dire qu'il existe de ce chef un massacre régulier des enfants par leurs parents, un véritable massacre des innocents.

Cette mortalité sévit surtout sur les enfants envoyés en nourrice, ce qui tient, en grande partie, à l'absence de la mère, au défaut de soins et à une nourriture trop grossière, car il ne faut pas se le dissimuler, la plupart des nourrices à la campagne, n'étant pas sous la surveillance directe des parents, ne se font pas faute de réserver leur lait pour leur propre enfant ou, tout au moins, de donner au nourrisson étranger des soupes et des bouillies, à une époque bien antérieure à celle où ce changement de régime peut être opéré sans danger.

Si, pour se mettre dans de meilleures conditions, on prend la nourrice chez soi, c'est alors l'enfant de la nourrice qui se trouve délaissé et exposé à une mort presque certaine, par suite de la privation du lait et des soins maternels nécessaires à son existence. Comme on le voit, de quelque façon qu'on envisage la question : que la nourrice prenne un nourrisson chez elle, ou qu'elle vienne en ville se charger d'un allaitement, il y a toujours un enfant délaissé, c'est-à-dire privé des soins de sa mère et, de ce fait, exposé à la mort.

Il est prouvé que l'allaitement maternel, s'il était généralisé, conserverait plus de 14 % des enfants qui succombent dans leur première année.

78. **Bénéfices que la mère retire de l'allaitement au point de vue de sa propre santé.** — De tous les modes d'allaitement, l'allaitement maternel est non seulement le plus sûrement profitable à l'enfant, mais encore le plus avantageux pour la mère. C'est ce que nous allons chercher à démontrer.

La grossesse, les couches, la lactation doivent être considérées comme les anneaux d'une même chaîne que la mère ne peut rompre sans préjudice pour sa santé.

Nous avons déjà dit que chez la femme, dès les premiers mois de la grossesse, les seins augmentent de volume et sécrètent même parfois un liquide lactescent qu'on appelle *colostrum* (61). Ce liquide devient plus abondant dans les premiers jours qui suivent l'accouchement et se transforme, par degrés successifs, en véritable lait (62). Dès ce moment, la femme est apte à allaiter son enfant.

Cette transformation du colostrum en lait proprement dit se fait en général sans accident, sans même déterminer de trouble dans l'économie, toutes les fois que la mère a le soin de présenter le sein à son enfant, dès la deuxième ou troisième heure qui suit la délivrance. Il en est tout autrement lorsque la mère s'affranchit de l'allaitement sous des prétextes frivoles. Tous les médecins ont observé que la fièvre de lait est généralement beaucoup plus vive et les suites de couches beaucoup moins bonnes chez les femmes qui n'allaitent pas leurs enfants que chez celles qui les allaitent. Une mère qui donne le sein à son nouveau-né dès le premier jour, se met dans de bonnes conditions pour éviter la métro-péritonite ou fièvre puerpérale, cette terrible affection qui emporte tant de jeunes accouchées. Il n'y a rien là qui doive étonner, car l'allaitement, en détournant le sang vers les seins, décongestionne la matrice et opère de cette façon une dérivation naturelle des plus salutaires. L'utérus, se trouvant débarrassé d'un afflux trop considérable de sang, est beaucoup moins exposé à l'inflammation ; il se dégorge plus facilement et reprend plus vite ses proportions normales. Du reste, tout le monde ne sait-il pas que les femelles d'animaux ne souffrent jamais des suites de la parturition et qu'elles ne tombent malades, que lorsque l'homme intervient et leur enlève prématurément leurs petits ?

C'est aussi chez les femmes qui n'allaitent pas, qu'on observe le plus fréquemment certaines complications du côté des seins. Le lait, ne trouvant pas d'issue pour s'écouler au dehors, s'accumule dans les seins, les distend outre mesure et les rend très douloureux (93, 94). Leur engorgement devient parfois si prononcé, que des abcès (95) ne tardent pas à se développer et que l'intervention d'un chirurgien devient nécessaire pour donner issue au pus.

L'allaitement n'a pas seulement pour effet ordinaire de rendre les suites de couches moins dangereuses, en prévenant la plupart des complications qui peuvent se développer chez les nouvelles accouchées, il exerce encore une influence favorable manifeste sur la santé générale de la femme.

En effet, beaucoup de jeunes mères frêles et délicates ont remarqué qu'elles se portent beaucoup mieux pendant qu'elles nourrissent, que l'allaitement les débarrasse de leurs petites incommodités habituelles et qu'elles acquièrent de la fraîcheur, de l'appétit et de l'embonpoint. Quelques-unes, même, ont vu leur constitution se renforcer et des maladies antérieures guérir complètement, après une grossesse suivie d'allaitement.

De plus, il est avéré que les femmes qui n'ont pas allaité leurs enfants sont plus sujettes aux pertes en blanc, aux ulcérations du col, aux engorgements et aux déplacements de matrice que celles qui ont allaité. C'est ce qui explique le grand nombre de maladies chroniques de l'utérus qu'on observe dans les classes aisées de la société. Ces affections sont, au contraire, presque inconnues dans les campagnes, bien que la plupart des paysannes aient beaucoup d'enfants et les allaitent souvent fort longtemps. Ne voit-on pas la plupart d'entre elles arriver à l'âge de soixante-dix à quatre-vingts ans, sans avoir jamais ressenti d'incommodité du côté de la matrice et sans seulement savoir ce que c'est qu'un écoulement en blanc.

On voit par les détails qui précèdent combien la femme, si elle avait toujours souci de sa propre santé, aurait avantage à allaiter elle-même ses enfants ; et cependant, combien voyons-nous de jeunes mères qui, pourvues d'un lait suffisamment abondant, cherchent, pour une raison ou pour une autre, à se soustraire au devoir sacré de l'allaitement ?

Nous savons qu'il en est quelques-unes qui ne sont pas libres d'obéir à l'impulsion de leur cœur qui leur dit de se dévouer, et qui nourriraient leur enfant, sans les conseils d'un mari qui s'exagère les embarras de l'allaitement ou des grands parents qui en exagèrent les périls ; mais, il en est aussi beaucoup d'autres qui n'ont pas cette excuse et qui renoncent à l'allaitement pour des raisons futiles. Les unes prétextent leur position, leurs affaires, leur commerce, etc., etc. ; d'autres craignent que l'allaitement trouble leur tranquillité pendant le jour et leur sommeil pendant la nuit ; d'autres, encore, s'effrayent à l'idée d'être obligées de se priver de bals, de soirées, de spectacles, etc., etc. Il est honteux pour une mère, qui a du lait et qui jouit d'une bonne santé, de renoncer à l'allaitement pour de tels motifs, d'autant plus — nous le prouverons amplement dans le cours de ce livre — que, lorsqu'on sait s'y prendre, on peut très bien être mère, s'occuper de son enfant et même l'allaiter, sans pour cela cesser de vaquer à ses occupations, à ses affaires, se divertir, voir ou recevoir des amis, pourvu qu'on veuille bien y mettre de la modération et y apporter une certaine mesure.

Il est même quelques mères — méritent-elles ce nom ? — qui renoncent au devoir sacré de l'allaitement par pure coquetterie ; elles ont peur d'abîmer leur gorge, de déformer leur corps et de nuire aux agréables proportions de leur personne. Si les femmes étaient plus au courant des lois de la physiologie, elles sauraient que leur apparence extérieure a, au contraire, tout à gagner en nourrissant elles-mêmes leurs enfants, car il est prouvé que l'allaitement flétrit moins les seins qne la suppression rapide et forcée du lait, qu'il contribue au développement des glandes mammaires et accentue les formes féminines de la poitrine. Le peu de développement des seins, le peu d'aptitude à nourrir qu'on observe dans certaines familles, tient très vraisemblablement à la désuétude de l'allaitement pendant plusieurs générations successives.

En outre, — et c'est là un argument qui a bien sa valeur pour les femmes qui craignent les grossesses trop répétées, — l'allaitement, tant qu'il dure, s'oppose presque toujours à une conception nouvelle. La femme a ainsi du temps devant elle, avant de redevenir enceinte et de subir à nouveau les dures épreuves d'une nouvelle grossesse et les douleurs d'un nouvel accouchement. Les grossesses étant moins rapprochées et une plus grande différence d'âge existant entre ses enfants, elle a moins de peine, de fatigues et de soucis pour les élever.

Là, ne s'arrêtent pas les avantages de l'allaitement maternel.

79. **De tous les modes d'allaitement, l'allaitement maternel est le moins embarrassant.** — L'allaitement par la mère donne lieu à moins d'embarras, d'ennuis et de dépenses que l'allaitement par une nourrice, surtout quand celle-ci est placée dans la maison.

Il semble à beaucoup de personnes qu'il n'y a rien de plus simple que de se décharger sur la nourrice de tous les soins qu'exige l'enfant, et, qu'en conséquence, on est soi-même plus libre et beaucoup moins chargé d'occupations et de soucis. C'est là une illusion, une erreur, à moins qu'on ait la chance exceptionnelle de posséder une nourrice exemplaire. Or, chacun sait combien le fait est rare. Il faut l'avouer, une nourrice est, la plupart du temps, un véritable fléau dans la maison. Sans parler des exigences sans nombre et du mauvais caractère qu'elle apporte le plus souvent avec elle, il est rare qu'elle n'entende pas conduire l'allaitement à son idée, et si la mère, soucieuse de la prospérité de son enfant, veut réagir et se faire obéir, elle est obligée de s'astreindre à une surveillance tout aussi fatigante et embarrassante que l'allaitement lui-même. Si, au contraire, la mère est facile à contenter, si elle ne s'intéresse pas aux soins qu'on donne à son enfant, si, de gaieté de cœur, elle laisse la nourrice conduire le régime à sa guise, si elle n'est pas vigilante à ce que celle-ci ne lui laisse pas prendre de mauvaises habitudes dès le berceau, il y a tout à parier que l'éducation physique et morale de l'enfant sera conduite en dépit du bon sens. La mère s'apercevra alors, une fois l'allaitement terminé, une fois la nourrice partie, que ce qu'elle a gagné en tranquillité pendant quelques mois, elle va le payer par les soucis sans nombre que lui donnera un enfant mal élevé, exigeant, volontaire, capricieux, dont toute l'éducation est à faire et dont la santé, souvent même, est compromise.

Mettrons-nous en parallèle l'allaitement maternel avec l'allaitement artificiel? L'allaitement au biberon n'est-il pas évidemment le plus embarrassant; n'est-il pas également le plus difficile à conduire d'une manière convenable? Chacun ne sait-il pas quels soins de propreté (145) exige ce petit appareil en apparence si simple, combien il est difficile de vérifier les qualités du lait (147) qu'on donne à l'enfant, quelles précautions il faut prendre pour donner à ce liquide la température convenable (153) et rapprocher sa composition de celle du lait de femme (152)? Il est inutile d'insister davantage, car nous aimons à croire que tout le monde est d'accord sur ce point.

Concluons donc que l'allaitement maternel, qui est de beaucoup le plus profitable à l'enfant, est en même temps le plus commode, le moins coûteux et celui qui, sous tous les rapports, donne le moins de peine à la jeune mère.

80. **Satisfactions morales qui découlent de l'allaitement maternel.** — La femme qui nourrit son enfant est doublement mère; c'est un lien de plus entre elle et lui; toute mère, qui a allaité quelques-uns de ses enfants et n'a pas allaité les autres, montre presque toujours un faible pour ceux auxquels elle a donné le sein. Ce sentiment est à tel point naturel, qu'on a vu beaucoup de femmes qui, n'ayant pas pu allaiter leur premier enfant, se sont refusées à nourrir les suivants, par crainte d'avoir une préférence pour ces derniers.

Dépeindre les mille satisfactions qui dérivent de l'allaitement nous entraînerait trop loin. Qu'il nous suffise de dire que la mère qui nourrit son enfant reçoit son premier sourire, et que ce premier sourire est le prélude des jouissances qu'elle éprouvera plus tard, lorsque plus âgé, il réservera pour elle ses plus tendres baisers. Lorsque le nouveau-né est confié à une nourrice, sentiments, affection, caresses, tout est pour la femme qui l'allaite ; la véritable mère est ainsi privée du premier bonheur de la maternité ; elle ne recueille que l'indifférence, juste et légitime châtiment que lui inflige la nature dont elle a méconnu les lois.

On peut ajouter avec J.-J. Rousseau (*Émile*) : « De « la tendresse d'une nourrice pour l'enfant qu'elle « allaite, résulte un inconvénient qui, seul, devrait « ôter à toute femme sensible, le courage de faire « nourrir son enfant par une autre : c'est celui de par- « tager son droit de mère ou plutôt de l'aliéner, de « voir son enfant aimer une autre femme autant et « plus qu'elle, de sentir que la tendresse qu'il con- « serve pour sa propre mère est une grâce, et que celle « qu'il a pour sa mère adoptive est un devoir ; car, là « où j'ai trouvé les soins d'une mère, ne dois-je pas « avoir l'attachement d'un fils ? »

Autrefois, dit Brochard, le rang le plus distingué ne dispensait pas une mère de nourrir son enfant, tant on était persuadé que le lait maternel convient seul au nouveau-né. On rapporte, à ce sujet, un trait de la vie de saint Louis, que toutes les femmes devraient connaître. La reine Blanche voulut être la nourrice de son fils. Un jour que la reine avait un accès de fièvre, une dame de qualité qui, pour lui plaire ou pour l'imiter, nourrissait aussi son fils, touchée de compassion pour les pleurs du jeune Louis qui avait faim, lui donna le sein. La reine, l'ayant su, en fut si fâchée qu'elle fit rendre le lait à l'enfant, en lui passant les doigts dans la bouche, ne voulant pas, dit-elle, qu'une autre femme eût le droit de lui *disputer sa qualité de mère.*

II. *Conditions nécessaires pour allaiter.*

81. Toutes les mères ne peuvent pas nourrir

leurs enfants. — Quelque partisan que nous soyons de l'allaitement maternel. nous n'entendons cependant pas le déclarer obligatoire pour toutes les mères. Il est malheureusement des circonstances, dans lesquelles la femme est obligée de rester sourde aux vœux de la nature et de renoncer à l'allaitement, soit parce que sa santé, sa constitution s'y oppose (117), soit encore et plus souvent, parce que la sécrétion du lait ne s'établit pas après l'accouchement (88) ou se supprime complètement après une courte durée (107).

82. **Est-il possible de déterminer à l'avance, c'est-à-dire dans le cours de la grossesse, si une femme aura du lait en quantité suffisante pour nourrir son enfant?** — Cette question a surtout de l'importance lorsqu'il s'agit d'une première grossesse. Si l'on ne voulait s'appuyer, pour résoudre le problème que sur les apparences extérieures de la femme, sur le plus ou moins grand développement des seins, sur le tempérament, la nuance des cheveux, etc., etc., on risquerait fort de se tromper. C'est tous les jours qu'on voit des femmes à apparence chétive élever de très beaux enfants, tandis que d'autres, qui paraissent cependant jouir d'une robuste santé, font de très médiocres nourrices. On a même remarqué que les femmes très grasses ont généralement peu de lait, comme si la tendance à former de la graisse absorbait tous les éléments nutritifs, aux dépens de la sécrétion lactée.

Quand on veut se rendre compte, à l'avance, si une femme sera capable d'allaiter elle-même son enfant, il faut faire examiner par un médecin les caractères du colostrum, dans les derniers mois de la grossesse (61).

Les femmes, d'après les caractères du colostrum, peuvent être divisées en trois catégories. Voici ce que dit M. Donné à cet égard :

« Dans la première se rangent celles chez lesquelles, à quelque époque de la grossesse que l'on fasse cet examen, la sécrétion du colostrum est si peu abondante, que l'on peut à peine en obtenir une goutte ou une demi-goutte, par la pression la plus soigneusement exercée sur la glande mammaire et le mamelon; dans ce cas, le lait sera, presque à coup sûr, en petite quantité après l'accouchement, pauvre et insuffisant pour la nourriture de l'enfant. »

« La seconde catégorie comprend les femmes qui sécrètent un colostrum abondant, mais fluide, aqueux, coulant facilement, semblable à une légère eau de gomme, et ne présentant pas des stries de matière jaune, épaisse et visqueuse : les femmes offrant ce caractère peuvent avoir du lait en plus ou moins grande quantité, quelquefois abondant, quelquefois rare, mais leur lait est toujours pauvre, aqueux et très peu substantiel. »

« Enfin, lorsque la sécrétion du colostrum, chez une femme grosse de huit mois, par exemple, est assez abondante, pour que l'on en obtienne facilement plusieurs gouttes dans un verre de montre, surtout lorsque ce fluide contient une matière jaune plus ou moins foncée, plus ou moins épaisse, tranchant par sa consistance et par sa couleur avec le reste du liquide dans lequel elle forme des stries distinctes, on a la presque certitude que la femme, dans ces conditions, aura du lait en suffisante quantité, que ce lait sera riche en principes nutritifs, et qu'il jouira, en un mot, de toutes les qualités essentielles. »

Disons cependant que ce moyen, si simple en apparence, de déterminer à l'avance si une femme sera ou ne sera pas une bonne nourrice, ne donne pas dans tous les cas des résultats absolument certains. Si l'on voulait s'en tenir aux indications qu'il fournit, on ne donnerait l'autorisation de nourrir qu'aux femmes de la troisième catégorie, et excluerait complètement comme impropres à remplir ce devoir, toutes celles qui rentrent dans les deux premières. Or l'expérience a prouvé qu'un grand nombre de ces dernières sont capables de nourrir dans des conditions suffisantes pour la prospérité de leur enfant.

Il faut bien savoir qu'au point de vue de l'abondance et des qualités du lait, il n'est pas nécessaire de se montrer pour la mère aussi difficile qu'on doit l'être envers une nourrice, car, à ce compte, on ne trouverait dans les classes aisées de la société que bien peu de femmes en état d'allaiter leurs enfants. L'allaitement maternel est à tel point plus avantageux pour le nouveau-né que l'allaitement par une nourrice, qu'on peut passer quelque chose à la mère sur la vigueur de sa constitution, ainsi que sur la quantité et les qualités de son lait. Du reste, il est à remarquer que bien des jeunes femmes, malgré un lait peu abondant et de médiocre qualité, font de leurs enfants de très beaux élèves et, chose singulière, il arrive souvent que ces mêmes femmes, lorsqu'elles viennent à prendre un nourrisson, le voient dépérir faute d'une alimentation suffisante.

Au fond, il suffit pour permettre à une mère d'allaiter son propre enfant, qu'elle ait une santé ordinaire, qu'elle n'ait aucun vice de constitution (117), et ait les bouts de seins suffisamment développés pour que le nouveau-né puisse les saisir et teter d'une manière convenable.

83. **La détermination de nourrir doit être volontaire et spontanée.** — Une autre condition importante pour la réussite de l'allaitement, c'est que la

mère ne l'entreprenne que si elle est décidée à faire tout ce qui est en son pouvoir pour le mener à bien. Si elle veut en retirer toutes les satisfactions, elle doit en subir toutes les charges, et être prête à abandonner, si c'est nécessaire, tous les plaisirs à la mode.

Aussi, ne sommes-nous nullement d'avis que les familles, les maris même, cherchent à exercer une trop grande influence sur la détermination de la jeune mère. On n'exécute bien que ce qu'on entreprend volontiers. C'est pour cette raison que les femmes qui n'allaitent leur enfant que pour obéir ou pour faire plaisir aux personnes de leur entourage, s'acquittent généralement fort mal de ce devoir. Aussi pensons-nous que toute mère qui ne se sent pas l'inclination naturelle de se dévouer, corps et âme, à son enfant et de lui sacrifier quelques-unes de ses occupations favorites, fera toujours mieux de le confier à une nourrice.

Cependant, lorsque la nourrice qu'on a engagée se trouve encore dans son pays, et que plusieurs jours doivent forcément s'écouler avant qu'elle puisse entrer en fonctions, la mère, en attendant son arrivée, doit donner le sein à son enfant. Ce commencement d'allaitement ne peut avoir aucun inconvénient ; il a même l'avantage de prévenir dans une certaine mesure le développement des affections puerpérales et de rendre les suites de couches meilleures (78). Le lait que l'enfant puisera dans le sein de sa mère, vaudra toujours mieux que l'eau sucrée ou le lait de vache coupé de deux tiers d'eau qu'on donne généralement aux enfants qui attendent une nourrice. Cette nourriture artificielle doit être exclusivement réservée pour les cas, bien rares, où il existe chez la mère un obstacle absolu à l'allaitement.

III. *Difficultés de l'allaitement au sein.*

84. Vices de conformation de la bouche du nouveau-né. — La plupart des enfants tettent avec la plus grande facilité dès leur premier essai ; mais il n'en est malheureusement pas toujours ainsi. Il est en particulier certaines affections de l'enfant, et surtout certains vices de conformation de la bouche, qui peuvent rendre l'allaitement difficile ou même impossible.

La *paralysie de la face*, consécutive à une application de forceps, n'entraîne généralement qu'un empêchement passager à l'allaitement au sein, car cette affection guérit presque toujours assez promptement. Il en est de même des *tumeurs sublinguales*, lorsqu'on a le soin de les inciser ou de les extirper le plus tôt possible. Quant au *bec de lièvre*, compliqué de la division de la voûte palatine et du voile du palais, il rend presque impossible l'allaitement au sein et nécessite l'emploi de la cuiller ou de tout autre instrument permettant de verser directement le lait dans la bouche de l'enfant.

Lorsque, en dehors de ces circonstances, l'enfant paraît avoir de la difficulté pour teter, la première chose à faire est de s'assurer s'il n'a pas le *filet*. Il arrive, en effet, quelquefois que la face inférieure de la langue est fixée au plancher de la bouche par une membrane plus ou moins épaisse, qui empêche l'enfant de tirer la langue hors de la bouche et d'envelopper convenablement le bout du sein pour opérer la succion. Si c'est le cas, un petit coup de ciseaux, donné par le médecin, rétablit bien vite les choses en leur état normal, mais, il faut bien le dire, ce petit vice de conformation est bien moins fréquent que les matrones le pensent, et l'on coupe certainement beaucoup de filets qui n'auraient jamais apporté le moindre obstacle à la succion ou à la parole.

85. Nouveau-nés maladroits pour teter. — Nous entendons souvent dire par les mères que leur *enfant ne sait pas teter*. Cette soi-disant ignorance tient presque toujours à la manière défectueuse dont le sein est présenté au nouveau-né, ou bien à ce qu'on le gorge de lait au biberon, au verre ou à la cuiller, ce qui le rend paresseux pour extraire le lait du sein.

Disons cependant qu'il est des enfants qui ne peuvent opérer la succion, parce qu'au lieu d'embrasser le mamelon par la face supérieure de la langue, dans la concavité de laquelle il doit être reçu, le saisissent entre les gencives inférieures et le dessous de la langue. Lorsque ce défaut existe, il suffit, pour y remédier, d'abaisser la langue avec une spatule ou le petit doigt, et de faire passer le mamelon au-dessus.

D'autre part, certains enfants ne veulent pas prendre le sein s'il n'est pas parfaitement propre. De là la nécessité pour la mère de lotionner, avant chaque tetée, le mamelon avec de l'eau tiède pour le débarrasser de toute odeur de transpiration et détacher les concrétions de matière sébacée ou de lait desséché qui peuvent séjourner au fond des sillons où s'ouvrent les canaux lactifères.

86. Nouveau-nés paresseux pour teter. — Il est des enfants, bien portants en apparence, qui, soit par défaut d'un instinct de succion suffisamment développé, soit par faiblesse congénitale, soit par paresse ou défaut d'activité, semblent *ne pas vouloir se donner la peine de teter*. Quelques mères, inexpérimentées ou insouciantes, se découragent vite dans ces circonstances, alors qu'avec un peu de persévérance elles obtiendraient des résultats favorables. Il faut introduire le bout du sein très avant dans la bouche, et lui imprimer quelques mouvements pour chatouiller la langue du nouveau-né. Si ce petit artifice ne réussit pas, la mère, après avoir pressé le bout du sein pour en faire jaillir le lait, doit s'efforcer de le faire tomber goutte à goutte dans la bouche de l'enfant qui, stimulé par le bon goût de ce liquide, sortira de sa torpeur, cherchera à saîsir le mamelon et fera quelques essais de succion. Avec un peu de persévérance, la mère réussira presque toujours à faire teter son enfant.

Il est d'autres enfants qui prennent volontiers le sein, mais qui se fatiguent vite et s'endorment après quelques efforts de succion, si l'on n'a pas le soin de les tenir éveillés en leur donnant de temps en temps une petite tape sur les joues, les fesses ou les pieds. Ces enfants restent souvent une demi-heure et plus au sein, pour n'absorber qu'une ou deux gorgées de lait. Pour être assuré que l'enfant tette, il ne suffit pas de constater qu'il exerce avec ses joues certains mouvements qui simulent la succion, il faut encore entendre l'espèce de clapotement ou de bruissement produit par le lait, lorsque de la bouche il passe dans la gorge. Ce qui vaut encore mieux, c'est de porter un doigt sur le larynx et de s'assurer que, de temps en temps, cet organe éprouve des mouvements brusques d'élévation. Lorsqu'on les constate, on peut être assuré que la déglutition s'accomplit et, qu'en conséquence, l'enfant avale du lait.

Il faut encore se rappeler qu'il existe un rapport manifeste entre l'état de plénitude de l'intestin et le sentiment de la faim. Aussi, pour peu que l'enfant tarde à rendre son méconium (58) ou qu'il le rende lentement ou en petite quantité, faut-il lui faire prendre un peu de sirop de chicorée composé, seul ou additionné d'huile d'amandes douces. On voit souvent les enfants prendre le sein avec empressement aussitôt après qu'ils ont évacué abondamment.

87. **Nouveau-nés qui n'ont pas la force de teter.** — Cependant, il faut l'avouer, il est des enfants qui résistent à toutes ces tentatives, qui paraissent ne vouloir exercer aucun effort de succion, ne manifestent par leurs cris aucun besoin et dorment presque continuellement. Bien que cet état s'observe surtout chez les enfants naturellement frêles et chétifs ou qui sont nés avant terme, il peut être observé chez ceux qui sont venus au monde avec toutes les apparences de la force et de la santé. Si la mère respecte ce repos, qui lui paraît de bon augure et qui lui permet de jouir elle-même du calme dont elle a besoin après l'accouchement, l'enfant, ne prenant pas le sein, s'affaiblit et tombe peu à peu dans un état de somnolence et de torpeur, d'où il est parfois difficile de le tirer. Aussi, le voit-elle peu à peu se refroidir, perdre son énergie, ne plus pousser que quelques cris affaiblis et, finalement, *ne plus avoir la force de teter*. Dans ces cas, il faut se hâter de ranimer l'enfant par tous les moyens possibles. On le déshabille, le place devant un feu vif et le frictionne vivement avec des flanelles sèches ou imbibées d'eau-de-vie camphrée, puis on insiste pour lui faire prendre le sein. Si l'on n'y réussit pas, ce qui arrive fréquemment, il faut immédiatement lui procurer une nourrice dont le lait ne soit pas trop âgé et coule facilement. Celle-ci viendra avec son propre enfant, qui tetera la mère pour entretenir son lait, si celle-ci veut conserver pour plus

tard la faculté de nourrir elle-même. Quant à la nourrice, elle tirera son lait dans une cuiller et le fera prendre au fur et à mesure au petit malade, ou bien, le lui fera couler directement dans la bouche. Il en faut d'abord bien peu pour amener la satiété, mais il digère vite et il ne se passe pas beaucoup de temps avant que l'enfant se montre de nouveau disposé à en accepter une nouvelle quantité. Ces petits repas doivent être renouvelés, d'abord toutes les demi-heures, puis plus tard toutes les heures.

Si l'on ne peut pas se procurer une nourrice pour quelques jours, on fera prendre à l'enfant du lait coupé, par petites quantités à la fois, de deux à quatre cuillerées à café, mais souvent, nuit et jour, jusqu'à ce qu'il ait la force de prendre le sein.

Nous avons vu beaucoup d'enfants chétifs, délicats, qui n'avaient pas la force de teter, être sauvés de la mort par ces moyens, employés avec persévérance, et qui, au bout de quelques jours, étaient suffisamment forts pour prendre le sein de leur mère.

88. Insuffisance du lait. — Une des difficultés qui arrêtent le plus souvent les jeunes mères dans l'allaitement de leurs enfants est l'insuffisance de leur lait. Il semble que ces femmes, propres à devenir mères, propres pendant toute la durée de la grossesse, à fournir à l'enfant les matériaux nécessaires à sa nutrition, sont impuissantes à pourvoir encore à ses besoins après sa naissance. Il est à remarquer que cette disposition n'est pas exclusivement propre aux femmes à constitution chétive ; elle coïncide assez souvent avec des constitutions en apparence assez vigoureuses.

Le développement incomplet des seins, leur atrophie, les maladies diverses dont ils peuvent être affectés, rendent quelquefois compte de l'insuffisance du lait, mais, le plus souvent, il est très difficile de l'expliquer autrement que par la maladresse dont font preuve certaines gardes-malades. Beaucoup d'entre elles paraissent bien plus disposées à faire renoncer les mères à l'allaitement qu'à les y encourager, et ne se donnent aucune peine pour faire prendre le sein à l'enfant.

Ce qui est certain, c'est que le nombre des mères qui allaitent leurs enfants diminue de plus en plus, et qu'il est probable que notre vie sociale actuelle n'y est pas étrangère. On ne se préoccupe pas suffisamment du développement physique des jeunes filles. Si on les envoyait davantage au grand air, si on leur faisait faire un peu plus de gymnastique corporelle et un peu moins de gymnastique intellectuelle, on les préparerait beaucoup mieux à leur vocation future de mère-nourrice (**248**).

L'insuffisance de la sécrétion laiteuse s'observe souvent dans les villes, chez les femmes anémiques, nerveuses, et chez celles qui se livrent avec trop d'ardeur aux plaisirs. Toutes les maladies organiques qui atteignent un peu profondément la constitution peuvent également y prédisposer. Il est également probable, que l'habitude prise dans certaines familles, de ne pas faire allaiter les enfants par leur mère, se fait sentir sur leurs descendants et se traduit du côté des femmes par une inaptitude plus ou moins complète à l'allaitement.

89. Moyens de favoriser la sécrétion laiteuse. — Est-il possible d'augmenter la quantité de lait que fournit une femme? Les opinions sont partagées à cet égard. On a préconisé certaines substances désignées sous le nom de *galactogènes*, mais la plupart sont tombées dans le discrédit. Il n'en est pas moins vrai qu'il vaut toujours mieux essayer des remèdes incertains dans leurs effets, plutôt que de laisser tarir entièrement la sécrétion laiteuse, sans avoir rien fait pour s'y opposer. C'est pour cela que bien qu'il ne soit pas bien prouvé que le fenouil, l'anis, les lentilles aient la propriété d'augmenter la quantité de lait, nous nous gardons bien de défendre ces substances aux mères pauvres de lait qui désirent allaiter leurs enfants.

Le Dr Bouchut, pour augmenter la sécrétion laiteuse, conseille de prendre une poignée de feuilles du ricin commun des botanistes, et, après les avoir fait bouillir dans deux ou trois litres d'eau jusqu'à une demi-dessiccation, d'en faire un cataplasme qui doit rester appliqué sur les seins pendant vingt-quatre heures. Rien n'empêche la mère d'avoir recours à ce moyen, mais, en même temps, elle fera bien de se faire électriser les mamelles ou de les faire frictionner plusieurs fois par jour avec une étoffe rude, de façon à exciter la sécrétion de la glande mammaire. Ces moyens ont donné des résultats avantageux à plusieurs médecins qui les ont employés.

Inutile de dire qu'il ne faut pas oublier, dans le cours de ce traitement, de présenter fréquemment le sein à l'enfant, car il est évident que les efforts prolongés de succion auxquels il se livrera, constitueront une des conditions les plus favorables au retour de la sécrétion laiteuse. C'est à tel point vrai qu'on a pu, dans quelques cas exceptionnels, obtenir du lait chez certaines femmes anciennement accouchées, et même chez des vierges, en leur appliquant un enfant au sein avec persévérance pendant quelques jours.

En résumé, l'absence ou l'insuffisance de lait chez une mère qui vient d'accoucher, ne saurait être une raison absolue pour renoncer à l'allaitement, tant qu'elle n'a pas mis en œuvre les divers moyens que nous venons d'énumérer. La persévérance doit être une vertu essentielle chez la mère qui veut allaiter; avec cette qualité, elle arrivera souvent à des résultats inespérés.

90. **Défaut de saillie des mamelons.** — Beaucoup de mères ont du lait, quelquefois même en abondance, mais elles ne peuvent allaiter leur enfant, parce qu'elles ont les mamelons mal conformés. Il arrive, en effet, assez souvent que le bout des seins est peu saillant et n'offre pas une prise suffisante au nourrisson; il est même des cas, où ces appendices manquent complètement et où il existe une dépression à l'endroit des seins où l'on devrait les trouver. Nous avons déjà indiqué quelles sont les causes de cette conformation défectueuse (14) et quels sont les moyens d'y remédier dans le cours de la grossesse, en vue de l'allaitement futur (49). Une fois que l'enfant est né, si les précautions que nous avons indiquées n'ont pas été prises à temps, la mère se trouve en face de difficultés qui peuvent compromettre beaucoup l'allaitement.

Dans le cas où les mamelons font complètement défaut, il n'y a même rien à faire, la mère doit renoncer à nourrir; dans les cas, au contraire, où ils sont simplement trop courts, l'allaitement est parfois encore possible, en prenant les précautions que nous allons indiquer.

La plus importante entre toutes est de faire teter l'enfant, dès le premier jour de sa naissance, à intervalles réguliers et suffisamment répétés (98). Cette règle s'applique même aux mères qui ont des bouts de sein bien conformés. De cette façon, le nourrisson aura le temps, par les efforts de succion auxquels il se livrera, d'assouplir les mamelons et, s'ils sont un peu courts, de les rendre assez saillants pour pouvoir tirer le lait, quand, vers le quatrième jour, ce liquide affluera en abondance dans les seins. Si l'enfant est fort, cela suffit généralement, mais s'il est faible ou ne se donne pas la peine de teter, la montée du lait se fait avant que le bout du sein ait une longueur suffisante, les seins se gonflent, s'engorgent, tandis que le mamelon s'aplatit et devient de plus en plus insaisissable.

Lorsque les mamelons sont décidément trop courts pour le nouveau-né, ce qu'il y a de mieux à faire, c'est de se procurer un enfant plus âgé, fort et vigoureux, qui, étant déjà habitué à teter, parviendra à prendre le sein de la nouvelle accouchée et à former les mamelons. Pendant ce temps, le nouveau-né sera confié à la nourrice, se familiarisera avec l'action de teter et puisera dans ces seins, avantageusement disposés pour la succion, les forces nécessaires pour pouvoir, après quelques jours, prendre le sein de sa mère.

On peut aussi chercher à rendre aux mamelons leur saillie à l'aide d'une *pompe à sein*, d'une *pompe-ventouse*, ou encore du *tire-lait* ordinaire. Dans ces mêmes circonstances, on peut avoir recours à des *bouts de sein artificiels*. On en fait en buis, en gomme, en verre, en ivoire ramolli ; ils sont munis à leur sommet, suivant les modèles, d'une tetine en liège, en caoutchouc vulcanisé, en tetine de génisse ou en ivoire ramolli. Ces deux dernières substances ont l'avantage, une fois mouillées, d'être très souples, mais nous leur préférons encore les bouts de sein en verre, munis d'un bout en caoutchouc, parce qu'ils permettent, en raison de leur transparence, de s'assurer que l'instrument ne bouche pas les orifices des conduits laiteux et que le lait sort facilement du mamelon.

Il est à remarquer que les bouts de sein sont très souvent mal faits, en ce sens que leur cloche est trop étroite ou trop courte et empêche la sortie du lait, en comprimant les mamelons; aussi, ne faut-il pas s'étonner s'ils ne rendent que rarement de véritables services. Beaucoup d'enfants n'ont pas une force de succion suffisante pour tirer le lait au travers de cet instrument; beaucoup d'autres ne veulent pas même s'en servir ou témoignent une grande répugnance. Pour la vaincre, il est bon de remplir de lait chaud le bout de sein avant de l'appliquer sur le mamelon, de façon que, dès les premières succions, un peu de lait arrive dans la bouche de l'enfant et que celui-ci, stimulé par le bon goût qu'il ressent, continue à faire des efforts de succion, fasse le vide et finisse par attirer doucement le lait de sa mère.

Si, malgré ces précautions, l'enfant ne veut pas ou ne peut pas teter et qu'on craigne l'engorgement du sein, il y a lieu de se servir des *instruments destinés à extraire artificiellement le lait.* Un des plus ingénieux et des plus pratiques est vendu dans le commerce sous le nom de *pipe à lait*, *téterelle* ou *tire-lait anglais*. Ce petit instrument se compose d'une fiole munie d'un long tube en caoutchouc vulcanisé. La fiole présente, en outre, sur sa partie latérale, un orifice en forme de pavillon destiné à s'appliquer sur le sein de la mère. L'instrument étant en place, c'est-à-dire embrassant convenablement le mamelon, la mère porte le tube à sa propre bouche et tire elle-même son lait, qui tombe au fur et à mesure au fond de la fiole. Pour donner ce lait à l'enfant, il faut renverser l'instrument le fond en haut, de façon que le liquide se trouve au niveau du goulot. L'extrémité du tube étant alors placée dans la bouche de l'enfant, celui-ci tette le lait maternel contenu dans la fiole, comme il le ferait avec un biberon.

Il est bien d'autres instruments qui peuvent être employés dans le même but, mais la plupart sont plus douloureux dans leur application et d'un maniement plus difficile. Voici les principaux :

Le *tire-lait ordinaire* est composé d'un verre conique qui s'applique sur le mamelon et qui est muni d'une poire en caoutchouc pour faire le vide dans l'instrument.

Le *tire-lait atmosphérique de Leplanquais* est le même instrument muni à sa partie latérale d'un réservoir pour recevoir le lait à mesure qu'on l'extrait du sein.

Le *tire-lait à pompe* est composé d'une ventouse en verre munie d'une pompe aspirante, avec ou sans tube intermédiaire.

La *téterelle de M. Fier* est un tire-lait à pompe qui, muni d'un réservoir pour recevoir le lait, permet de faire boire à l'enfant ce liquide, sans qu'il soit nécessaire de le transvaser dans un autre récipient.

Ces différentes espèces de tire-lait conviennent surtout dans les cas de distension et de gonflement exagérés des seins ; mais il faut s'en servir avec prudence, faire le vide lentement et incomplètement, car, s'ils congestionnent le mamelon, ils deviennent une cause active d'inflammation et d'excoriations de cet organe.

91. **Excès de sensibilité du mamelon.** — Il est des jeunes mères dont le mamelon est si sensible qu'elles ne peuvent présenter le sein à leur enfant, sans y ressentir les plus vives douleurs. Beaucoup n'ont pas le courage de continuer l'allaitement dans ces conditions, et renoncent au doux plaisir qu'elles se promettaient de nourrir elles-mêmes leur enfant. Cette sensibilité extrême tient à la finesse de la peau qui couvre

le mamelon ; elle s'observe chez presque toutes les femmes qui allaitent pour la première fois, lorsqu'elles n'ont pas pris, dans les derniers mois de leur grossesse, la sage précaution de raffermir l'épiderme qui couvre les mamelons, au moyen de l'une ou l'autre des lotions astringentes dont nous avons parlé dans un paragraphe précédent (50).

La finesse de la peau du mamelon et l'excessive sensibilité qui en résulte, méritent une grande attention de la part des jeunes mères, car elle les expose beaucoup aux excoriations et aux gerçures. Le plus sûr moyen de les éviter est d'avoir soin de laver le mamelon avec une éponge fine imbibée d'eau tiède, aussitôt que l'enfant quitte le sein, en ayant soin d'écarter tous les plis de la base du mamelon, car c'est au niveau de ces plis que la salive acide du nouveau-né et le lait aigri ont le plus de chance de séjourner et de produire de l'irritation. Inutile de dire que ce lavage, tout en étant fait avec soin, doit être rapide, afin de laisser le sein en contact avec l'air froid le moins de temps possible.

On ne saurait prendre trop de précautions pour prévenir les gerçures et les excoriations, car, une fois ces accidents déclarés, on a beaucoup de peine à s'en rendre maître. Aussi trouvons-nous avantageux, une fois le bout de sein soigneusement lavé avec de l'eau tiède, d'appliquer à sa surface un peu de glycérine pure ou du mélange suivant :

Glycérine pure....................	15	grammes.
Eau-de-vie........................	15	»
Tannin............................	1	»

Faites dissoudre.

Appliquez ce liniment sur les mamelons ; maintenez même

à leur surface un petit linge imbibé de ce liquide. Lotionnez les mamelons avec une éponge trempée dans l'eau tiède, avant de remettre l'enfant au sein.

92. **Érosions, excoriations, ulcérations, gerçures, fissures et crevasses du mamelon.** — Ces diverses affections sont peut-être celles qui mettent le plus souvent obstacle à l'allaitement, en raison des douleurs intolérables dont elles sont l'origine chaque fois que l'enfant est mis au sein. Elles se développent sous l'influence de causes diverses. Elles sont surtout communes chez les femmes qui nourrissent pour la première fois, chez celles qui ont la peau fine et facilement irritable et dont le mamelon était déjà très sensible pendant la grossesse. Elles ne se produisent cependant pas toutes de la même manière.

Les *érosions*, les *excoriations* et les *ulcérations* sont le plus souvent la conséquence d'une vive irritation de la peau du mamelon ; aussi s'observent-elles surtout chez les femmes qui ont la funeste habitude de garder trop longtemps l'enfant au sein, de l'y laisser s'endormir, ou qui ne prennent pas la précaution de laver avec soin les mamelons chaque fois que l'enfant a fini de teter. On l'observe, aussi, chez les mères dont l'enfant est atteint de muguet et chez celles qui, lorsque leur nourrisson quitte le sein, laissent exposé au froid cet organe encore humide et chaud.

Quant aux *gerçures*, aux *fissures* et aux *crevasses* que les gardes et les nourrices, toujours amies du merveilleux, rapportent si volontiers à des morsures faites par l'enfant, elles sont le plus souvent le résultat des tractions violentes que, pendant la succion, le nouveau-né exerce sur le mamelon. On comprend ainsi qu'elles se développent avec la plus grande facilité chez les jeunes mères dont les bouts de sein sont trop courts, chez celles qui ont un lait pauvre, peu abondant ou difficile à tirer, chez celles, enfin, qui attendent, pour présenter le sein, que la montée du lait soit faite, ce qui donne à l'enfant plus de difficultés pour bien saisir le mamelon, l'oblige à le serrer fortement entre ses lèvres et à exercer de plus grands efforts de succion. Souvent il suffit que l'enfant prenne le sein deux ou trois fois pour les voir paraître. Elles peuvent exister au nombre de trois ou quatre et occuper la longueur ou la base du mamelon.

Voici les symptômes d'après lesquels, suivant Cazeaux, elles se révèlent : « La succion détermine « d'abord une vive douleur, suivie d'une cuisson très « vive. En examinant superficiellement le sein, on n'y « voit rien ; mais si l'on tire doucement sur le mame- « lon afin d'élargir les sillons qui le traversent, on « aperçoit au fond de l'un ou de plusieurs d'entre eux, « une légère rougeur avec un suintement séreux. La « fissure n'est pas encore formée, mais elle apparaî- « tra avant peu ; à la suite d'une des succions suivan- « tes, la fissure s'établit et désormais chaque succion « tend à l'augmenter davantage et par conséquent à « en faire une véritable crevasse, qui se recouvre « promptement d'une croûte, au-dessous de laquelle « on trouve assez souvent une petite quantité de sang « extravasé.

« Les excoriations et les ulcérations peu étendues « sont en général assez facilement supportées par les « femmes. Il n'en est pas de même des fissures et des « crevasses, qui déterminent en général des douleurs « très vives. L'intensité de la douleur varie du reste « suivant le siège de la crevasse. Celles qui m'ont « paru les plus douloureuses ont leur siège à la base

« du mamelon. En se rappelant les sensations péni-
« bles que déterminent les fissures qu'en hiver on a
« sur le sillon médian de la lèvre inférieure, on con-
« cevra facilement les effets de celles du sein. Chaque
« effort de succion tend évidemment à écarter les
« lèvres du petit ulcère. Malgré tout son désir d'allai-
« ter son enfant, la femme voit arriver en tremblant
« le moment de lui donner le sein, et instinctivement
« elle se recule à mesure que son enfant se rapproche.
« Au moment où il saisit le mamelon, elle pousse en
« général un cri et continue à gémir pendant quelques
« minutes. Ordinairement la sensation est moins vive
« après ces quelques instants, mais elle se renouvelle
« avec une affreuse angoisse chaque fois que l'enfant,
« après s'être reposé, recommence à teter et surtout
« lorsque, après avoir abandonné le mamelon, il le
« saisit avec avidité. Les douleurs sont parfois si into-
« lérables, qu'on voit ces malheureuses mordre leur
« drap ou leur couverture pour ne pas crier, d'autres
« se tordre et même avoir quelques mouvements con-
« vulsifs. »

On comprend sans peine qu'en pareil cas la pauvre mère puisse se décourager et abandonner l'allaitement commencé, au grand détriment de l'enfant et au risque de voir des abcès se développer dans les seins.

Ajoutons encore à propos des crevasses qu'il leur arrive quelquefois, lorsqu'elles sont profondes, de saigner un peu lorsque l'enfant tette. Le sang se mêlant au lait peut être vomi et faire croire à des crachements de sang, ou bien, passer dans les selles et faire penser à une hémorragie intestinale, deux phénomènes de nature à effrayer des parents. Inutile de dire que ceux-ci devront bannir toute inquiétude, quand ils sauront que ce sang provient des crevasses de la mère.

Les douleurs vives qu'occasionnent les crevasses du mamelon et les accidents plus ou moins sérieux dont elles peuvent être le point de départ du côté des seins (gonflement, engorgement, abcès), nous font un devoir d'entrer dans quelques détails sur leur traitement.

Disons de suite qu'il est possible de calmer les douleurs provoquées par les crevasses, en badigeonnant le mamelon, cinq minutes avant de mettre l'enfant au sein, avec une solution de cocaïne. Si ce moyen ne guérit pas, il rend au moins l'affection beaucoup plus supportable.

Le remède par excellence est la cessation de l'allaitement, mais chacun peut comprendre combien ce moyen radical est désespérant pour certaines mères désireuses de nourrir ; aussi, pensons-nous, que celles-ci ne doivent cesser d'allaiter elles-mêmes leur enfant, que lorsqu'elles ont pris l'avis de leur médecin et épuisé, sans succès, la série des moyens dont nous allons parler.

Le remède le plus populaire contre les excoriations et les crevasses du mamelon est le *beurre de cacao.* Il n'agit guère que comme tous les corps gras, en soustrayant la plaie au contact de l'air et dès lors beaucoup trop lentement.

Contre les simples excoriations on peut employer la poudre suivante, dont on applique fréquemment une pincée sur le mamelon :

Gomme arabique finement pulvérisée.	15 grammes.
Alun pulvérisé....................	30 centigr.

Mêlez.

Quelques médecins préconisent la préparation suivante :

Gomme adragant	1	gramme.
Eau de chaux	12	»
Eau distillée de roses	10	»
Glycérine pure	3	»

Mêlez pour faire une gelée molle dont on applique une légère couche sur les mamelons.

On peut employer, dans les mêmes circonstances, l'*eau de madame Delacour*. On fait avec cette eau des lotions dès que l'enfant a fini de teter et l'on coiffe le mamelon avec une espèce de chapeau de plomb.

Ces applications peuvent rendre de grands services, en favorisant la cicatrisation et en protégeant le mamelon contre les frottements extérieurs, mais il est toujours nécessaire, quand vient le moment de mettre l'enfant au sein, de laver les mamelons avec une éponge douce trempée dans l'eau tiède, de façon à les débarrasser des substances médicamenteuses dont ils sont couverts.

Signalons pour mémoire les cautérisations avec une solution légère de nitrate d'argent, de sulfate de cuivre ou de sulfate de zinc et les applications de pommade au précipité blanc. La cautérisation avec le crayon de nitrate d'argent réussit quelquefois, à condition qu'il soit très pointu et porté dans la partie la plus profonde de la crevasse

Tous les moyens que nous avons passés en revue jusqu'ici sont singulièrement aidés dans leur action par l'usage des *bouts de sein artificiels*. Aussi, chaque fois que l'enfant voudra bien s'en servir, devra-t-on y avoir recours, en usant des précautions que nous avons indiquées précédemment (90).

Lorsque les fissures et les crevasses sont légères, lorsqu'elles siègent sur la portion libre du mamelon et sont dirigées suivant le sens de sa longueur, les bouts de sein artificiels peuvent rendre de grands services. Malheureusement, il n'en est pas toujours de même quand les crevasses sont transversales et occupent la base du mamelon ; les bouts de sein, dans ce cas, sont souvent insuffisants pour empêcher l'écartement des lèvres de la plaie à chaque mouvement de succion de l'enfant. Il faut alors avoir recours au moyen suivant, conseillé par Legroux : Au pourtour du mamelon, et non sur le mamelon lui-même, on étale, à l'aide d'un pinceau, une mince couche de collodion, rendu élastique par l'addition d'huile de ricin et de térébenthine dans les proportions suivantes :

Collodion................	30 grammes.
Huile de ricin............	50 centigrammes.
Térébenthine.............	1 gramme 50 centigr.

Mêlez.

Par-dessus cette préparation, on applique immédiatement un morceau de baudruche percé de quelques trous d'épingle dans le point qui correspond à l'extrémité du mamelon, dans le but de laisser passer le lait. La baudruche, au bout de quelques minutes, adhère fortement à la peau et, coiffant complètement le mamelon, empêche la succion d'exercer son action sur la crevasse. Se rappeler qu'au moment de présenter le sein à l'enfant, il est nécessaire de mouiller la baudruche avec un peu d'eau sucrée, de façon à l'assouplir.

Nous n'avons pas la prétention d'avoir indiqué tous les traitements qu'on peut mettre en usage pour combattre les crevasses du mamelon ; chaque médecin a, pour ainsi dire, son procédé, ce qui prouve, du reste, que ces accidents sont très rebelles et résistent souvent à tous les traitements, car, s'il existait un moyen véritablement efficace et infaillible de guérir les crevasses, il n'y aurait pas tant de diversité dans les procédés de traitement.

93. **Gonflement douloureux des seins.** — Vers la fin du troisième ou le commencement du quatrième jour qui suit l'accouchement, on constate généralement chez la jeune mère un certain degré de fièvre. Cette fièvre, qui varie beaucoup d'intensité suivant les cas, a reçu le nom de *fièvre de lait.* Lorsqu'elle est intense et qu'elle s'accompagne de frissons suivis de chaleur et de transpiration, on peut être certain qu'il existe une complication inflammatoire plus ou moins sérieuse du côté de la matrice ou du côté des seins.

Lorsque la fièvre est peu prononcée, — ce qui est de beaucoup le cas le plus commun, lorsqu'on a la précaution de mettre l'enfant au sein dès le premier jour qui suit l'accouchement (98), — elle se traduit simplement par un peu de pesanteur de tête, d'accélération du pouls et de courbature générale. Ce léger mouvement fébrile coïncide avec ce qu'on est convenu d'appeler la *montée du lait,* phénomène essentiellement caractérisé par une sensation particulière qu'éprouve la femme du côté des seins, sensation qui consiste en une sorte de frémissement accompagné de gonflement et de chaleur plus ou moins prononcés. Cette sensation spéciale est due, non pas au lait qui monte, comme on le croit trop généralement, mais bien au sang qui, suspendant brusquement son cours du côté de l'utérus, afflue vers les seins. Ceux-ci, excités par sa présence, entrent immédiatement en fonction et font subir au liquide sanguin un travail particulier qui le transforme en lait.

Si l'enfant n'a pas été habitué à saisir convenablement le mamelon dès le premier jour, le lait s'accumule dans les seins et les distend parfois à un tel degré que leur gonflement se fait sentir jusque dans les aisselles. Dans ces conditions, le mamelon peut s'effacer et s'enfoncer, au point de ne plus pouvoir être saisi par les lèvres de l'enfant.

Le gonflement exagéré des seins se rencontre à l'état presque normal chez toutes les nouvelles accouchées qui ne nourrissent pas et, de même, chez toutes celles qui, bien que désireuses d'allaiter, ne commencent à mettre leur enfant au sein qu'au troisième ou au quatrième jour, c'est-à-dire au moment de la montée du lait (98).

Lorsque les seins sont atteints de gonflement exagéré, qu'ils sont tendus et douloureux, il convient de les tenir très au chaud en les recouvrant de coton, et de les frictionner doucement, toutes les trois ou quatre heures, avec de l'huile d'olive tiède, de l'huile camphrée ou un mélange à parties égales d'huile d'olive et d'eau de Cologne (agiter chaque fois la bouteille avant de s'en servir). La friction doit être faite avec la paume de la main et non avec le bout des doigts, comme on le pratique trop souvent. Lorsque la friction est terminée, il faut soutenir convenablement chaque mamelle avec un foulard de soie, dont on noue les extrémités sur l'épaule opposée au sein qu'il supporte. Si cela ne suffit pas, on combattra le gonflement douloureux des seins au moyen d'un tire-lait (90). On peut aussi se servir d'une simple bouteille, de grandeur moyenne, dont le goulot sera suffisamment large pour recevoir facilement le bout du sein. On remplira cette bouteille d'eau chaude aux trois quarts, de façon que son col ne soit pas chauffé, puis, l'ayant vidée, on l'appliquera immédiatement sur le sein, de telle sorte que son orifice coiffe hermétiquement le mamelon. On ne tardera pas à voir le lait couler du sein et se rassembler peu à peu dans la bouteille, en raison de la différence de pression qui existe sur la mamelle et sur le mamelon, différence de pression créée par le refroidissement des vapeurs d'eau chaude contenues dans la bouteille.

En outre, la mère doit éviter de boire beaucoup, car des boissons abondantes auraient pour effet de favoriser la sécrétion laiteuse et d'augmenter la distension des seins. Il est même prudent, lorsque le gonflement est assez prononcé pour faire craindre un engorgement ou des abcès, de chercher de suite à modérer la sécrétion laiteuse en faisant prendre à la mère, pendant deux ou trois jours de suite, un verre d'eau minérale purgative, de manière à exercer une dérivation sur l'intestin. Par l'emploi de ces moyens, on verra le plus souvent le volume des mamelles diminuer progressivement et les douleurs cesser. L'enfant pourra recommencer à teter convenablement et, au bout de deux ou trois jours, les seins rentreront dans leur état normal.

94. **Engorgement des seins.** — Lorsque le gonflement des seins est très prononcé, lorsque ceux-ci, de ce fait, sont noueux et très douloureux, il y a lieu de favoriser leur dégorgement par des applications répétées de grands cataplasmes de mie de pain délayée dans du lait chaud et additionnée d'un peu d'huile d'olive. Ces cataplasmes se préparent de la manière suivante : Versez du lait bouillant sur de la mie de pain et laissez-la tremper pendant une dizaine de minutes; puis, retirez le lait en excès et remplacez-le par un peu d'huile d'olive tiède ; battez le pain et l'huile ensemble, jusqu'à ce que vous obteniez un mélange d'une consistance convenable pour un cata-

plasme, que vous appliquerez sur les seins, aussi chaud qu'il pourra être supporté sans danger de brûlure.

Si ce moyen ne suffit pas à dégorger les seins et à permettre l'allaitement de l'enfant, il est nécessaire d'avoir recours au dévouement d'une personne pour extraire le lait par succion du mamelon, ou bien, de se servir d'une pompe à sein ou d'un tire-lait (90). On choisira de préférence la *pipe à lait*, ou *tire-lait anglais* (90), instrument ingénieux qui permet à la mère de dégorger ses seins elle-même et de donner au nourrisson son propre lait, sans avoir besoin de le transvaser dans un autre récipient.

95. **Abcès des seins.** — Les abcès des seins constituent une complication des plus fâcheuses chez les femmes qui allaitent. Ils se montrent surtout à la suite d'un premier accouchement et se développent sous l'influence de différentes causes.

Nous avons vu que rien ne facilite plus le développement des excoriations et des crevasses du mamelon que le défaut de saillie de ce petit organe. Or, l'irritation dont ces lésions sont le siège, peut se propager à la peau, aux tissus sous-jacents et à la glande mammaire elle-même, et, pour peu qu'elle soit intense, donner lieu à la formation d'un ou plusieurs abcès. D'un autre côté, les douleurs qui accompagnent les crevasses sont parfois si atroces, que la mère recule autant que possible le moment de faire teter le sein malade, d'où résulte souvent un engorgement du sein, une inflammation des conduits laiteux, et par suite, un abcès de la mamelle.

Quelques médecins admettent que les abcès du sein peuvent aussi être la conséquence de l'impression du froid, lorsque la jeune mère ne prend pas la précaution de couvrir convenablement sa poitrine d'un châle ou d'un carré de flanelle, pendant qu'elle donne à teter à son enfant.

Il y a deux formes d'abcès du sein, les *abcès profonds* et les *abcès superficiels.*

Les *abcès profonds* sont dus à la suppuration de la glande mammaire elle-même; les *abcès superficiels* n'affectent que le tissu cellulaire qui double la peau. Ces derniers ne constituent pas un obstacle absolu à l'allaitement, parce que le pus, ne se formant pas dans l'intérieur de la glande, ne peut pas se mélanger avec le lait et être avalé par l'enfant. Lorsque, au contraire, l'abcès est profond, le lait peut renfermer du pus et devenir nuisible au nourrisson ; dans ce cas, la mère doit immédiatement cesser d'allaiter son enfant avec le sein malade et ne lui présenter que celui qui est resté en bon état.

Du reste, le lait diminue ou disparaît complètement des mamelles, lorsqu'elles sont le siège d'abcès profonds; aussi, lorsque les deux seins sont pris à la fois, faut-il sevrer l'enfant ou lui donner une autre nourrice.

Les abcès profonds du sein s'annoncent presque toujours par un frisson général plus ou moins intense, accompagné d'un sentiment de malaise et de courbature générale. En même temps que la fièvre s'allume, le sein devient le siège de douleurs lancinantes; il augmente de volume, devient chaud et la pression permet d'y sentir des noyaux durs ou des bosselures plus ou moins étendues. Le moindre contact, le plus petit mouvement provoquent souvent des souffrances très vives. Les jours suivants, la fièvre persiste ; la mère est sujette à des alternatives de froid et de chaleur ; elle a une soif vive, elle se sent faible, abattue et témoigne presque toujours du dégoût pour les aliments. Les pommades et les cataplasmes sont le plus souvent impuissants à conjurer le mal ; aussi, la seule chose à faire est-elle de faire chercher un médecin le plus vite possible; si l'on tarde plus de douze heures, il y a bien des chances pour que l'abcès soit inévitable. Au contraire, si le docteur est appelé aussitôt que la jeune femme ressent le frisson dont nous avons parlé, il pourra parfois, en appliquant de suite un traitement convenable, prévenir la formation du pus et éviter à la jeune mère les conséquences toujours sérieuses d'un abcès du sein. Lorsque le pus est déjà formé, ce qu'il y a de mieux à faire, c'est de lui donner issue au moyen du bistouri. C'est, en effet, le moyen le plus rapide de soulager la malade et de rendre les suites de l'abcès moins fâcheuses.

96. **Difficultés de l'allaitement provenant d'une mauvaise direction ou de fautes hygiéniques.** — Le nouveau-né doit être mis au sein dès le premier jour qui suit l'accouchement (98) alors même que la mère ne paraît pas encore avoir de lait. Si, par faiblesse, par paresse ou pour toute autre cause, l'enfant refuse de teter, il ne faut pas se décourager; il faut renouveler les tentatives toutes les heures ou toutes les deux heures, jusqu'à ce qu'il se décide à saisir le mamelon. Pour réussir, le point capital est de veiller à ce que la garde ne donne rien à boire au nouveau-né. Aussi, nous élevons-nous vivement contre la manie de bien des gardes, qui consiste à donner au nouveau-né de l'eau sucrée, pure ou additionnée de lait, pour suppléer soi-disant à la sécrétion lactée qui n'est pas encore établie. Cette habitude n'a pas d'autre résultat que de diminuer l'instinct de la succion chez l'enfant. Celui-ci n'étant plus aiguil-

lonné par la faim, tette sans énergie et n'excite plus les seins d'une façon suffisante. Il en résulte que le sang n'afflue pas ou afflue peu dans les glandes mammaires, que la sécrétion lactée ne s'établit pas franchement et que la mère se trouve bientôt dans l'alternative de cesser de nourrir ou de s'aider du biberon.

D'autre part, il arrive souvent aux mères de croire que leur lait ne suffit pas aux besoins de l'enfant parce que, de temps en temps, il se met à crier alors qu'il vient de quitter le sein. Il arrive à tous les enfants de crier, mais les cris sont bien plus souvent la conséquence de quelques coliques ou d'un simple caprice, que la manifestation du sentiment de la faim (288). On commet donc une grosse faute, si, sans plus ample examen, on conseille à la mère de donner un biberon à son bébé pour calmer ses cris. Souvent le lait qu'on donne ainsi, n'étant pas de première qualité, digère difficilement et donne des coliques à l'enfant qui crie de plus en plus. Lorsqu'on le remet au sein, il est fatigué, il a moins d'appétit et tette avec moins de vigueur. Pour peu que ces phénomènes se répètent quelquefois, le lait de la mère diminue et finalement devient réellement insuffisant.

Eh bien, même dans ces conditions, si, reconnaissant la faute qu'elle a commise, la mère veut bien avoir de la fermeté, de la persévérance et ne plus donner que le sein, au risque de laisser l'enfant souffrir un peu de la faim pendant un ou deux jours, la sécrétion lactée peut se rétablir dans ses conditions normales. L'enfant ayant faim se mettra à teter avec énergie, excitera les seins et y fera affluer le sang nécessaire à la formation du lait; l'allaitement exclusif au sein redeviendra possible et cela au grand avantage de l'enfant, qui n'aura plus à courir les dangers d'un allaitement partiel ou complet au biberon (156).

Beaucoup de jeunes femmes compromettent encore l'allaitement par la fâcheuse tendance qu'elles ont de se lever trop tôt après l'accouchement. Un vieux préjugé fixe au neuvième jour des couches le moment où la femme peut se lever. Si quelques paysannes et quelques ouvrières vigoureuses peuvent se lever le neuvième jour sans compromettre leur santé, il n'en est malheureusement pas de même chez la plupart des dames de la bourgeoisie et encore moins chez les dames de la classe aristocratique de la société, habituées à une vie molle et oisive. Chez elles, la rétraction de l'utérus est beaucoup plus lente que chez les femmes du peuple. En règle, tant que la matrice reste volumineuse, tant que, par la palpation du bas-ventre le médecin peut en sentir le fond à travers les parois de l'abdomen, l'accouchée doit garder le repos au lit, sous peine de souffrir de tiraillements douloureux dans le bas-ventre ou de voir revenir les pertes sanguines. Or, ces accidents ont une influence fâcheuse très prononcée sur la sécrétion lactée. Le sang qui se porte du côté de la matrice cesse d'affluer dans les seins où sa présence serait nécessaire pour la formation du lait; la sécrétion laiteuse diminue et la mère qui, alors qu'elle était couchée, avait du lait, voit ce liquide peu à peu abandonner ses seins et son enfant crier la faim. Elle est du même coup obligée de se remettre au lit pour arrêter la perte sanguine et de s'aider du biberon pour suppléer son lait devenu insuffisant.

IV. *Technique de l'allaitement au sein.*

97. **Régime du nouveau-né.** — De toutes les questions relatives à l'hygiène de l'enfance, il n'en est pas de plus importante que celle du régime, car c'est la manière dont il est conduit, qui, dans la majorité des cas, décide si un enfant doit vivre ou mourir.

Or, il est à remarquer que dans presque toutes les classes de la société le régime des nouveau-nés est très mal compris. L'empressement que la plupart des mères mettent à donner des soupes et même des aliments solides à leur nourrisson est la cause principale de la mortalité considérable qui pèse sur l'enfance.

Un enfant nouveau-né, pour se bien porter, ne doit prendre que du lait; c'est là une vérité qui devrait être gravée dans l'esprit de toutes les mères. Et même, ce n'est pas tout de ne donner que du lait, il faut encore savoir le donner d'une manière convenable.

98. **La mère doit présenter le sein dès le premier jour qui suit l'accouchement.** — Lorsque la jeune mère est désireuse de nourrir, elle doit commencer l'allaitement le plus tôt possible, c'est-à-dire aussitôt qu'elle s'est un peu reposée de ses fatigues. Aussi, bien que le lait n'afflue avec une certaine abondance dans les mamelles que vers la fin du troisième jour qui suit l'accouchement, doit-elle *présenter le sein* à son nouveau-né *dès les deux ou trois premières heures qui suivent la délivrance.* Nous verrons que son intérêt particulier, aussi bien que celui de son enfant, réclament cette mesure. C'est un faute grave d'attendre la fièvre de lait, comme le conseillent la plupart des matrones.

De même que les petits des animaux s'attachent aux mamelles de leur mère aussitôt qu'ils sont nés, l'instinct de la succion se révèle chez les petits enfants aussitôt qu'ils sont au monde, et l'on n'a qu'à leur présenter le sein, pour les voir se mettre à teter avec vigueur et montrer par leur avidité le contentement qu'ils éprouvent. Mais, nous dira-t-on, il n'y a pas de lait dans les seins avant le quatrième jour, c'est-à-dire avant ce qu'on est convenu d'appeler la fièvre de lait ! A quoi sert donc d'engager l'enfant à faire des efforts de succion qui seront inutiles ? Partant de cette idée, beaucoup de mères et surtout de gardes, craignent que le nouveau-né, pendant ces premiers jours, souffre de la faim ; elles ont pitié de ce pauvre petit être et interprètent tous ses vagissements comme des cris de son estomac en détresse. Elles en donnent comme preuve, le contentement qu'il paraît éprouver, quand on lui donne à boire à la cuiller un peu d'eau sucrée ou de lait coupé.

Eh bien, il est faux, absolument faux que les mamelles ne sécrètent rien dans les trois premiers jours qui suivent l'accouchement ; elles contiennent, au contraire, un liquide spécial, nommé *colostrum* (61), beaucoup plus nourrissant que l'eau sucrée et qui, doué de propriétés laxatives, a le précieux avantage de débarrasser le nouveau-né de son méconium, c'est-à-dire des matières fécales qui se sont accumulées dans son intestin, alors qu'il était encore renfermé dans le sein de sa mère.

En donnant le sein dès le premier jour, il n'est donc plus besoin d'avoir recours aux sirops de chicorée ou de fleurs de pêcher, dont les matrones font si grand abus pour purger les enfants et dont l'administration n'est certainement pas toujours inoffensive. Quel aliment plus convenable peut-on donner au nouveau-né que celui que la nature a préparé exprès pour lui ?

D'ailleurs il est démontré que les enfants mis au sein dès le premier jour, ne crient presque pas, preuve que le liquide qu'ils trouvent dans les mamelles à cette époque, est assez abondant pour suffire à leurs besoins et à leur frêle organisation. L'expérience montre, en outre, que les efforts de succion exercés par l'enfant diminuent les chances d'hémorragie, favorisent la sécrétion et la montée du lait, facilitent dans la suite son écoulement et préviennent le gonflement immodéré des seins et les douleurs qui en sont si souvent la conséquence (94).

Du reste, n'est-ce donc rien que l'enfant humecte le mamelon, l'assouplisse, l'allonge, le façonne, pour ainsi dire, par les efforts qu'il fait pour teter, et qu'il s'habitue de bonne heure à le bien saisir, de manière à pouvoir tirer le lait d'une façon convenable aussitôt qu'il commencera à affluer abondamment dans les mamelles ?

Il est donc très important de mettre l'enfant au sein dès les premières heures qui suivent sa naissance. Attendre au quatrième jour que la montée du lait soit faite, c'est attendre que les seins se gonflent et deviennent durs, que le mamelon s'affaisse et ne fasse plus une saillie suffisante pour être saisi d'une manière convenable par les lèvres de l'enfant. Celui-ci, s'il voulait s'en donner la peine, réussirait peut-être bien à le prendre et à tirer le lait, mais, habitué depuis trois jours à ce qu'on le nourrisse à la cuiller et trouvant sans doute ce moyen très commode, il crie dès qu'on le met au sein, ou bien, il s'épuise en efforts inutiles pour tirer le lait; quelquefois même, il refuse obstinément le sein, comme s'il avait complètement perdu l'instinct de la succion. Pendant ce temps, les seins de la mère se gonflent de plus en plus (93), puis ils s'engorgent (94), se crevassent et deviennent douloureux (92); finalement, ils s'enflamment et des abcès surviennent, qui rendent décidément l'allaitement impossible (95).

En règle, il faut donc s'attacher dès le premier jour à faire prendre et bien prendre le mamelon, car si une succion effective n'est pas établie au moment où survient le gonflement des seins, elle sera presque forcément ajournée et ne pourra s'effectuer avec succès que si, par des moyens artificiels (94), on réussit à dégorger les seins.

99. Manière de s'y prendre pour donner le sein. — Il est certains artifices auxquels la mère doit savoir recourir pour faciliter à l'enfant la préhension du mamelon ou pour l'exciter à teter.

Elle doit introduire directement le bout du sein dans la bouche de l'enfant, car il pourrait le chercher longtemps sans succès; elle doit, en même temps, le faire saillir en avant, en appuyant sur le sein avec un ou deux doigts pour qu'il le prenne facilement. Pour rendre le mamelon plus souple, elle aura soin de l'humecter avec un peu de lait ou de salive et de déprimer, s'il y a lieu, avec un doigt, le point du sein qui correspond au nez de l'enfant, car s'il avait les narines bouchées, il serait obligé à chaque instant de lâcher le mamelon pour respirer.

Parfois, il est nécessaire de presser un peu le sein et de faire jaillir un peu de lait dans la bouche du nouveau-né pour l'engager à saisir le mamelon et à teter. D'autres fois, au contraire, l'enfant se jette sur le sein et le saisit avec tant de force, qu'il est nécessaire de modérer la sécrétion du lait pour lui épargner ces ingurgitations brusques qui amènent des accès de toux et quelquefois des vomissements. La mère y réussit généralement en exerçant une légère pression sur le sein. Il est même parfois utile de retirer de temps en temps le mamelon de la bouche de l'enfant, pour modérer son ardeur et éviter qu'il s'engoue. Si, malgré ces précautions, l'enfant se met à tousser, il faut le retirer du sein, lui incliner légèrement la tête sur le côté et le laisser tousser, en se gardant bien de lui donner des tapes dans le dos comme on a trop souvent l'habitude de le faire dans ces circonstances.

Beaucoup de nouveau-nés préfèrent un sein à l'autre. Cette particularité a souvent pour cause l'attitude que l'on donne à l'enfant et qui ne lui est pas également commode des deux côtés. Il suffit souvent pour faire cesser cette préférence, que la mère, lorsqu'elle doit présenter le sein habituellement refusé, place les jambes de son nourrisson sous son bras, au lieu de les tenir appuyées contre sa poitrine.

Il est de la plus haute importance, surtout dans les premiers jours qui suivent l'accouchement, que la mère soit à son aise pour donner le sein ; une fausse position, en la fatiguant, pourrait avoir un retentissement fâcheux sur sa santé. Tant qu'elle sera alitée, elle évitera la position assise, qui, en la courbant en deux, serait des plus fatigantes et l'exposerait à des accidents. Elle pourrait à la rigueur se soulever légèrement sur son séant, le dos et les reins bien appuyés sur un ou deux oreillers, mais, il vaut encore mieux qu'elle se couche sur le côté correspondant au sein qu'elle veut donner et place l'enfant le long de sa poitrine, de telle façon que la bouche soit bien en face du mamelon. C'est, en effet, la seule position que la mère puisse garder longtemps sans éprouver de fatigue.

Une fois que la mère pourra se lever, elle fera bien, pour donner à teter, de s'asseoir sur une chaise basse à dossier un peu renversé, et, si elle n'en a pas à sa disposition, d'appuyer les pieds sur un tabouret. Ses genoux lui serviront ainsi de point d'appui, pour supporter l'enfant à la hauteur convenable ; elle s'évitera ainsi de la fatigue. Il est également avantageux de desserrer et même d'ouvrir les langes de l'enfant pendant qu'il tette, de manière qu'il puisse remuer ses jambes en toute liberté. Outre que les mouvements qu'il exécute font voir tout le bien-être, toute la satisfaction qu'il éprouve, la constriction du ventre par les vêtements peut troubler sa digestion, au point de le forcer à rendre une partie du lait qu'il a bu.

100. **Danger des tetées trop fréquentes.** — La plupart des jeunes mères donnent à teter à leur enfant beaucoup trop souvent; beaucoup d'entre elles l'ont presque continuellement au sein, persuadées qu'elles sont que plus il prendra de nourriture, plus il sera prospère. Il y a là une grave erreur. Les enfants qui mangent beaucoup ou qui mangent à chaque instant ne deviennent jamais des enfants forts. La première condition pour qu'un aliment quelconque profite, est qu'il soit digéré, c'est-à-dire absorbé. Or, un enfant qui mange trop ne peut digérer comme il faut; une partie du lait qu'il prend passe dans l'estomac et dans les intestins sans être digéré, irrite ces organes, les enflamme, d'où résultent, comme conséquence, des coliques et de la diarrhée. *Plus l'enfant mange, plus il dépérit.*

Les résultats sont identiques lorsque l'enfant, sans manger trop, tette trop souvent. En lui faisant prendre du lait avant que le repas précédent soit complètement digéré, on trouble sa digestion, et, ce nouveau lait, loin de lui profiter, lui fait du mal; s'il a déjà des coliques et qu'il pleure, cette nouvelle quantité de lait dont on charge son estomac, augmente ses coliques et le fait pleurer davantage.

Là ne s'arrêtent pas les dangers des tetées trop fréquentes. Outre que la mère s'épuise inutilement, elle ne donne à son enfant qu'un lait clair et peu nutritif. Il ne faut pas oublier, en effet, que ce liquide pour acquérir toutes ses qualités, a besoin de subir dans les mamelles une certaine élaboration (66) et qu'en conséquence il est nécessaire qu'il y séjourne un certain temps. C'est ce qui explique pourquoi tant de jeunes femmes, remarquant que leur lait est clair et que leur enfant dépérit, se croient dans l'obligation de cesser l'allaitement, alors qu'elles auraient fait d'excellentes nourrices, si elles avaient voulu ne faire teter leur enfant qu'à des heures parfaitement réglées et séparées par des intervalles suffisants.

On ne saurait donc trop s'élever contre la funeste habitude qu'ont beaucoup de jeunes mères, de donner le sein à leur enfant chaque fois qu'il pleure, sans se préoccuper de la cause qui les fait pleurer. C'est une grande erreur, et une erreur des plus répandues, que de croire que les enfants ne crient que quand ils ont faim. Ils pleurent souvent parce qu'ils sont mouillés, parce qu'ils ont des angoisses, des coliques ou même par simple caprice et parce que cela leur fait plaisir de crier. Il y a donc, dans la plupart des cas, autre chose à faire que de leur mettre le sein dans la bouche pour les faire taire. Il faut les changer, calmer leurs souffrances, si c'est possible, ou chercher à les distraire. Beaucoup de mères croient calmer les coliques de leurs enfants en leur donnant le sein. Y a-t-il au monde une pratique plus absurde que celle-là? Aussi bien chercher à éteindre du feu en y ajoutant du charbon! Ces coliques ne sont-elles pas la conséquence d'une irritation de l'intestin et d'une mauvaise digestion? N'est-il pas évident que donner à teter dans ces conditions, c'est augmenter les désordres de l'estomac et des intestins et exposer l'enfant d'une manière presque certaine à de nouvelles crises de coliques? Laissez plutôt l'enfant faire un peu diète, débarrassez son intestin des matières non digérées qui l'encombrent, au moyen d'une cuillerée à café d'huile de ricin, et ne lui donnez plus le sein qu'à heures fixes et déterminées. Alors, et seulement alors, vous verrez les coliques cesser et l'enfant s'arrêter de pleurer. L'estomac a besoin de repos comme tout autre organe de l'économie. Comment peut-il en prendre, s'il est constamment chargé de lait?

En résumé, les mères ne doivent pas oublier que l'enfant, pour se bien porter, doit avoir un bon régime, c'est-à-dire ne teter qu'à des heures réglées, de façon à pouvoir digérer convenablement le lait qu'il prend et toujours trouver dans les seins un liquide convenablement élaboré. Sortir de ces conditions, c'est nuire au développement de l'enfant, le rendre malade, rachitique et lui donner, dès le début de sa vie, une de ces constitutions chétives qui, pour le présent et pour l'avenir, laissent la porte ouverte à tous les maux.

101. Règles relatives à la fréquence des tetées. — Les deux ou trois premiers jours qui suivent la naissance, il est souvent suffisant de mettre l'enfant au sein toutes les trois ou quatre heures, mais aussitôt que le lait afflue régulièrement dans les seins, on doit le faire teter un peu plus souvent. La règle est de lui donner le sein à intervalles réguliers, de deux heures au moins, *pendant le jour,* pour laisser à l'estomac le temps de digérer. On ne doit se permettre de rapprocher les intervalles que lorsque l'enfant est faible et ne prend que fort peu de lait à la fois; dans ce cas, on peut lui donner toutes les heures et demie, mais, sous aucun prétexte, il ne faut rapprocher davantage les tetées.

Tout en recommandant des heures à peu près fixes, le bon sens indique que si l'enfant dort d'un bon sommeil au moment où, d'après la règle, il devrait prendre le sein, il faut respecter le vieux dicton : *Qui dort dine,* et ne pas le réveiller. Il est cependant des cas où le sommeil, se prolongeant au delà de certaines limites doit être interrompu. Cela n'arrive presque jamais aux enfants forts qui puisent au sein une nourriture saine et abondante. Ceux-là, on peut les laisser dormir, car ils se réveillent presque toujours spontanément quand le besoin de teter se fait sentir. Il n'en est malheureusement pas de même chez les enfants naturellement faibles ou qui ne trouvent dans le sein de leur mère qu'une nourriture insuffisante, soit comme qualité, soit comme abondance. Ces enfants tombent très facilement dans un état de sommeil presque continuel, qu'il est d'une importance d'autant plus grande d'interrompre à heure fixes et assez rapprochées, qu'il est le signe d'une alimentation incomplète. On ne doit jamais laisser ces enfants dormir plus de trois heures de suite dans le jour, sous peine de les voir perdre de plus en plus leur énergie et tomber peu à peu dans un état prononcé d'affaiblissement et parfois même mourir d'inanition (87).

Mais laissons ces cas exceptionnels et revenons aux règles qui doivent guider l'allaitement dans les circonstances ordinaires. Lorsque l'enfant aura atteint l'âge de deux ou trois mois et qu'il prendra davantage de lait à la fois, on écartera encore un peu plus les repas et ne donnera à teter que toutes les deux heures et demie ou trois heures. Plus tard encore, à mesure que l'enfant avancera en âge, on augmentera graduellement la durée des intervalles entre les repas, de façon à arriver, vers le sixième ou septième mois, à ne plus donner à teter, pendant le jour, que toutes les trois ou quatre heures.

102. Règles relatives aux tetées pendant la nuit. — Cette distribution des tetées, telle que nous venons de l'exposer pour les différents âges du nouveau-né, doit subir quelques modifications dans la nuit. Il faut habituer de bonne heure l'enfant à prendre le sein moins souvent la nuit que le jour; c'est aussi nécessaire pour la mère, qui a besoin de repos après les fatigues de la journée (108), que pour l'enfant, qui trouvera dans ce sommeil un peu prolongé des conditions très avantageuses à sa prospérité.

Dès les premiers jours qui suivront la naissance de l'enfant, la mère ne donnera à teter que trois fois de dix heures du soir à cinq ou six heures du matin; au bout d'un mois, elle devra supprimer la tetée du milieu de la nuit et ne plus donner le sein que vers onze heures du soir et à quatre ou cinq heures du matin. Plus tard encore, vers six ou sept mois, l'enfant ne devra plus teter du tout la nuit. S'il se réveille et se met à crier, la mère doit chercher à l'apaiser et à l'endormir, en le caressant; si cela ne suffit pas, elle doit, après s'être assurée qu'il ne souffre d'aucun mal, s'armer de tout son courage et le laisser crier. Les deux ou trois premières nuits seront peut-être un peu pénibles, mais les enfants prennent si vite les habitudes qu'on veut leur donner, qu'il s'accoutumera bientôt à se rendormir sans rien prendre et sans crier et à ne plus se réveiller qu'à l'heure que sa mère lui aura assignée pour son repas du matin.

Certaines mères, pour déshabituer leurs enfants du sein la nuit, leur donnent du lait coupé ou de l'eau sucrée. Cette manière de faire, qui trouble le sommeil de la femme et celui de son nouveau-né, est essentiellement mauvaise. Lorsqu'on agit ainsi, on voit les enfants conserver l'habitude de boire plusieurs fois la nuit jusqu'à six ou sept ans et même plus.

Telle est la conduite à tenir au point de vue de la règlementation des tetées, pendant la nuit ; et qu'on ne croie pas que ce soit une chose difficile en pratique ; avec un peu de volonté, on y arrive sans peine et rapidement. Non seulement l'enfant s'en porte beaucoup mieux, mais habitué à teter à heures fixes, il pleure beaucoup moins souvent et est beaucoup moins pénible à élever. Si la mère, au contraire, n'a pas l'énergie nécessaire pour résister aux caprices de son enfant, loin d'être son maître, elle est son esclave ; elle se fatigue inutilement auprès de lui, et se voit quelquefois forcée d'interrompre l'allaitement pour cause d'épuisement.

103. **Avantages qu'il y a à donner les deux seins à chaque tetée.** — Beaucoup de mères et de nourrices, lorsqu'il est l'heure d'allaiter, ne donnent qu'un sein et réservent l'autre pour la tetée suivante. Cette pratique est mauvaise, parce qu'il est rare que l'enfant trouve dans un seul sein une nourriture suffisante. Il en résulte que, n'étant pas rassasié, il ne s'endort qu'à moitié et ne tarde pas à crier, parce qu'il a faim. Du reste, les glandes mammaires ne se prêtent guère à cette alternance. Comme le lait les remplit ordinairement en même temps, il vaut mieux que l'enfant les

vide à la même heure, ne serait-ce qu'incomplètement, plutôt que d'en fatiguer une à l'excès, en laissant l'autre distendue par le lait. Il faut donc dans une même tetée donner les deux seins. La succion sera moins douloureuse pour la mère et plus facile pour l'enfant. Celui-ci habitué de bonne heure à teter chaque fois les deux côtés, ne prendra pas aussi volontiers la mauvaise habitude d'avoir des préférences pour un sein et de refuser l'autre. En tout cas, lorsqu'un enfant manifeste des tendances à ne vouloir teter que d'un côté, il est sage de lui présenter en premier lieu le sein qui paraît le moins lui convenir. La faim lui fera surmonter sa répugnance et, après quelques hésitations, il prendra ce sein que, selon toutes probabilités, il aurait refusé, s'il lui eût été présenté le dernier. Ce conseil a de l'importance, car il arrive fréquemment aux mères, qui cèdent sur ce point et laissent leur enfant faire selon son caprice, de payer leur faiblesse de caractère d'un engorgement du sein et quelquefois même d'un ou plusieurs abcès.

Les premières semaines une fois passées, il est rare qu'on ait à soutenir des luttes de cette nature, car, généralement, les enfants se jettent avec avidité sur le sein qui leur est présenté. Quelques-uns même, tettent avec tant d'ardeur et avalent d'une manière si précipitée, qu'il peut devenir nécessaire de leur retirer de temps en temps le mamelon des lèvres pour empêcher le lait d'arriver avec trop d'abondance dans la gorge et provoquer des accès de toux très pénibles. Généralement ces circonstances indiquent un lait qui coule avec abondance et facilité; aussi se montrent-elles avec des enfants prospères.

104. **Vomissements après la tetée.** — Il arrive fréquemment aux enfants, — et particulièrement aux

enfants gloutons, — de vomir un peu de lait immédiatement après avoir teté. Cet acte s'opère sans le moindre effort; aussi s'agit-il bien plus d'une régurgitation que d'un véritable vomissement, car le lait rendu n'est le plus souvent que l'excédent de la quantité que peut contenir l'estomac. Cet organe, en se débarrassant ainsi de son trop-plein, se place dans des conditions avantageuses pour mener à bien la digestion de la partie qui reste. Il n'y a donc pas, généralement, grand inconvénient à ce que l'enfant prenne à chaque tetée un peu plus de lait que ce qui lui est absolument nécessaire. Il est même, dans les campagnes, un proverbe qui dit : *Enfant vomissant, enfant bien venant.* C'est vrai dans bien des cas, mais il arrive cependant quelquefois que l'estomac rejette non le superflu, mais la totalité du lait ingéré. Il s'agit alors d'une véritable indigestion qui, si elle se renouvelle fréquemment, peut provoquer une diarrhée continue et un dépérissement progressif de l'enfant. Pour prévenir le retour de ces accidents, il suffit le plus souvent de modérer la voracité de l'enfant et de diminuer le nombre des tetées.

105. **Temps qu'un enfant doit rester au sein et quantité de lait qu'il peut absorber.** — Il est assez difficile de déterminer la quantité de lait qu'on doit laisser prendre au nouveau-né chaque fois qu'il tette, et combien de temps il est bon de le laisser au sein. Cela varie évidemment suivant l'âge de l'enfant, suivant l'abondance du lait et la facilité avec laquelle il coule. Tant que l'enfant va bien, il faut, à moins de circonstances exceptionnelles, le laisser au sein jusqu'à ce qu'il soit pleinement satisfait. Il se retire alors de lui-même, il sourit et s'amuse au lieu de continuer la succion.

Il est des enfants qui prennent jusqu'à 200 grammes de lait à chaque tetée et qui en absorbent par conséquent de 1000 à 1200 grammes par jour. On peut dire qu'un enfant bien portant doit prendre au moins 80 grammes de lait chaque fois qu'il tette, sinon il y a lieu de s'inquiéter et de rechercher la cause de ce défaut d'appétit.

Il y aurait lieu de parler ici de l'importance qu'il y a à peser les enfants tous les huit ou quinze jours pour s'assurer par leur augmentation de poids que leur nutrition est suffisante; mais comme nous entrerons plus loin (175, 178) dans tous les détails que comporte cette question, nous ne pouvons mieux faire que d'y renvoyer le lecteur. Qu'il nous suffise de dire, que toutes les fois que le poids de l'enfant reste stationnaire ou suit une marche rétrograde, il y a lieu d'en rechercher la cause, soit dans le lait de la mère ou de la nourrice qui peut se trouver insuffisant, comme qualité ou comme quantité, soit dans un état maladif du nourrisson.

106. **Dangers des bouillies et des soupes dans l'alimentation des nouveau-nés.** — Presque toutes les femmes, même celles qui paraissent délicates, sont capables de nourrir au moins quelques mois, si elles veulent le faire d'une manière raisonnable et intelligente, c'est-à-dire si elles veulent bien s'astreindre à une hygiène convenable (108-113) et suivre les principes que nous avons énoncés plus haut relativement aux intervalles à mettre entre chaque tetée (101, 102). Tout le secret d'un allaitement inoffensif est là. Si beaucoup de jeunes femmes voient leurs forces s'épuiser et leur lait se tarir rapidement, c'est qu'elles donnent le sein à leur nourrisson à chaque instant et ne se ménagent ni le jour ni la nuit.

Aussi sont-elles souvent tentées de suppléer de bonne heure à l'insuffisance de leur lait par des petites soupes ou des bouillies. On ne saurait trop s'élever contre cette pratique. Tous les médecins sont d'accord pour déclarer que toute autre alimentation que le lait est mauvaise dans les premiers mois ; tous ont vu les bouillies, les soupes et les panades déterminer des accidents graves. lorsqu'elles sont données dès les premiers mois. Ce régime est cependant en grand honneur chez les femmes de la campagne, persuadées qu'elles sont que ces aliments calment les coliques auxquelles les enfants nouveau-nés sont sujets. Il y a peut-être bien quelque chose de vrai dans cette croyance, mais, en tout cas, l'interprétation du phénomème est mauvaise. Si la bouillie semble parfois calmer les coliques ou rend, au moins momentanément, un peu de tranquillité à l'enfant, c'est en le jetant dans une sorte d'engourdissement, résultat d'une digestion lente et difficile. Au bout de peu de temps, les coliques reviennent plus vives qu'auparavant. Il est avéré que tous les enfants, soumis trop tôt au régime des bouillies ou des panades ont constamment le dévoiement, des selles vertes et sont très sujets aux convulsions ; ils ne peuvent jamais compter sur un jour de bonne santé. Mais, nous dira-t-on, on voit des enfants vivre et grandir avec ce régime-là ! Quelle singulière façon de raisonner ! Il est évident que si ce régime tuait tous les enfants qui y sont soumis, il n'y aurait pas beaucoup de mérite à en signaler les dangers. Ceux qui le supportent tant bien que mal, ne doivent pas nous faire oublier ceux qui succombent et qui ne sont plus là pour protester contre la bouillie prématurée. Du reste, ceux qui survivent à ce régime ne sont pas d'habitude d'un aspect bien réjouissant, avec leur grosse tête, leur face bouffie et leur ventre énorme. La vérité est qu'il y a danger réel à donner trop tôt des panades ou des soupes aux petits enfants. C'est une ineptie de croire qu'il suffit qu'un aliment soit réduit en bouillie pour être de facile digestion. Les petits enfants ne peuvent pas digérer convenablement les aliments farineux, tant qu'ils n'ont pas des dents, parce que leur salive est incapable de convertir l'amidon en glycose. Or, tous les aliments farineux, tels que l'arrow-root, le sagou, le pain, la semoule, la farine d'orge, la farine de riz, etc., contiennent de l'amidon.

107. **Pendant combien de temps l'enfant doit-il être nourri exclusivement au sein ?** — Aucun aliment n'est aussi bien adapté à la faiblesse des organes digestifs du nouveau-né que le lait, car ce liquide ne demande de la part de l'estomac et des intestins ni force ni travail, pour être élaboré. Aucun aliment ne développe, au même degré, les muscles et les os et ce magnifique potelé qu'on aime à voir chez les enfants ; aucun aliment ne leur convient mieux pour leur permettre de percer leurs dents avec facilité, leur donner une constitution saine, les rendre aptes à résister aux maladies et leur préparer une longue existence. Aussi toute mère doit-elle allaiter son enfant exclusivement au sein, aussi longtemps qu'elle a suffisamment de lait pour suffire à ses besoins. Elle doit le faire, si possible, pendant neuf ou dix mois, temps au bout duquel l'enfant a généralement percé ses premières dents. C'est pour nous un minimum, car nous pensons, même, qu'il y a avantage pour lui, à ne recevoir que du lait pendant plus longtemps encore. Les enfants qui sont exclusivement nourris au sein pendant douze à quinze mois et même plus, sont presque toujours forts et

robustes, marchent de bonne heure et font honneur à leurs parents. Du reste, il est à remarquer que les enfants, tant qu'ils trouvent dans les seins du lait en suffisante quantité pour leurs besoins, refusent avec opiniâtreté toute autre espèce d'alimentation. Eh bien, il n'y a que désavantage à les contrarier dans leur goût.

Nous admettons cependant une exception à cette règle. Il est, en effet, des mères bien portantes au début de l'allaitement, dont les forces diminuent rapidement au bout de quelques mois. Cet état s'observe surtout chez les femmes dont le lait paraît très abondant, parce qu'il coule facilement et mouille constamment les linges dont elles recouvrent leurs seins, mais il peut se rencontrer aussi chez celles qui ne perdent pas leur lait. Ces femmes se plaignent généralement de douleurs d'estomac, de tiraillements dans la poitrine et dans le dos, puis bientôt elles perdent leur appétit, s'affaiblissent, maigrissent de plus en plus, et cela parfois sans que leur enfant cesse de prospérer. Ces mères, qui ne sont bonnes nourrices qu'à leur détriment, doivent au plus vite cesser l'allaitement, sous peine de voir les phénomènes de consomption prendre un plus grand développement et mettre leurs jours en danger. Elles ne doivent pas se laisser entraîner par ce qu'on peut appeler la *vanité maternelle*, et vouloir continuer de nourrir à tout prix. Dans de telles circonstances, elles doivent se rappeler que leur premier devoir n'est pas d'allaiter leurs enfants, mais de se conserver pour eux.

V. *Hygiène de la mère qui allaite.*

108. **Sommeil.** — Certaines mères, trop zélées,

redoutent les cris de leur enfant et lui présentent le sein chaque fois qu'il s'éveille. C'est une très mauvaise habitude. Une mère qui allaite doit éloigner le plus possible les tetées pendant la nuit et tâcher d'avoir au moins six à sept heures de sommeil ininterrompu (102). Le sommeil, un sommeil calme, profond et suffisamment prolongé, est en effet nécessaire à la réparation des forces. Les mères qui ne dorment pas ou qui dorment mal s'affaiblissent, diminuent leur lait et se voient parfois obligées de renoncer au doux bonheur d'allaiter elles-mêmes leur enfant. Pour leur éviter de pareilles déceptions, nous leur conseillons généralement de dormir de onze heures du soir ou minuit jusqu'à six ou sept heures du matin. Pour cela, il suffit qu'elles donnent une dernière tetée avant de se coucher et recommencent le matin de bonne heure, de façon à pouvoir, si elles en sentent le besoin, prendre encore un supplément de deux ou trois heures de sommeil. Les enfants ne souffrent nullement de cette manière de faire et s'habituent facilement à dormir d'un seul trait la plus grande partie de la nuit. Il suffit, pour y réussir, d'avoir un peu de bonne volonté et de fermeté de caractère. Le sommeil est si nécessaire aux femmes qui nourrissent, que nous sommes même d'avis, toutes les fois que la chose est possible, de ne pas faire coucher l'enfant dans la chambre de sa mère, mais de le confier, pendant la nuit, à une personne intelligente et dévouée, chargée de ne le lui apporter qu'à l'heure où il doit prendre le sein. Il arrive, en effet, assez souvent que la mère, réveillée par le moindre cri ou le moindre mouvement de son nourrisson, ou même préoccupée de ce qui pourrait lui arriver, ne dort pas ou dort mal, et se lève le matin presque aussi fatiguée qu'en se couchant.

109. **Régime.** — Une autre prescription hygiénique des plus importantes pour les mères qui veulent allaiter, sans exposer leur santé, c'est de se bien nourrir. Une femme mal nourrie ne peut faire qu'une mauvaise nourrice. Nous ne voulons pas dire par là qu'une femme qui allaite doive faire des repas somptueux et se charger l'estomac d'une grande quantité d'aliments. Ce que nous entendons, c'est que la mère prenne des aliments sains, reconstituants et de facile digestion, en quantité suffisante pour s'entretenir elle-même et transmettre à son enfant, par l'intermédiaire de son lait, les principes nécessaires à son accroissement.

Une mère qui allaite ne doit donc pas manger beaucoup, comme bien des personnes le croient; elle doit manger bien, tout en restant dans les limites de son appétit. Si elle mange beaucoup, et surtout si elle mange trop, elle risque de surcharger son estomac et ses intestins, tomber malade et nuire aux qualités de son lait.

A. ALIMENTS. — Les repas doivent être plutôt fréquents que copieux; ils doivent se composer d'aliments simples, nourrissants et variés. On y fera entrer avec avantage les bouillons de bœuf, les viandes blanches et noires, rôties ou grillées, la plupart des légumes, le lait, le chocolat, etc. Les soupes préparées avec les différentes fécules sont très avantageuses et passent pour favoriser la sécrétion laiteuse. Par contre, la mère qui allaite doit éviter les ragoûts fortement épicés, les viandes faisandées, le gibier, ou tous autres aliments qui, trop excitants ou trop échauffants, peuvent retentir sur la composition du lait et indisposer l'enfant. Beaucoup de personnes pensent qu'une mère qui allaite n'a rien à changer à son régime ordinaire. Cela est vrai si ce régime est simple et ne donne pas trop de place aux mets recherchés ou à certaines substances réputées indigestes. Il est à remarquer que certaines mères peuvent suivre leur régime habituel et manger de tout, sans que jamais leur nourrisson paraisse en être incommodé, tandis que d'autres sont obligées d'éviter avec soin tel ou tel aliment, si elles ne veulent pas que leur enfant soit pris de coliques, de diarrhée ou de vomissements. C'est ainsi que nombre de mamans n'osent manger des épinards, des choux, des fruits, de la salade, des crudités ou certaines graines flatulentes, telles que les fèves et les haricots. Cette crainte est souvent exagérée, et il n'y a lieu pour la mère d'éliminer l'une ou l'autre de ces substances de son alimentation, que lorsque son expérience lui a démontré, à plusieurs reprises différentes, qu'elles ont pour conséquence d'indisposer l'enfant.

Il est cependant quelques circonstances dans lesquelles une mère qui allaite doit savoir modifier son régime. Elle doit, en particulier, régler son alimentation, de façon que les évacuations de son enfant soient régulières et faciles. S'il est constipé, elle doit se soumettre à un régime rafraîchissant; s'il a, au contraire, une tendance à la diarrhée, elle doit augmenter sa ration de viande quotidienne, de façon à ramener l'équilibre dans les fonctions de son nourrisson.

La constipation de l'enfant est fréquemment une conséquence de la constipation de la mère, d'où il résulte que la mère doit constamment veiller à ses propres fonctions, si elle veut que son enfant se porte bien. Si elle a de la tendance à la constipation, elle doit chercher à modifier cet état par tous les moyens possibles. Elle prendra de l'exercice au grand air tous les jours, et, pour ne pas rester inactive, vaquera chez elle à ses occupations de ménage. Un grand verre d'eau froide, pris le matin à jeun, agit souvent d'une manière très efficace pour combattre la constipation. Si cela ne suffit pas à rétablir les fonctions intestinales d'une manière suffisante, la mère modifiera son régime de la manière suivante : Elle mangera du pain de seigle au lieu de pain blanc ; elle prendra du miel à son premier déjeuner ; elle mangera à ses repas plus de légume que de viande et fera entrer dans son régime des soupes au gruau et des fruits cuits, additionnés de cassonade. Un lavement d'eau tiède pourra être utile de temps en temps. Il est rare qu'avec cet ensemble de moyens, la constipation ne cède pas. Si cependant c'était le cas, la mère ne devrait pas craindre de prendre une légère purgation. Ce moyen, en effet, lorsqu'il n'est pas employé trop souvent, n'a aucun inconvénient pour la santé des nourrices et n'entraîne aucune diminution de leur lait. L'huile de ricin est généralement le purgatif qui convient le mieux.

L'huile de foie de morue est souvent utile aux mères nourrices dont le lait menace de disparaître.

B. Boissons. — La mère prendra à ses repas la boisson à laquelle elle est habituée, mais ne boira jamais ni vin pur, ni liqueurs excitantes. Beaucoup de personnes, dans le but d'augmenter leur lait, remplacent aux repas le vin par la bière. Nous ne nous opposons nullement à cette modification dans le régime, car elle n'a le plus souvent que des avantages au point de vue de la mère et de l'enfant.

Il est à remarquer que les mères qui allaitent sont généralement très altérées, ce qui se comprend aisément quand on songe à la quantité d'eau qu'elles éliminent sous forme de lait. Beaucoup d'entre elles, si elles s'écoutaient, boiraient à tout instant de la journée. Or, on a remarqué que les nourrices qui prennent en trop grande quantité du vin ou tout autre liquide alcoolique ont souvent un lait très excitant, susceptible de produire chez le nourrisson de l'agitation, de l'insomnie, et quelquefois même des convulsions. La même remarque a été faite à l'occasion du café noir. Pour éviter ces inconvénients, nous conseillons aux mères nourrices qui ont soif entre les repas, de prendre de l'eau d'orge, du thé faible, chaud ou froid, ou mieux encore, du lait coupé d'eau simple ou d'eau d'orge.

110. **Promenades. Exercice. Occupations.** — Un air pur, une habitation salubre, un milieu paisible conviennent à tous égards à la mère qui nourrit; aussi, si elle le peut, doit-elle vivre à la campagne. Si elle est obligée d'habiter la ville, elle doit sortir chaque fois que le temps le permet, car rien n'est plus favorable à la sécrétion du lait que l'exercice. C'est pour la même raison qu'une mère qui allaite doit vaquer aux occupations de son ménage et ne pas rester confinée à la maison à ne rien faire. Il est à remarquer que les femmes qui font les meilleures nourrices sont généralement celles qui travaillent du matin au soir, qui n'ont pas le temps d'écouter leurs nerfs ou de se plaindre de leurs petites incommodités réelles ou imaginaires. C'est pour cela que les femmes d'ouvriers ont, en général, beaucoup de lait, tandis que les dames gâtées de la fortune, qui n'ont à penser qu'à leurs plaisirs, n'en ont souvent que fort peu et quelquefois même pas du tout.

Il va cependant sans dire qu'une mère qui allaite

doit éviter les courses trop longues, les travaux trop pénibles ou les veilles prolongées, qui, par la fatigue exagérée qu'elles entraîneraient, seraient nuisibles à leur santé.

111. Vêtements. — La mère qui allaite son enfant doit éviter de se serrer la taille; elle doit porter un corset à larges goussets, qui soutienne les seins sans les comprimer. Cette précaution est surtout utile lorsqu'ils sont très développés; l'oubli de cette mesure peut les rendre douloureux et favoriser leur engorgement.

Une mère qui nourrit doit se tenir au chaud; elle doit surtout préserver avec soin les seins du contact de l'air, car ils sont extrêmement sensibles au froid. Aussi doit-elle éviter de donner à teter à son enfant dans un jardin froid et humide; il en pourrait résulter un engorgement laiteux et des abcès des seins. La poitrine doit être constamment couverte d'un linge doux, plié en plusieurs doubles, qu'on change toutes les fois qu'il est humide. Cette précaution est surtout utile chez certaines mères nourrices dont le lait est si abondant, qu'il s'écoule des seins entre les tetées et mouille continuellement les linges dont on les recouvre. Pour éviter ces inconvénients, quelques dames placent le bout de leurs seins dans le goulot d'une petite fiole très aplatie, fabriquée exprès pour cet usage, et dans laquelle le lait se collecte à mesure qu'il s'écoule. Ce petit instrument, connu sous le nom de *garde-lait*, est maintenu en place par les vêtements.

112. Soins de propreté. — Les *bains tièdes* que quelques personnes interdisent aux mères qui allaitent sont nécessaires pour entretenir la propreté du corps; ils ne peuvent faire aucun mal lorsqu'ils ne sont pas prolongés au point d'affaiblir la femme. Les bains froids, par contre, doivent être soigneusement évités.

113. **Impressions morales**. — Une mère qui allaite doit avoir une vie calme et bien réglée; elle doit autant que possible éloigner de son esprit les idées tristes et les impressions morales vives. Une mère qui se met en émoi au moindre cri de son enfant, qui craint constamment de ne point faire ce qu'il faut, qui ne peut, sans être toute bouleversée, lui voir un peu de fièvre, ne peut être qu'une mauvaise nourrice.

Il est bien rare d'élever un enfant sans qu'il ait de temps à autre quelque dérangement dans sa santé, et parfois même quelque maladie grave. Or, c'est précisément dans ces circonstances qu'il a besoin des soins les plus réfléchis et du lait le plus pur; il ne le trouvera pas dans le sein de sa mère, si celle-ci ne sait pas rester calme et maîtriser son émotion. C'est pour cette raison que les personnes nerveuses, impressionnables, font de moins bonnes nourrices que celles qui, en toute circonstance, savent garder leur calme et leur sang-froid (69).

ARTICLE II

ALLAITEMENT MOITIÉ AU SEIN ET MOITIÉ AU BIBERON OU ALLAITEMENT MIXTE

114. **Conditions dans lesquelles l'allaitement mixte peut être conseillé.** — L'*allaitement mixte* est le mode d'allaitement qui consiste à donner à l'enfant concurremment le sein de sa mère et du lait de vache.

Ce système qui, suivant les circonstances, est employé dès le début de la nourriture, ou seulement dès le deuxième, le troisième ou le quatrième mois, trouve des applications légitimes dans des cas divers. C'est ainsi qu'on peut recommander l'*allaitement mixte* toutes les fois que la mère, désireuse de nourrir, n'a pas un lait assez abondant ou assez substantiel pour suffire entièrement aux besoins de son enfant. On peut le recommander aussi, lorsque la faiblesse de constitution de la mère fait craindre qu'un allaitement complet et prolongé ne compromette sa santé.

Une autre circonstance dans laquelle l'*allaitement mixte* trouve son application, c'est lorsque la femme, ayant mis au monde deux jumeaux, est trop pauvre pour prendre une nourrice ou trop bonne mère pour s'habituer à l'idée de ne nourrir de son lait qu'un de ses enfants, tandis que l'autre, qui a les mêmes droits au sein maternel, serait remis entre les mains d'une nourrice étrangère. Cette mère, si elle veut, par un sentiment de justice bien naturel, nourrir ses deux enfants de son propre lait, sera presque toujours forcée, à moins de s'épuiser, de leur donner de temps en temps un peu de lait de vache.

L'allaitement mixte permet encore à l'ouvrière, éloignée de chez elle une grande partie de la journée, de remplir le plus beau de ses devoirs, celui de la mère de famille; il lui suffit pour cela de faire donner le biberon à son enfant pendant son absence et de réserver l'allaitement au sein pour les moments où elle est à la maison. Disons en passant que c'est pour l'application de ce système qu'ont été créés, dans presque toutes les villes de quelque importance, des établissements connus sous le nom de *crèches*, où toute mère qui travaille dans un atelier a la facilité de porter son enfant le matin en allant à son ouvrage et de le reprendre le soir en rentrant à la maison. A la crèche, l'enfant reçoit du lait de vache, à moins que la mère ne puisse venir de temps en temps lui donner à teter.

On peut enfin conseiller l'allaitement mixte aux jeunes mères, — malheureusement trop nombreuses, — qui n'ont pas un grand désir d'allaiter leurs enfants ou qui craignent les fatigues ou les embarras que ce devoir leur imposerait si elles s'y vouaient corps et âme. Exiger d'elles une abnégation complète, qui n'est pas dans leur cœur, serait aller au-devant d'un échec. Aussi vaut-il souvent mieux ne pas leur demander d'allaiter complètement, ce dont elles s'acquitteraient probablement d'une façon très médiocre, et leur laisser la faculté de remplacer quelques tetées par le biberon. Ce régime sera toujours plus profitable à l'enfant que l'allaitement artificiel complet.

115. **Pratique de l'allaitement mixte.** — Il est plusieurs manières de pratiquer l'allaitement mixte. Beaucoup de femmes du monde ont l'habitude de ne pas donner le sein la nuit, de façon à ne pas se fatiguer et à prendre le repos qui leur paraît nécessaire. Elles confient alors leur enfant à une personne soigneuse, qui lui donne une ou deux fois du lait coupé. Il n'y a pas grand inconvénient à agir ainsi, si la mère ne reste pas plus de six ou sept heures sans donner le sein et si elle a soin, par exemple, de faire teter son enfant vers onze heures du soir ou minuit et de bonne heure le lendemain matin. Il faut se rappeler, en effet, que la sécrétion lactée ne s'entretient qu'à la condition que les mamelles ne soient pas vidées à intervalles trop éloignés (67). Ne donner le jour que le sein et la nuit que le biberon est un mauvais système, car il expose la femme qui nourrit à perdre rapidement son

lait. Il vaut donc mieux, lorsque la mère est forcée d'avoir recours à l'allaitement mixte, qu'elle donne régulièrement et alternativement une tetée au sein et une tetée au biberon. Si elle s'arrange de façon à donner une dernière fois le sein immédiatement avant de se coucher, elle pourra dormir d'un seul trait six ou sept heures et prendre ainsi le repos qui lui est nécessaire, sans courir le risque de voir diminuer son lait.

On ne peut pas établir de règle sur l'époque à laquelle il convient de commencer l'allaitement mixte. Telle femme sera forcée d'y avoir recours de suite après son accouchement, telle autre pourra nourrir exclusivement au sein pendant quelques mois et ne commencer l'allaitement mixte que lorsqu'elle sera fatiguée ou n'aura plus assez de lait pour satisfaire complètement l'appétit de son enfant. Le lait doit être donné par l'intermédiaire d'un biberon et chauffé au bain-marie (153), à moins qu'on puisse le servir chaud de sa chaleur naturelle, au moment de la traite, ce qui le rend presque semblable à celui que l'enfant puise au sein maternel. Tout autre aliment que le lait (bouillies, panades, petites soupes, etc.) ne convient nullement, tant que l'enfant n'a pas au moins neuf mois (106). Ce lait doit être coupé, suivant l'âge de l'enfant, d'un tiers ou d'un quart d'eau et additionné d'un peu de sucre ordinaire ou de sucre de lait, pour le rendre plus analogue au lait de la mère (152). Il ne doit être donné pur que lorsque l'enfant a au moins cinq ou six mois.

Quant au choix du biberon et aux mille précautions que ce petit instrument entraîne avec lui, nous renvoyons la lectrice à l'article qui traite de l'allaitement artificiel (144, 145). Elle trouvera là tous les détails qui concernent ce sujet.

116. Valeur de l'allaitement mixte. — En résumé, l'allaitement mixte peut donner d'excellents résultats, surtout à la campagne où l'on a toujours la possibilité de se procurer du bon lait, et c'est une grande erreur de croire, comme le font beaucoup de personnes, qu'il y a danger à nourrir un enfant simultanément avec du lait de femme et du lait d'animal ; cette prétendue lutte ou cet antagonisme des deux laits n'a jamais été prouvé par l'expérience et n'existe que dans l'imagination de ceux qui dénigrent ce mode d'allaitement.

Il est évident cependant que l'allaitement mixte est inférieur à l'allaitement total au sein ; aussi ne doit-il être permis qu'à la mère qui, désireuse de nourrir, n'a cependant pas assez de lait pour satisfaire complètement les besoins de son enfant. C'est dire qu'il doit être absolument interdit à une nourrice mercenaire, puisqu'elle est payée pour fournir au nourrisson tout le lait qui lui est nécessaire. Si elle ne peut pas remplir cette condition fondamentale, elle doit céder sa place à une autre (133).

En tout cas, l'allaitement mixte, intelligemment employé par la mère et continué jusqu'à l'âge de dix à douze mois, est certainement préférable à l'allaitement au biberon seul. Nous pouvons même dire que l'allaitement mixte présente de nombreux avantages sur la méthode qui consiste à éloigner l'enfant de ses parents pour le mettre en nourrice à la campagne. Aussi regrettons-nous de ne pas le voir plus généralement adopté ; il permettrait à un grand nombre de jeunes mères dont la santé est délicate, d'écouter la voix de leur cœur qui leur dit d'allaiter elles-mêmes leurs enfants.

Il est presque inutile d'ajouter que la mère qui n'a pas assez de lait pour nourrir, même partiellement, son enfant, doit renoncer complètement à l'allaitement,

En effet, si elle ne le met au sein que pour la forme et si, aussitôt après cette tetée trompeuse, elle est obligée de lui donner un biberon entier, ce mode d'alimentation n'a de l'allaitement mixte que le nom et expose le nouveau-né aux mêmes dangers que l'allaitement artificiel exclusif (156).

ARTICLE III

ALLAITEMEMT MERCENAIRE OU ALLAITEMENT PAR UNE NOURRICE

> A mérite égal et même inférieur, la mère vaut mieux pour nourrir son enfant qu'une femme étrangère. DONNÉ.

117. **Des cas dans lesquels l'allaitement mercenaire doit être conseillé**. — Quelque chaud partisan que nous soyons de l'allaitement maternel, nous sommes cependant forcé de reconnaître qu'il est parfois des circonstances impérieuses qui s'opposent à ce que la mère allaite elle-même son enfant. A côté des femmes chez qui la nature semble avoir laissé son œuvre incomplète et qui, propres à devenir mères, se trouvent après l'accouchement dans l'impossibilité de nourrir leur nouveau-né, parce qu'elles n'ont pas de lait ou que leurs mamelons sont trop courts, il en est d'autres qui, malgré une sécrétion laiteuse suffisamment abondante, sont obligées de renoncer aux douces joies de l'allaitement, sous peine de compromettre définitivement une santé déjà affaiblie par un vice de constitution ou une maladie chronique. Tel est le cas pour toute mère atteinte, et même seulement menacée,

de maladie de poitrine (phtisie pulmonaire), de cancer, de scrofule, d'épilepsie ou de toute autre affection susceptible de s'aggraver ou de se transmettre par l'allaitement. Dans ce cas, ne pas nourrir devient un devoir et le médecin doit le faire comprendre à la mère, si celle-ci ne paraît pas s'y résigner volontiers.

Certaines positions sociales, certaines conditions de logement essentiellement antihygiéniques peuvent aussi rendre l'allaitement maternel difficile ou dangereux. Il est enfin des femmes qui ne peuvent continuer l'allaitement qu'elles ont commencé, parce qu'elles sont épuisées ou que leur lait, trop rare ou trop pauvre, ne peut plus suffire à l'entretien du nourrisson (107).

Dans ces diverses circonstances, par quoi remplacera-t-on le sein maternel? Donnera-t-on des petites soupes, des bouillies? Nous avons déjà dit que ce mode d'alimentation institué trop prématurément est on ne peut plus funeste à la santé des enfants et qu'on ne peut y avoir recours sans danger qu'à partir de leur huitième ou de leur neuvième mois (106).

Il ne reste donc à choisir qu'entre l'allaitement au biberon, l'allaitement au pis d'un animal, ou l'allaitement par une nourrice. Ce dernier mode étant celui qui se rapproche le plus de l'allaitement maternel, doit être préféré chaque fois que c'est possible.

Parlons donc des nourrices et des conditions qu'elles doivent remplir pour sauvegarder le mieux possible la santé des enfants qui leur sont confiés.

118. Des moyens de se procurer des nourrices. — Dans les petites villes, les femmes qui désirent prendre un nourrisson viennent d'elles-mêmes offrir leurs services aux familles qui peuvent avoir besoin d'elles. Le plus souvent même, elles se présentent chez les différents médecins et sages-femmes de la localité qui se chargent de les placer au fur et à mesure des besoins de leur clientèle. Cette pratique constitue une garantie sérieuse pour les familles, car il est évident que les docteurs ne recommandent que les femmes qu'un examen attentif leur fait considérer comme remplissant les conditions de bonnes nourrices. Eh bien, quelque bonne que soit cette garantie, nous ne saurions trop engager les familles à ne pas s'en tenir là. Nous leur conseillons encore de se rendre dans le village de la nourrice qui leur est recommandée et d'y prendre des informations sérieuses sur sa moralité, son caractère, ses occupations habituelles, son logement, ainsi que sur l'âge de son lait et la santé de son enfant, toutes conditions qui, comme nous le montrerons dans un instant (119-125), sont des plus utiles à connaître pour éviter toute supercherie et faire un bon choix. La prospérité et la santé des enfants sont choses assez importantes pour qu'on prenne toutes les précautions possibles pour les assurer.

A Paris et dans presque toutes les grandes villes, il est encore moins facile d'être renseigné exactement sur les nourrices qui cherchent à se placer, obligé qu'on est, le plus souvent, de s'adresser à des *bureaux de nourrices*. Or, la plupart de ces établissements, libres de toute surveillance, n'offrent presque aucune des garanties désirables et ne sont malheureusement que de misérables boutiques où l'on exploite odieusement les familles au grand détriment des nourrissons.

Du reste, les nourrices elles-mêmes ne sont pas exemptes de cette exploitation, car elles sont obligées, dès qu'elles sont engagées, de laisser au bureau le premier mois de leurs gages. Embauchées dans la campagne par des *meneurs*, c'est-à-dire par des gens chargés de trouver des nourrices et de les amener dans ces bureaux, elles sont, dès leur arrivée, entassées pêle-mêle dans des chambres puantes, sombres, mal aérées et si étroites que tous les lits serrés les uns contre les autres ne laissent pas de place pour un berceau où elles puissent coucher leur enfant, si elles l'ont amené avec elles. C'est dans cette atmosphère infecte et au milieu de cette saleté révoltante, qu'il faut qu'elles vivent, en attendant de trouver un nourrisson, ce qui peut durer, suivant les bonnes ou les mauvaises chances, dix, quinze jours, un mois, six semaines et quelquefois plus. Arrivées à Paris avec très peu d'argent et même sans ressources, elles cherchent à se nourrir le plus économiquement possible. Doit-on s'étonner après cela de trouver dans ces bureaux si peu de nourrices à mine fraîche, reposée, capables d'inspirer la confiance. C'est cependant à ces bureaux que la plupart du temps il faut avoir affaire, quand à Paris on veut se procurer une nourrice. Or, on ne se figure pas tous les pièges qui sont tendus par ces marchands de lait de femme à la confiance, à la bonne foi des clients.

Le médecin de la famille lui-même, quand il veut bien se charger du soin de procurer une nourrice, peut être très embarrassé de faire un bon choix. Il verra bien que telle ou telle femme n'est atteinte d'aucune maladie contagieuse et a du lait en suffisante quantité, mais il pourra être trompé sur l'âge de son lait et même sur l'enfant qu'elle lui présente comme lui appartenant, car beaucoup de femmes ne se font pas faute de montrer, en lieu et place de leur propre enfant chétif et malingre, un autre enfant de belle venue qu'elles ont *loué* ou qu'on leur a prêté pour la circonstance. Le médecin ne saura le plus souvent pas si elle n'a pas revu ses règles, si même elle n'est pas enceinte de nouveau ; il ne sera nullement renseigné sur ses antécédents, sa moralité, sa probité, fût-elle munie d'un certificat du maire ou du curé de son village, car il est d'expérience que ces papiers n'ont le plus souvent aucune valeur, sujets qu'ils sont à être prêtés ou vendus et à se trouver finalement entre les mains d'une tout autre femme que celle pour laquelle ils ont été rédigés.

119. **Choix d'une nourrice.** — Lorsqu'on désire faire allaiter son enfant par une nourrice, on doit s'entourer de toutes les précautions possibles pour en avoir une bonne. Or, il est à remarquer que la plupart des familles apportent à ce choix la plus grande légèreté. Ce n'est pas négligence ou indifférence de leur part, car nous voulons bien croire que toutes les mères sont désireuses de procurer du bon lait à leur enfant ; mais on se figure volontiers dans le monde, que toutes les nourrices qui viennent de la campagne sont douées d'une bonne constitution, abondamment pourvues de lait, et qu'en conséquence on n'a plus, pour fixer son choix, qu'à prendre celle qui, par sa bonne mine, sa jolie tournure ou son costume pittoresque, sera la plus propre à satisfaire l'amour-propre de la famille.

120. **Des caractères physiques et de la santé de la nourrice.** — Nous ne voulons pas dire qu'on ne doit tenir aucun compte des agréments extérieurs dans le choix qu'on fait ; nous reconnaissons même qu'il est avantageux que la nourrice n'ait rien de déplaisant dans sa tournure et dans sa physionomie. Il ne faut pas oublier, cependant, que la beauté chez une nourrice n'est qu'une qualité secondaire et qu'il faut, avant tout et par-dessus tout, se préoccuper de sa santé et des qualités du lait qu'elle doit donner au nourrisson.

Il n'est pas nécessaire que la nourrice ait le même âge et le même tempérament que la mère de l'enfant qu'on va lui confier. Elle doit avoir de vingt à trente ans ; plus jeune, elle aurait moins d'expérience des soins à donner à l'enfant et montrerait trop peu de résistance à la fatigue ; plus âgée, elle aurait moins d'aptitude à l'allaitement.

Sa constitution doit être saine et vigoureuse. Elle ne doit présenter ni taches, ni cicatrices sur le corps, ni engorgement des glandes du cou. Il faut en outre s'assurer, si possible, qu'elle est issue d'une famille bien portante, non sujette à la tuberculose et qu'elle est elle-même exempte de toute maladie, et particulièrement de l'épilepsie. Sa santé doit être accusée par des proportions heureuses, des formes assez arrondies, des épaules larges et un système musculaire développé.

La fraîcheur du teint, la coloration rouge et la fermeté des gencives ont beaucoup plus d'importance que la blancheur et l'intégrité des dents, qualités auxquelles on attachait autrefois une grande importance. Il est, en effet, certaines contrées où les dents se gâtent de très bonne heure, sans que la santé des habitants soit moins bonne pour cela. Par contre, des gencives et des paupières décolorées appartiennent aux femmes dont le sang est aqueux et appauvri. Quant à la nuance des cheveux, nous avouons n'y attacher qu'une importance très secondaire ; les nourrices blondes sont aussi bonnes que les brunes.

121. Des qualités morales de la nourrice. — Inutile de dire qu'il ne faut pas confier son enfant à une femme dont la probité et la moralité seraient douteuses. Malheureusement, on est le plus souvent obligé de s'en rapporter au hasard sur ce point ; ce n'est guère que lorsque la nourrice a déjà été en place qu'on peut obtenir des renseignements sur ses qualités morales. Encore ne faut-il pas s'en tenir aux seuls renseignements écrits donnés sous forme de certificats, car il arrive très souvent que, pour ne pas nuire à une nourrice, les parents se gardent d'écrire un jugement qui pourrait lui porter préjudice dans l'avenir. On ne peut se fier qu'aux renseignements recueillis *verbalement* chez les personnes qui ont eu la nourrice à leur service. On devra s'informer, à cette occasion, non seulement de sa probité, mais encore de son intelligence, de son caractère, de ses manières habituelles. Une nourrice dont le caractère serait vif, emporté, devrait être rejetée, car il y aurait à craindre que des accès de colère ne vinssent trop souvent altérer les qualités de son lait et troubler la santé de son nourrisson (69).

Une bonne nourrice doit être propre, intelligente, laborieuse et sobre. Il est même à souhaiter qu'elle soit d'une humeur gaie, enjouée, car une nourrice qui sait amuser et distraire un enfant, a souvent la plus heureuse influence sur le développement de son cœur et de son esprit.

122. Examen de l'enfant de la nourrice. — Avant d'engager une nourrice, assurez-vous toujours que son propre enfant est fort et bien portant, qu'il a des chairs fermes, une peau nette, exempte de toute éruption, et surtout de bulles ou de pustules aux mains ou aux pieds. Ce n'est guère, en effet, que par les apparences de son enfant que l'on peut réellement juger de la valeur d'une nourrice. Inutile de dire qu'en cette occasion il faut toujours s'assurer que le bébé qu'elle présente comme le sien n'est pas celui d'une amie ou d'une voisine, car c'est là une supercherie très chère aux nourrices dont les enfants sont chétifs. Du reste, l'enfant fût-il bien à elle, il est encore difficile de savoir si, malgré ses affirmations, elle ne s'est pas aidée, pour l'élever, d'une alimentation étrangère au sein. Si l'enfant de la nourrice est mort, informez-vous toujours de la cause de son décès et conduisez-vous en conséquence.

123. **Age du lait.** — Le lait de la nourrice doit non seulement être abondant et couler facilement, mais encore être d'un âge qui ne s'éloigne pas trop de celui de l'enfant qu'elle se charge d'allaiter. A cet égard, nous recommandons beaucoup de ne pas croire la nourrice sur parole, mais de toujours exiger d'elle l'extrait de naissance de son dernier enfant. Il faut savoir en effet que le lait change de caractères à mesure qu'on s'éloigne du moment des couches (66) et qu'il devient de plus en plus nourrissant à mesure que l'enfant avance en âge, mais que, passé la première année, il perd peu à peu ses propriétés et redevient peu nutritif. C'est pour cela qu'un lait de dix à douze mois ne peut convenir à un tout jeune enfant. On dit, il est vrai, qu'un nouveau nourrisson renouvelle le lait, mais c'est là une assertion fausse dont il faut laisser la responsabilité aux bonnes femmes.

Pour un tout jeune enfant, il faut autant que possible choisir une nourrice accouchée depuis environ deux mois au moins et sept ou huit mois au plus. Si l'on prend un lait plus ancien, on risque de le voir tarir ou diminuer notablement de quantité avant la fin du temps nécessaire à l'allaitement, ce qui met dans l'obligation de sevrer l'enfant plus tôt qu'il ne conviendrait de le faire. Il est en effet très rare qu'une nourrice garde du bon lait pendant deux ans et plus. Si l'on peut citer des femmes qui ont allaité avec succès deux enfants de suite dans une même famille, il faut bien se dire qu'il s'agit là de faits exceptionnels, et qu'il serait imprudent de chercher à suivre ces exemples.

Inutile de dire que si la nourrice doit être accouchée récemment, lorsqu'il s'agit de lui confier un enfant qui vient de naître, il faut éviter de confier un enfant de plusieurs mois, que sa mère ne peut plus nourrir, à une nourrice qui vient d'accoucher, car si un lait trop vieux est mauvais, un lait trop jeune ne remplit pas non plus le but de la nature. L'enfant maigrirait rapidement et perdrait ses forces.

Enfin, il faut éviter d'engager une nourrice alors qu'elle est encore enceinte, dût-elle accoucher deux mois, au moins, avant la mère de l'enfant qu'on désire lui confier, car il arrive souvent que, malgré les plus belles apparences, le lait fait défaut. Il ne faut jamais engager la nourrice qu'au moment où l'on a besoin d'elle et qu'après avoir fait constater par un médecin qu'elle se trouve dans de bonnes conditions pour allaiter.

124. La nourrice doit être choisie par le médecin. — Nous venons de passer en revue les différentes qualités qu'on doit rechercher chez une nourrice. La femme qui réunirait tous ces avantages serait assurément la perle des nourrices; aussi faut-il d'habitude savoir se contenter à moins. L'essentiel, en somme, est que la constitution et la santé de la nourrice qu'on engage soient irréprochables et que son lait soit abondant et de bonne qualité. De ce côté on ne peut pas pousser trop loin le scrupule et la sévérité et, comme les familles sont peu compétentes pour juger ces questions, elles feront bien de remettre le choix de leur nourrice entre les mains de leur médecin. Celui-ci, il faut le dire, assume dans ce cas une assez grande responsabilité, et cela se comprend quand on songe que le choix d'une nourrice est un des actes les plus délicats et les plus compromettants de la pratique médicale. Il s'agit, en effet, pour lui, non seulement de garantir l'excellence de la constitution de la nourrice et les bonnes qualités de son lait, mais encore d'affirmer qu'elle n'est pas et n'a jamais été atteinte d'une maladie transmissible au nouveau-né. Or, sur ce dernier point, il est fort difficile à un médecin d'être affirmatif, soumettrait-il la femme à un examen minutieux de tous les organes. Il faut savoir, en effet, qu'il est des affections contagieuses qui, à un moment donné, ne se révèlent par aucun phénomène appréciable à nos moyens d'investigation et qui peuvent, dans la suite, se traduire par de nouveaux accidents de nature à compromettre sérieusement la santé du nourrisson. Pour ces raisons, le médecin qui se charge du choix d'une nourrice ne saurait être trop scrupuleux dans son examen, dût-il froisser quelques sentiments de pudeur inhérents à toutes les femmes, mais qu'elles ont surtout soin d'exagérer lorsqu'elles ont à cacher quelque vice secret de leur personne.

Après s'être informé si la nourrice a revu ses règles (70) et s'être assuré, si possible, qu'elle n'est pas enceinte de nouveau (71) ; après avoir examiné si les poumons et le cœur fonctionnent régulièrement ; après avoir constaté l'absence de cicatrices scrofuleuses ou autres, l'état sain des ganglions cervicaux et inguinaux, le développement du système musculaire, le médecin s'occupera spécialement du lait et de ses organes sécréteurs.

125. **Examen des seins et du lait.** — Les bouts des seins doivent avoir une longueur et une souplesse suffisantes pour que la bouche de l'enfant puisse les saisir

aisément et en tirer sans difficulté l'aliment qui lui est destiné (90).

Quant aux seins eux-mêmes, ils doivent être bien conformés, sans cicatrices, non ridés, un peu durs et marbrés de veines bleuâtres. Il n'est pas nécessaire qu'ils soient très développés; des seins d'un petit volume peuvent cacher une glande volumineuse, entourée de peu de tissu graisseux, tandis que des mamelles très grasses peuvent ne renfermer qu'une petite glande. De gros seins n'indiquent donc pas toujours une sécrétion abondante de lait. Il est même bon, à cet égard, de se mettre en garde contre une supercherie banale, mais chère aux nourrices, qui consiste à rester plusieurs heures sans donner le sein à leur enfant, quand elles savent qu'elles auront à se soumettre à l'examen du médecin. Aussi faut-il toujours, quand on veut apprécier l'état réel des seins et l'abondance du lait, obliger la nourrice à donner à teter à son enfant pendant qu'on l'interroge et n'examiner les mamelles que lorsque l'enfant aura tiré une certaine quantité de lait.

Il faudrait même, pour bien juger une nourrice sur l'abondance et les qualités de son lait, voir teter son enfant à plusieurs reprises et constater qu'il satisfait chaque fois son appétit, sans vider entièrement les seins. Or, c'est là une chose fort difficile pour un médecin, étant donné le peu de temps que les parents lui laissent généralement pour faire son choix entre plusieurs femmes. Il serait plus pratique que les parents choisissent une nourrice d'avance et la prissent un certain temps chez eux avec son propre enfant, avant la venue du nouveau-né qu'on veut lui confier. Il y aura lieu de penser que son lait est abondant, si elle le sent monter toutes les fois que son enfant tette et s'il s'écoule en abondance par le sein inoccupé ; ou bien encore, si le lait ruisselle sur les lèvres de l'enfant, si celui-ci termine ses repas rapidement et se contente d'en faire un petit nombre par jour (toutes les deux ou trois heures).

Au contraire, si l'enfant fait des efforts considérables pour teter, s'il demande souvent le sein et crie en le quittant, il y a tout lieu de supposer que le lait est peu abondant.

Mais, de tous les moyens, le meilleur pour vérifier la quantité de lait que peut fournir la nourrice, consiste à peser l'enfant avant et après la tetée. La différence de poids indique exactement la quantité de lait qu'il a absorbée (179). Il est bon de renouveler l'expérience plusieurs fois dans la même journée et à quelques jours de distance, de manière à pouvoir établir une moyenne et apprécier ainsi s'il est convenable de confier à cette nourrice le nouveau-né qu'on attend. Il faut savoir qu'un enfant doit absorber pour le moins quatre-vingts grammes de lait à chaque tetée. S'il en prend une quantité moindre à plusieurs reprises successives, on doit forcément conclure que la nourrice n'a pas assez de lait pour suffire aux besoins d'un enfant. Dans ces conditions, on devra immédiatement s'enquérir d'une autre nourrice.

Du reste, nous pensons qu'en règle générale on ne doit jamais engager une nourrice qu'à titre d'essai et qu'il faut toujours se réserver le droit de la changer, si l'on constate que l'enfant qu'on lui a confié ne profite pas suffisamment. Dans ce but, les parents doivent peser leur enfant au moins tous les huit jours et noter soigneusement son poids (178). Chaque fois que l'enfant (que nous supposons âgé de quelques semaines) n'aura pas gagné vingt à vingt-cinq grammes par jour et que son état de santé ne donnera pas la raison de ce défaut d'augmentation, il y aura lieu de changer la nourrice.

I. *Nourrices à la campagne.*

126. Dangers auxquels sont exposés les enfants qu'on met en nourrice à la campagne. — En dépit de l'heureuse influence que l'air pur des champs exerce sur le développement des nouveau-nés, nous aurons toujours de la répugnance à conseiller à une mère de placer son enfant en nourrice à la campagne, car elle court bien des risques de ne jamais le revoir. De nombreuses statistiques ont en effet prouvé, qu'en France, — et il en est vraisemblablement de même dans les autres pays, — la mortalité des enfants envoyés en nourrice à la campagne s'élève, en moyenne, au chiffre effrayant de 51 %, par le seul fait du manque de soins et de l'alimentation déplorable à laquelle ils sont soumis. Il est même des régions où les trois quarts des nourrissons succombent. Est-il nécessaire d'ajouter qu'un bon nombre de ceux qui échappent à la mort ne rentrent chez leurs parents qu'avec le sang vicié par la scrofule, les os ramollis par le rachitisme, la tête ravagée par la teigne et les poux, et sont destinés à succomber un peu plus tard aux atteintes de la méningite ou de la phtisie.

Pour comprendre un pareil état de choses, il faut savoir que la plupart des nourrices se recrutent dans les contrées les plus pauvres, les moins fertiles, et que ces femmes, dénuées de tout, mal logées, mal nourries, ne voient dans le nourrisson qu'elles prennent que le bénéfice qu'elles en pourront tirer. Les parents sont-ils peu fortunés, les gages et les cadeaux n'arrivent-ils pas suffisamment vite, c'est au pauvre nourrisson à en supporter les conséquences. Va-t-on se donner du mal pour un marmot dont on ne tire aucun profit? S'il souffre, s'il pleure, s'il crie, au risque de contracter une hernie ou d'être pris de convulsions, qu'importe? Le plus vite il mourra, le plus vite il cédera la place à un autre, et la pauvre créature, au lieu de prendre l'air, au lieu d'être promenée et exposée aux rayons vivifiants du soleil, est laissée seule dans quelque chambre basse et humide où, garrottée dans son maillot, elle croupit dans ses excréments pendant des heures entières. On pourrait croire qu'au moins la nourrice, en rentrant des champs, s'occupe du bébé et lui donne le sein. Le plus souvent il n'en est rien; à part quelques exceptions, la plupart des enfants en nourrice sont soumis à un régime déplorable. On voit des femmes prendre un nourrisson alors qu'elles sont accouchées depuis douze ou quinze mois et ont déjà allaité du même lait un ou deux enfants. A-t-on eu le soin de choisir une nourrice dont le lait soit jeune et abondant, on n'est pas pour cela à l'abri des tromperies. Il arrive souvent, en effet, que la nourrice, malgré ses promesses de ne donner le sein qu'au nourrisson qui lui est confié, lui fait manger de la soupe ou des bouillies préparées avec une farine grossière, où le lait, le plus souvent, n'entre que pour mémoire, et cela afin de pouvoir allaiter son propre enfant ou afin de se ménager la possibilité de prendre sous peu un autre nourrisson qui va naître et qu'on lui a promis. C'est ce régime détestable à tous les points de vue qui est la cause principale de la mortalité effrayante qui pèse sur les nouveau-nés envoyés en nourrice. Presque tous ont un ventre énorme, « le gros ventre, » ce qui est dû à ce que l'intestin, journellement distendu par des aliments non digérés ou mal digérés, perd son élasticité et n'est bientôt plus capable de remplir ses fonctions d'une manière convenable. Il en résulte des indigestions répétées qui irritent l'intestin et l'enflamment; puis la diarrhée survient, l'enfant s'étiole et finit par succomber.

Des soins mal entendus, une alimentation déplorable ne sont pas les seuls dangers à craindre pour les pauvres enfants mis en nourrice à la campagne; il faut savoir que le défaut de sollicitude, le manque de surveillance et la négligence les exposent encore à toutes sortes d'accidents, dont l'idée seule devrait faire frémir les mères qui se séparent de leurs enfants.

Le Dr Brochard, dans un de ses ouvrages, en cite plusieurs exemples : « Une femme, qui avait ramassé de la bruyère, assied son nourrisson devant le feu, ouvre ses langes, puis sort. Le feu roule, enflamme la bruyère qui jonchait le sol. Le lendemain, cette femme déclare que son enfant est mort de convulsions. On l'enterre. Chargé, six semaines après, de faire l'exhumation de cet enfant, je trouvai les deux jambes *carbonisées*. Le malheureux petit être avait été brûlé vivant. »

« Une nourrice, au milieu de la nuit, croit entendre crier son nourrisson couché près d'elle dans un berceau. Elle prend une allumette, regarde l'enfant, qui dort paisiblement, jette l'allumette à terre et se rendort. Tout à coup des cris perçants la réveillent; le berceau était en feu. L'allumette tombée dans les rideaux les avait enflammés. Le nourrisson avait les deux mains brûlées; il était estropié pour la vie. »

« Un soir, pendant un hiver rigoureux, une nourrice met dans un même berceau son enfant et son nourrisson, afin de les tenir plus chaudement; elle fait chauffer une brique, l'enveloppe et la met à leurs pieds. Puis, comme la neige couvrait la terre, elle va au-devant de son mari qui revenait de la journée.

« Lorsqu'elle rentra chez elle, enfant, nourrisson, berceau, tout était brûlé... Un morceau de charbon, enveloppé par mégarde avec la brique, avait occasionné cet horrible accident. »

127. **Du danger de substitution d'un enfant à un autre.** — Il y aurait trop long à dire s'il fallait relater tous les accidents auxquels sont exposés les enfants en nourrice. Il en est cependant un que nous ne pouvons passer sous silence, en raison de sa gravité : nous voulons parler de la substitution d'un enfant à un autre. La possibilité de cet accident, — qui n'est pas toujours un accident dans le vrai sens du mot, car il est souvent le fait d'une fourberie calculée de la nourrice, — n'attire pas suffisamment l'attention des personnes qui se séparent de leurs enfants. Nous n'avons jamais pu rire de la plaisanterie qui consiste à dire à des parents, pour exprimer la transformation qu'on trouve dans les traits de leur enfant : *Oh! mais on vous l'a changé en nourrice!* Cette expression est malheureusement exacte dans bien des circonstances, et il est bien des mères qui embrassent jusqu'à la fin de leurs jours des enfants qui n'ont jamais été les leurs.

Ces substitutions sont en particulier très faciles dans certaines contrées peuplées de nourrices, lorsque plusieurs d'entre elles voyagent ensemble la nuit. Il suffit, en effet, qu'elles déposent momentanément leurs nourrissons sur les bancs d'une salle d'attente de chemin de fer, pour qu'elles se trouvent parfois réellement embarrassées pour reconnaître le nouveau-né qui leur appartient. Les petits enfants, avec leurs traits si peu formés, se ressemblent presque tous et peuvent facilement être confondus par des personnes aussi peu intéressées que les nourrices à ne pas se tromper.

On connaît plusieurs exemples de ces substitutions; nous nous bornerons à citer le fait suivant, tel qu'il est raconté par le Dr Rodet, de Lyon.

« Un habitant de M. eut un fils, qu'il confia à une nourrice de la campagne. Quelques mois après, il réunit à table ses parents et ses amis et, pour que la fête fût complète, il fit venir sa nourrice et son enfant. Les convives s'extasièrent sur la bonne mine de celui-ci et, sur leurs instances, le père ordonna à la nourrice d'ouvrir les langes afin que l'on pût juger de la beauté de son corps. La nourrice s'exécuta avec peine, mais il fallut céder. Quel fut l'étonnement du malheureux père ! Son fils était une fille ! »

D'autre part, on a vu des nourrices cacher la mort de leur nourrisson, dans le but de continuer à toucher leurs gages ; on en a même vu qui, le moment venu de rendre des comptes aux parents, ont fait passer leur propre enfant comme étant le nouveau-né qui leur avait été confié quelques mois auparavant.

S'il est peu de nourrices capables d'un crime pareil, il en est, par contre, beaucoup pour qui leur nourrisson n'est qu'un simple objet de commerce, dont il s'agit de tirer le plus grand profit possible. C'est ainsi qu'on les voit, suivant les circonstances, réclamer sans le moindre scrupule le prix de visites de médecin qui n'ont pas eu lieu ou, au contraire, dissimuler les maladies du nourrisson, dans le but de ne pas inquiéter la famille, ne pas recevoir de visites embarrassantes et continuer à recevoir les cadeaux qu'on leur envoie pour les remercier des soi-disant bons soins qu'elles donnent à l'enfant.

Les parents se contentent en général beaucoup trop des lettres que leur envoient leurs nourrices. Celles-ci ont tant intérêt à se vanter des soins qu'elles donnent à leur nourrisson, de la tendre sollicitude dont elles l'entourent, qu'on ne peut vraiment avoir aucune confiance dans leurs affirmations. A vrai dire, *ces lettres sont toujours mensongères*, et les certificats du maire de la commune dans laquelle se trouve l'enfant sont tout aussi trompeurs. Les parents qui vont à l'improviste surprendre leur nourrice, pour s'assurer de l'état de santé réel de leur enfant, ont presque toujours de cruelles déceptions. Le petit être qu'ils avaient connu frais et rose avant de s'en séparer, ils le retrouvent sale et couvert de vermine; au lieu de l'enfant fort et vigoureux dont leur parlait la nourrice dans toutes ses lettres, ils ne voient qu'une pauvre créature chétive, amaigrie, à l'air malingre, tenant à peine sur ses jambes flasques et rabougries.

128. Conditions que doit remplir une nourrice à la campagne. — Nous venons de montrer à quels dangers sont exposés les enfants qu'on envoie en nourrice à la campagne; il ne faut cependant rien exagérer, et nous sommes le premier à reconnaître qu'en s'en donnant la peine, une mère, forcée de se séparer de son enfant, peut trouver à la campagne des femmes braves, honnêtes, intelligentes et qui seront assez dévouées à leur nourrisson pour le soigner et l'élever avec toute la sollicitude qu'il mérite.

Quelles sont donc les conditions que doit remplir une nourrice à la campagne? Chez quelles gens, dans quel milieu convient-il de placer une pauvre petite créature incapable de se défendre et de se plaindre?

Il faut non seulement que la nourrice soit jeune, fraîche, douée d'un léger embonpoint, qu'elle jouisse d'une bonne santé et ait du bon lait en suffisante quantité pour satisfaire aux besoins du nourrisson, il faut encore qu'elle promette formellement de ne jamais donner des bouillies en place du sein, car c'est cette habitude chère aux paysannes qui est la cause la plus puissante de la mortalité excessive qui sévit sur les enfants élevés à la campagne. Il est de plus à désirer que l'enfant de la nourrice ait cinq ou six mois, avec promesse de sevrage immédiat, sinon on peut craindre que son lait soit insuffisant pour deux nourrissons, et qu'elle ne pense devoir y suppléer par l'allaitement au biberon ou au petit pot. Il faut qu'elle habite un pays fertile et nullement marécageux ; il faut qu'elle soit au-dessus de la gêne et de la misère et ait un logement convenable, c'est-à-dire sec, clair et bien aéré. Toute nourrice maigre, décharnée, pauvre, c'est-à-dire qui vit mal, qui mange mal, n'a aucune chance de mener à bien l'allaitement d'un enfant. Au contraire, une nourrice placée dans une aisance relative a généralement un lait meilleur, plus riche, et ne songe pas aussi vite à recourir à l'alimentation prématurée.

A l'inverse de la nourrice qu'on prend chez soi (131), il est préférable que la nourrice à la campagne soit mariée, à condition que son mari ne soit ni un ivrogne, ni un brutal, ni un paresseux ; car, s'il en était ainsi, on aurait à craindre de voir survenir l'indigence ou la mauvaise harmonie dans le ménage. Enfin, on ne doit jamais confier son enfant à une femme qui travaille dans un atelier, car il est à supposer que le nourrisson sera négligé.

129. Nécessité de visiter et de surveiller la nourrice à la campagne. — Quelque excellentes que puissent sembler les conditions de santé et de logement que présente une nourrice, *il faut qu'elle sache qu'elle sera surveillée.* Sans cette surveillance, il y a grand'chance pour que l'enfant soit perdu. C'est pour cela que nous recommandons essentiellement aux parents de ne jamais prendre une nourrice trop éloignée de chez eux. Il est nécessaire qu'ils puissent aller voir fréquemment leur enfant et se rendre compte par eux-mêmes de la manière dont il est soigné. Si, pour une raison ou pour une autre, les parents ne peuvent pas exercer eux-mêmes sur la nourrice la surveillance nécessaire, ils doivent charger de ce soin des amis dévoués habitant le pays ou prier le médecin de la localité de visiter leur enfant de temps en temps et de leur en donner des nouvelles.

II. *Nourrices à domicile.*

130. **Avantages et inconvénients des nourrices à domicile.** — Pour ne pas se séparer de leurs enfants, quelquefois aussi pour obéir à la mode, un grand nombre de jeunes femmes prennent la nourrice chez elles. Au point de vue du bien-être de leur enfant, elles ont grandement raison d'agir ainsi, car cela leur permet de surveiller la nourrice, de la diriger, de veiller à son hygiène, à sa bonne santé et d'entretenir ainsi son lait dans de bonnes conditions, comme abondance et comme qualité.

Tout cela serait très bien et très beau, si personne n'en souffrait ; mais, que devient l'enfant de la nourrice ? que devient son ménage ? Il est bien peu de femmes du monde qui s'adressent ces questions. Or, il faut bien le dire, lorsqu'une femme mariée se place comme nourrice, son ménage est presque toujours un ménage perdu et son enfant, confié à des parents ou même à des étrangers, soumis qu'il est au régime des bouillies et des soupes épaisses, est presque toujours un enfant voué à la mort. Comme on le voit, de quelque façon qu'on envisage la question des nourrices, qu'elles se placent en ville ou qu'elles prennent des nourrissons chez elles, il y a toujours des enfants sacrifiés. Dans le premier cas, ce sont les enfants des campagnes qui succombent ; dans le second, ce sont les enfants des villes.

Mais puisque l'industrie nourricière, quelque regrettable qu'elle soit, existe, puisqu'elle est même, en quelque sorte, un mal nécessaire, nous n'avons qu'à nous incliner et à chercher à en tirer le meilleur parti possible. Or, il est évident que l'allaitement par une nourrice dans le domicile des parents est, — après l'allaitement par la mère elle-même, — de tous les modes d'allaitement celui qui sauvegarde le mieux les intérêts vitaux du nouveau-né.

131. **Vaut-il mieux choisir pour nourrice une femme mariée ou une fille mère?** — Les médecins sont souvent consultés sur la question de savoir s'il est préférable de prendre comme nourrice une femme mariée ou une fille mère. Nous avons vu dans un paragraphe précédent (128) que lorsqu'on place son enfant en nourrice à la campagne, il vaut incontestablement mieux choisir une femme mariée, parce que, dans ces conditions, le mariage donne plus de sécurité et de garanties que la condition du célibat. En est-il de même quand on prend la nourrice chez soi? Évidemment non, à moins qu'on désire avoir une femme qui ait déjà élevé plusieurs nourrissons et qui soit de ce fait bien au courant des soins à donner aux enfants.

En dehors de cette condition, nous croyons qu'il y a souvent avantage à choisir comme nourrice une fille mère faisant ses débuts dans l'allaitement. Elle manquera peut-être d'expérience, mais elle se pliera, du moins, plus facilement à la volonté des parents qu'une femme mariée, qui aurait déjà à plusieurs reprises fait le métier de nourrice. La nourrice mariée est en effet, sauf exceptions, plus difficile à conduire et surtout plus âpre au gain que la fille mère. Ne voyant souvent dans l'allaitement qu'elle entreprend que le bénéfice qu'elle en peut retirer, elle cherche continuellement à se faire augmenter son salaire. Pour cela, toutes les ruses lui sont bonnes. Un jour, elle se fera dire que son mari est malade, qu'il ne peut pas travailler et qu'il est sans argent pour nourrir ses enfants; une autre fois, son mari lui écrira qu'il ne peut pas se passer d'elle et que ses enfants souffrent de son absence; quelquefois même, il menacera de la venir chercher, et tout cela pour que les parents, dans la crainte de perdre leur nourrice, essaient de la retenir en lui augmentant ses gages. C'est triste à dire, mais beaucoup de nourrices mariées sont très expertes dans ce mode de chantage.

Beaucoup de familles craignent d'encourager le vice en engageant comme nourrice une fille mère. Selon nous, elles sont dans l'erreur. S'il est vrai que les filles des villes qui deviennent mères sont presque toujours des filles naturellement vicieuses et d'une moralité douteuse, il n'en est pas de même des fillesde la campagne. On trouve facilement dans les villages de pauvres filles qui, séduites sous promesse de mariage par un vilain qui les a abandonnées, ne sont cependant pas des filles perdues. La plupart sont, au fond, plus à plaindre qu'à blâmer et n'ont nullement le cœur fermé aux bons sentiments. Honteuses de leur faute, elles sont généralement très heureuses de quitter leur village et de se placer comme nourrices pour gagner leur vie. Si elles entrent dans des familles honnêtes, si elles sont entourées de bons exemples, on les voit très fréquemment revenir au bien ; beaucoup d'entre elles restent même de nombreuses années dans la même famille comme domestiques et remplissent consciencieusement leurs devoirs. Ne vaut-il pas mieux venir au secours d'une pauvre fille abandonnée et la tirer de la honte et de la misère, que de prendre comme nourrice une de ces femmes mariées, comme il y en a tant, qui ne demandent à être enceintes que pour avoir l'occasion de se placer comme nourrices ; qui, aussitôt accouchées, abandonnent un ou plusieurs enfants à la garde d'une bonne femme et quittent, pour l'appât du gain, leur ménage et leur mari ?

Du reste, en dehors de ces considérations, qui ont bien leur importance au point de vue moral, il y a pour l'enfant quelques inconvénients à être nourri par une femme mariée. Si cette femme a du cœur, elle éprouve forcément de la tristesse en se sentant éloignée de ses enfants, de son mari, de son ménage ; elle pleure, se désole, si elle apprend qu'un de ses enfants est malade. Que doit-il résulter de toutes ces émotions, sinon une diminution de son lait et des troubles dans la santé de son nourrisson ? A côté de cela, qui peut répondre que la femme mariée, qu'on a engagée comme nourrice, ne fera pas venir son mari en ville comme ouvrier terrassier ou homme de peine, et n'entretiendra pas avec lui des relations qui, suivies de grossesse, deviendront très préjudiciables à la prospérité du nourrisson ?

Bien qu'on puisse reprocher aux filles mères de s'être mises en dehors des règles de la morale, on est du moins avec elles à l'abri de la plupart des inconvénients que nous venons de citer. La fille mère, qui s'est placée comme nourrice, est en effet le plus souvent indépendante; n'ayant aucune préoccupation de son ménage, elle est gaie, insouciante et heureuse de sa position; n'ayant pas les mêmes attaches au pays que la femme mariée, elle prend plus d'affection pour le nourrisson qui lui est confié et pour la famille dans laquelle elle se trouve; enfin, sa place de nourrice étant sa seule ressource, le seul moyen qu'elle ait de gagner sa vie et celle de son enfant, elle est plus soumise et beaucoup moins exigeante qu'une femme mariée.

132. **Manière dont on doit traiter les nourrices.** — Il est fort difficile de poser des règles générales sur la manière dont on doit se conduire avec les nourrices, car, si ces personnes méritent certains ménagements en raison des services qu'elles rendent, il faut du moins savoir exiger d'elles qu'elles remplissent leurs devoirs consciencieusement. La plupart des jeunes mères ne savent pas, lorsqu'elles prennent une nourrice, tous les soucis, tous les embarras qu'elles se préparent. Les nourrices se croient si facilement indispensables et sont si tentées de faire abus de leur position, qu'il est nécessaire, si l'on ne veut pas se créer des ennuis insurmontables, de leur montrer, dès le début, qu'on a la ferme résolution de se défaire d'elles, plutôt que de se laisser gouverner et faire la loi. Lorsqu'elles ont cette conviction, elles sont beaucoup moins exigeantes et moins capricieuses. Si, au contraire, on paraît effrayé à l'idée de les perdre, elles refusent de mettre en pratique les moyens hygiéniques qui leur sont commandés, ne souffrent même pas qu'on leur fasse la moindre observation et, se sentant

bientôt les maîtresses absolues dans la maison, ne mettent plus de limites à leurs exigences et à leurs envahissements.

Presque partout, aujourd'hui, ce sont les nourrices qui dirigent les mères. Un tel état de choses doit changer; mais il faut auparavant que les mères apprennent à soigner leur enfant, de façon à pouvoir diriger leur nourrice et exiger d'elle qu'elle se plie aux prescriptions qu'on lui donne.

Nous ne sommes pas d'avis, cependant, de traiter les nourrices avec rigueur et de les mener comme des esclaves. Elles méritent des égards et nous sommes les premiers à recommander de ne pas les assujettir à des soins trop minutieux ou à une surveillance trop continue.

Une nourrice dont les moindres mouvements seraient épiés, qui serait continuellement obligée de faire salon, de coucher à côté de sa maîtresse, de toujours sortir avec elle, sans jamais pouvoir se soustraire à cette surveillance, sans jamais pouvoir s'occuper des soins du ménage et s'égayer un peu avec les domestiques de la maison ou d'autres personnes de sa condition, serait bientôt fatiguée de cette vie sérieuse et monotone. Elle deviendrait triste, malheureuse et ne remplirait bientôt plus ses devoirs qu'avec ennui et découragement.

Il faut donc savoir épargner à sa nourrice des tracasseries inutiles; il faut surtout savoir lui témoigner de l'affection et la récompenser de temps en temps de ses bons services, de manière à lui rendre autant que possible la vie douce et heureuse. C'est nécessaire, si l'on veut empêcher son lait de s'altérer et de subir une influence funeste au nourrisson.

133. Ce qu'on doit exiger des nourrices. — *La*

nourrice ne doit donner que le sein à son nourrisson, pendant la première année. Si elle n'a pas assez de lait pour suffire à ses besoins et est obligée de s'aider du biberon, elle doit être renvoyée immédiatement et remplacée par une autre.

La nourrice doit suivre pour son nourrisson les mêmes règles que nous avons énoncées plus haut en parlant de l'allaitement par la mère (97-107). *Elle doit* en particulier *espacer de deux heures au moins chaque tetée* (101). C'est à la mère de veiller à ces prescriptions et à ne pas permettre que la nourrice, même sous prétexte de calmer les cris de l'enfant, lui donne le sein plus souvent. Nous avons vu que rien ne dérange plus les digestions et ne gâte plus la santé des nouveau-nés que des tetées trop fréquentes (100).

En ce qui concerne *l'allaitement pendant la nuit*, il est de toute évidence que les ménagements ne sont pas aussi nécessaires pour une nourrice, paysanne robuste et habituée à la fatigue, que pour une femme du monde qui allaite elle-même son enfant. En conséquence, il est parfaitement convenable d'exiger de la nourrice qu'elle donne le sein la nuit, mais il ne faut pas oublier cependant que, quelque forte qu'elle soit, elle a également besoin d'un sommeil réparateur, si l'on veut qu'elle se maintienne dans un état de santé satisfaisant et continue à donner du bon lait à son nourrisson.

Du reste, l'allaitement pendant la nuit, lorsqu'il est bien conduit, n'est pas chose bien fatigante. Rappelons, en effet, que le nouveau-né, dans ses premières semaines, n'a pas ordinairement besoin de teter plus de trois ou quatre fois dans le cours de la nuit, et qu'il est même bon de l'amener promptement à ne teter que deux fois, depuis le moment où on le couche jusqu'à celui où on le lève le matin (102). Aussi, loin d'exiger que l'enfant reçoive le sein chaque fois qu'il se réveille et qu'il crie, la mère doit chercher à obtenir de la nourrice qu'elle ne donne à teter la nuit qu'à des heures déterminées et que, s'il manifeste quelque exigence dans l'intervalle, elle cherche à le calmer par quelque autre moyen que le sein. Un enfant bien portant qui a bien mangé doit dormir ; s'il crie, la nourrice doit s'assurer qu'il ne souffre pas, qu'il n'est pas trop serré dans ses langes, qu'il n'est pas mouillé, qu'aucune épingle ne le pique, qu'il n'a pas froid ou trop chaud, etc., et, si rien de tout cela n'existe, si l'enfant ne crie que par caprice, elle doit le recoucher et savoir supporter patiemment ses cris, de façon à l'habituer à dormir dans son berceau ou à savoir y demeurer éveillé sans pleurer (226). Or, qu'on ne s'y trompe pas, si les nourrices mettent généralement tant d'empressement à prendre les enfants à leur sein la nuit au moindre cri et les couchent même auprès d'elles, c'est bien moins par zèle et par dévouement, que pour s'éviter l'ennui de les entendre crier et s'épargner la peine de se lever pour regarder si quelque chose les incommode.

On doit expressément défendre aux nourrices, sous peine de renvoi, de faire coucher l'enfant avec elles (224). On ne saurait dire, en effet, combien d'enfants sont tombés du lit ou ont été étouffés inconsciemment de cette manière. Pour éviter autant que possible de pareils accidents, il est bon de donner à la nourrice un lit tellement étroit, qu'il lui soit à peu près impossible de dormir avec son nourrisson à côté d'elle.

Enfin, il est de la plus haute importance d'interdire formellement à la nourrice de donner à l'enfant, de sa propre autorité, un médicament quelconque, et en particulier une substance destinée à le calmer ou à le faire dormir. On a vu des accidents terribles être la conséquence de cette conduite déplorable.

134. Régime des nourrices. — Nous avons vu précédemment (109) que la mère qui nourrit elle-même son enfant, doit modifier le moins possible le régime auquel elle est habituée. Cette règle s'applique encore bien plus aux nourrices qui entrent dans une famille pour allaiter un enfant. Habituées chez elles à un air vif et pur, à une nourriture frugale et simple, dans laquelle les soupes et les légumes entrent pour la plus large part, elles supportent difficilement la vie oisive et souvent luxueuse, ainsi que le régime des potages gras et des viandes saignantes, auxquels on les soumet généralement à la ville sous prétexte d'augmenter leur lait.

A. Aliments. — Les nourrices doivent être bien nourries, tant sous le rapport de la quantité que de la qualité des aliments; mais il faut s'attacher à ne pas trop changer leur régime et à leur donner autant que possible le genre de nourriture auquel elles sont habituées. On a depuis longtemps remarqué qu'une alimentation trop succulente et des mets de trop haut goût, rendus trop échauffants par les condiments qu'ils renferment, peuvent influer d'une façon fâcheuse sur leur santé et les qualités de leur lait, d'autant plus qu'elles ne mettent pas toujours beaucoup de modération dans la satisfaction de leur appétit. La gourmandise est un défaut très commun chez les nourrices. Lorsqu'elles sont mises en présence d'une alimentation copieuse et variée, comme celle que l'on trouve dans les villes, elles mangent avec toute la gloutonnerie des gens pauvres de la campagne; il en résulte le plus souvent de mauvaises digestions, une diminution du lait et quelquefois même la cessation complète de la sécrétion laiteuse.

Ces réserves faites, on peut permettre aux nourrices tout ce qu'elles digèrent bien. C'est ainsi que les soupes aux légumes, non pas claires et légères comme on les fait dans nos maisons, mais épaisses et bien fournies de pain, de carottes, de pommes de terre et même de choux, leur conviennent en général très bien. Les épinards, les fèves, les haricots, la salade même, malgré leur mauvaise réputation, peuvent être permis, à moins qu'on ne constate à plusieurs reprises que ces aliments amènent un trouble quelconque dans les digestions de l'enfant, ce qui est fort rare.

Ajoutons que c'est un préjugé de croire que certains aliments sont plus propres que d'autres à donner du lait et certains autres à diminuer sa sécrétion. Nous le répétons, tout aliment qui profite aux nourrices et qu'elles digèrent bien, est bon pour elles et pour leur nourrisson.

B. Boissons. — Chaque pays ayant pour ainsi dire sa boisson favorite, celle à laquelle la nourrice est habituée, est en général celle qui lui convient le mieux, tant au point de vue du lait qu'au point de vue de sa santé. Que celle qui est accoutumée au vin, boive à ses repas du vin coupé d'eau ; que celle qui prend du cidre depuis sa jeunesse, boive du cidre, si la famille veut bien lui en procurer. Il en est de même pour la bière ; elle constitue une excellente boisson pour les personnes qui en font usage de tout temps, mais il n'y a pas de raison, comme quelques personnes le font, d'attribuer à la bière une vertu spéciale pour favoriser la sécrétion du lait, quand elle n'est pas naturellement abondante. L'eau rougie est tout aussi efficace.

Si toutes les boissons prises avec modération peuvent être permises, il faut, par contre, se montrer sévère envers une nourrice qui boit du vin pur ou toute autre liqueur forte, et, la renvoyer sur-le-champ, si elle ne veut pas changer de manière de faire. Les nourrices qui boivent trop de vin donnent à leur nourrisson un lait très excitant, qui produit l'insomnie et quelquefois des convulsions mortelles. Il ne serait même pas impossible que les excès alcooliques chez les nourrices prédisposassent les enfants à la méningite.

Quant au café au lait qui constitue aujourd'hui le déjeuner habituel d'un très grand nombre de femmes de la campagne, il n'y a pas lieu d'en priver les nourrices, à condition qu'elles le prennent très léger. Par contre, le café noir et le thé fort doivent être interdits, car ils pourraient amener de l'agitation et de l'insomnie chez les enfants.

En raison des pertes en eau qu'elle fait par l'intermédiaire de son lait, toute femme qui nourrit est altérée et sent fréquemment le besoin de boire entre ses repas. Dans ces conditions, on peut autoriser la nourrice à boire de l'eau d'orge coupée avec du lait. C'est là un breuvage agréable et sain, certainement bien préférable aux sirops acides qu'on lui conseille quelquefois.

Enfin, si la nourrice est faible et un peu pâle, il faut lui faire prendre une préparation de quinquina avant ses repas et lui faire couper son vin, en mangeant, avec de l'eau ferrée. Sous cette influence, elle reprendra de l'appétit, sa nutrition sera plus active et son lait meilleur.

135. **Hygiène de la nourrice.** — Une nourrice doit s'occuper dans la maison. Habituée qu'elle est à la vie fatigante des travaux des champs, rien ne serait plus

mauvais pour elle que de rester inactive du matin au soir. Il faut donc, dès les premiers jours, chercher à l'occuper à quelques petits soins du ménage.

Certaines familles laissent parfois des journées entières la nourrice à la maison, sans la faire sortir. C'est aussi une faute; cette vie renfermée dans un appartement ne lui convient pas. Afin de remplacer autant que possible l'exercice et le bon air dont elle jouissait à la campagne, il est nécessaire de lui faire prendre chaque jour, même en hiver et par tous les temps, un exercice modéré. Alors même que l'enfant ne pourrait pas sortir chaque fois avec elle, on doit saisir toutes les occasions qui se présentent pour l'envoyer au dehors, quitte à la surveiller rigoureusement, si l'on a quelque doute sur sa bonne conduite. En été, elle doit même passer la plus grande partie du jour en plein air avec le nourrisson; cela fera du bien à la fois à la nourrice et à l'enfant qu'elle élève. Si cette condition n'est pas remplie, on voit souvent la nourrice changer rapidement; d'excellente, sous tous les rapports, qu'elle était en arrivant, on la voit devenir médiocre et perdre une bonne partie de son lait. Ce changement n'a généralement pas d'autre cause qu'un défaut de mouvement et d'activité, qu'une privation d'air et d'exercice.

La nourrice doit avoir soin de son corps et de ses vêtements; elle ne doit négliger aucun soin de propreté et il n'y a aucune raison pour lui interdire les bains, à condition qu'ils soient tièdes et ne durent pas plus de vingt à trente minutes. Il est, en tout cas, nécessaire de faire prendre un bain de propreté à toute nourrice qui entre en service; se borner à lui faire laver le bout des seins avant d'y appliquer le nourrisson n'est pas suffisant.

Les nourrices doivent éviter avec soin la diarrhée et la constipation. La diarrhée reconnaît presque toujours comme cause des écarts de régime. Quant à la constipation, elle est le plus souvent le résultat du passage brusque de ces femmes d'une vie active en plein air à une vie renfermée et oisive. Comme cette dernière incommodité n'est pas sans influence sur leur santé générale et sur celle de l'enfant, il est bon de les surveiller à cet égard, sans les avertir et sans les mettre dans un embarras dont elles se tirent souvent en dissimulant la vérité. Un des meilleurs moyens de combattre la constipation chez les nourrices consiste à surveiller leur régime, diminuer leur ration de viande, augmenter celle des légumes, les occuper dans la maison et leur faire prendre beaucoup d'exercice. Si cela ne suffit pas, il ne faut pas reculer devant l'emploi d'un purgatif léger, car ce moyen ne peut être qu'utile à la sécrétion du lait, en rendant à la nourrice la régularité de ses fonctions intestinales.

136. **Circonstances qui peuvent troubler l'allaitement ou nécessiter un changement de nourrice.** — Il peut se présenter dans le cours de l'allaitement diverses circonstances qui forcent les familles à changer de nourrice.

Lorsqu'une nourrice tombe malade dans le cours de l'allaitement, la famille se demande souvent avec perplexité s'il est sage de la laisser continuer à donner le sein. La conduite à tenir varie suivant les cas.

S'il s'agit d'une affection susceptible de se transmettre par contact direct de la nourrice à son nourrisson, telle que la gale, l'ophtalmie, la diphtérie, la variole, etc., il n'y a pas à hésiter un seul instant, la nourrice doit être immédiatement remplacée par une autre. Par contre, la nourrice n'est-elle atteinte que d'une indisposition passagère ou même d'une maladie légère, qui ne durera probablement que quelques jours, il n'y a pas lieu de s'alarmer outre mesure, car il est probable que l'enfant ne s'en ressentira que très peu et que tout rentrera dans l'ordre avec le retour de la nourrice à la santé. On a même vu des femmes atteintes de rhumatisme articulaire aigu, de pneumonie, de fièvre typhoïde ou autre maladie grave, continuer à allaiter, sans que l'enfant parût en souffrir. Mais, comme ces cas sont exceptionnels, il est toujours plus prudent, quand la nourrice est atteinte d'une maladie qui doit durer plusieurs semaines, de lui faire suspendre l'allaitement, sans attendre que la sécrétion du lait soit tarie ou altérée au point de compromettre la santé du nourrisson. En tout cas, dès qu'on constate des troubles dans les fonctions intestinales de l'enfant ou simplement de l'agitation, des cris, de l'insomnie et que ces phénomènes persistent pendant plusieurs jours, il n'y a pas à hésiter : il faut immédiatement se procurer une autre nourrice.

Quelle est la conduite à tenir avec les nourrices dont les seins sont malades ? S'il ne s'agit que de simples crevasses ou gerçures du mamelon (92), il n'est généralement pas nécessaire de faire interrompre l'allaitement. Cependant, comme on a remarqué que ces lésions coïncident souvent avec un lait pauvre et insuffisant, il faut s'en défier et changer de nourrice, si l'on constate que l'enfant ne profite pas convenablement.

A plus forte raison doit-on être très circonspect lorsque la personne qui allaite est atteinte d'un engorgement, d'un phlegmon ou d'un abcès du sein (93, 94, 95), affections qui entraînent presque toujours l'appauvrissement du lait et quelquefois même le mélange de ce liquide avec du pus. Le remplacement de la nourrice est nécessaire dans ces cas, à moins que la santé de l'enfant ne paraisse pas souffrir et que cette femme présente encore un des seins en bon état et capable à lui seul de fournir la quantité de lait nécessaire jusqu'à la guérison du sein malade.

Il est des nourrices qui, malgré les attributs d'une santé florissante, ne font que de pauvres nourrissons. parce que leur lait, trop riche, est mal supporté par l'enfant et passe à travers le tube digestif sans être convenablement digéré (65). Dans ces conditions, si la nourrice ne peut pas, par un régime approprié, modifier les qualités de son lait, il devient nécessaire de suspendre l'allaitement et de prendre une autre nourrice dont le lait soit plus en rapport avec les forces digestives de l'enfant.

La trop grande richesse du lait est exceptionnelle chez les nourrices; elles pèchent bien plus souvent par insuffisance ou pauvreté de ce liquide (65). On voit alors les enfants dépérir plus ou moins rapidement et, si l'on n'y remédie pas à temps, ils sont bientôt pris de coliques, de diarrhée et de vomissements avec toutes leurs conséquences. Or il est à remarquer que les nourrices, lorsqu'elles sentent leur lait diminuer ou même disparaître, n'ont généralement qu'une idée, celle de détourner l'attention des parents. Dans ce but, elles donnent à teter plus souvent à leur nourrisson, sous prétexte qu'il a faim ou qu'il souffre des dents, et redoublent de soins à son égard. Il nous est arrivé très souvent, en entendant crier un enfant ou en voyant ses chairs molles, son aspect chétif et malingre, de déclarer que sa nourrice n'avait plus de lait, tandis que les parents soutenaient qu'elle était excellente et vantaient les soins minutieux qu'elle prodiguait à son nourrisson. Nous engageons les familles à ne pas se laisser prendre à ces zèles trop intéressés. Il faut qu'elles sachent que toutes les fois qu'un enfant tette avec force, sans qu'on voie le lait couler sur le bord de ses lèvres, toutes les fois qu'après avoir pris le sein il crie, au lieu de dormir, il est à présumer que la nourrice n'a plus assez de lait et que son remplacement est nécessaire.

Le retour prématuré des règles chez une nourrice doit-il entraîner son remplacement par une autre? Le médecin est fréquemment consulté à cet égard par les mères, car celles-ci s'inquiètent généralement beaucoup de l'influence que ce retour peut avoir sur la santé de leur enfant (70). Il arrive parfois que la réapparition des règles chez une nourrice entraîne des troubles intestinaux (coliques, vomissements, diarrhée) chez son nourrisson; mais c'est un fait rare; le plus souvent, l'enfant n'en paraît nullement affecté. La conduite à tenir n'est donc pas la même dans tous les cas. Si l'enfant ne souffre pas de ce retour ou n'en souffre que passagèrement, il n'y a pas de motifs suffisamment sérieux pour changer de nourrice; mais si la santé du nourrisson se dérange tous les mois et si l'on constate, au moyen de la balance ou de toute autre façon, qu'il dépérit, il faut lui donner une autre nourrice.

Si le retour des règles met très rarement dans la nécessité de changer de nourrice, il n'en est pas de même de la grossesse (71). Une nourrice qui devient enceinte doit être remplacée immédiatement, car, en continuant d'allaiter, elle serait préjudiciable non seulement à son nourrisson, mais encore au petit être qu'elle porte dans son sein. C'est pour ces raisons qu'il est bon de surveiller les nourrices d'assez près pour qu'elles ne puissent pas faire de mauvaises connaissances, si elles sont filles, et pour les tenir aussi éloignées que possible de leur mari, si elles sont mariées.

Il y a également avantage, le plus souvent, à ne pas garder une nourrice sujette à de violents accès de colère. Nous avons déjà vu (69, 113) que les émotions vives, quelle qu'en soit la nature, peuvent rendre le lait nuisible aux enfants, en troublant les digestions ou en déterminant des crises convulsives.

De même, la tristesse, les chagrins profonds, l'espèce de nostalgie qui s'empare quelquefois des nourrices éloignées de leur famille, peuvent retentir d'une façon fâcheuse sur la santé de leur nourrisson et nécessiter un changement de lait.

Il est enfin des nourrices dont le caractère est si désagréable, qui, selon l'expression consacrée, sont si difficiles à vivre, qu'il y a avantage, — quelque bonnes qu'elles soient sous les autres rapports, — à s'en débarrasser le plus vite possible pour ramener la tranquillité dans une maison.

Puisque nous avons été amené à parler du caractère des nourrices, il est une question dont nous voulons dire quelques mots, parce qu'elle préoccupe beaucoup certaines familles : *la nourrice peut-elle transmettre ses inclinations morales à son nourrisson?* Cette transmission était admise par les anciens, mais nous pensons avec M. Fonssagrives que cette transfusion, par l'intermédiaire du lait, des qualités ou des défauts d'une nourrice, n'est qu'un préjugé. Les enfants nourris avec du lait de chèvre ne sont, quoi qu'on en ait dit, ni plus vifs, ni plus indociles, ni plus *capricants* que les autres, et les mères peuvent, sans danger de déchéance intellectuelle, remplacer le lait d'une nourrice par du lait d'ânesse.

Nous n'avons pas la prétention d'avoir indiqué toutes les causes qui peuvent engager une mère à changer de nourrice; nous nous sommes borné à montrer la conduite à tenir dans les cas les plus fréquents. Malgré cela, nous avouons que la situation est souvent difficile à apprécier. Aussi la famille fera-t-elle toujours bien de consulter à cet égard son médecin, qui démontrera le peu d'importance des craintes maternelles, ou bien, les partagera et ordonnera le changement de nourrice.

137. **Des changements de nourrice.** — La plupart des familles sont très péniblement affectées à l'idée de changer de nourrice. Mais qu'elles se rassurent, ce changement n'a pas les graves inconvénients qui lui sont généralement attribués. Sans doute, il est désagréable d'avoir affaire à un nouveau visage, à un caractère différent de celui auquel on était accoutumé et d'avoir à recommencer l'éducation d'une nourrice, qu'il faut former et plier aux habitudes de la maison. Mais ces désagréments sont peu de chose, si l'on a la satisfaction de voir que le nouveau lait convient à l'enfant et lui rend la santé.

Un changement de nourrice, fait à propos et pour des motifs raisonnables, est sans inconvénient pour le nourrisson, puisque celui-ci n'est exposé qu'à trouver mieux que ce qu'il quitte. Du reste, aurait-on la mauvaise chance de faire de nouveau un choix malheureux, le mal ne serait pas bien grand, car on peut, après avoir perdu une première nourrice, en prendre successivement deux ou trois autres, jusqu'à ce qu'on ait le bonheur d'en rencontrer une convenable. Il vaut toujours mieux changer de nourrice, que d'en garder une qui ne convient pas à l'enfant.

Ce n'est pas une raison, cependant, pour opérer ce changement à la légère, par caprice ou pour des motifs futiles. Aucune nourrice n'étant parfaite sous tous les rapports, il faut souvent savoir supporter un petit défaut, de crainte qu'en voulant mieux on trouve plus mal. Mais une fois le changement décidé et, autant que possible, approuvé par le médecin de la famille, il est bon de n'en prévenir la nourrice qu'au moment même où l'on est en mesure de la remplacer. En effet, si elle apprend trop tôt qu'on se propose de la renvoyer, le dépit qu'elle ressent de cette résolution peut la faire partir avant qu'on soit pourvu d'une autre nourrice ou nuire aux qualités de son lait et amener des désordres dans la santé de l'enfant.

Beaucoup de parents s'imaginent qu'un enfant habitué à une nourrice ne veut pas prendre le sein d'une autre femme. C'est une erreur contre laquelle on ne saurait trop prémunir les jeunes mères. Un nourrisson de six à huit mois, qui a beaucoup de connaissance, peut évidemment témoigner, au premier abord, de la répugnance à prendre le sein d'une autre femme, mais ce ne sera pas de longue durée, si l'on a soin de le laisser quelques heures sans teter. Du reste, il est toujours possible de profiter de la nuit ou de se placer dans un lieu obscur pour lui présenter le sein la première fois. Si le lait est abondant et succulent, l'enfant ne tardera pas à s'habituer à sa nouvelle nourrice, surtout si celle-ci est assez intelligente pour le distraire et se l'attacher.

ARTICLE IV

ALLAITEMENT AU PIS D'UN ANIMAL

138. **Avantages et inconvénients de l'allaitement au pis d'un animal.** — A défaut d'une bonne nour-

rice, l'allaitement direct au pis d'un animal peut rendre de grands services. Il a cet avantage sur l'allaitement artificiel au biberon, au verre ou à la cuiller, que l'enfant prend le lait à sa température normale, *encore vivant,* si nous pouvons nous exprimer ainsi, et que, par les mouvements de succion qu'il exerce, il mêle ce liquide intimement avec la salive. Malgré ces avantages, l'allaitement au pis d'un animal, quoique encore usité dans quelques pays, a perdu beaucoup de la vogue dont il jouissait autrefois. Il faut bien avouer du reste que, s'il est assez commode à la campagne, il est peu pratique dans les grandes villes, sans compter que la plupart des mères éprouvent de la répugnance à voir leur enfant suspendu aux trayons d'un animal.

Ce système d'allaitement est actuellement presque exclusivement réservé pour les cas où il est nécessaire d'administrer à un enfant malade certains médicaments par l'intermédiaire du lait qu'il prend. Dans ce but, on fait absorber aux animaux, à l'intérieur ou par des frictions sur la peau, divers remèdes, tels que le mercure, l'iode, etc., de façon à imprimer à leur lait les propriétés curatives de ces substances. Ce liquide devient ainsi pour l'enfant un agent thérapeutique, en même temps qn'un aliment. Or, ce résultat ne pourrait pas être obtenu avec une nourrice, à moins de la soumettre à un traitement qui n'est pas toujours innocent pour les personnes en bonne santé.

Les femelles mammifères dont on pourrait faire usage pour l'allaitement des enfants sont les ânesses, les chèvres, les brebis, les juments, etc. En pratique, on n'emploie que l'ânesse et la chèvre.

139. **Anesse.** — L'ânesse, par sa sobriété, par la manière dont elle supporte un long séjour à l'écurie,

mais surtout par la composition chimique de son lait, qui se rapproche beaucoup de celui de la femme, mériterait la préférence sur les autres animaux, si elle était plus docile et si elle savait, comme la chèvre, prendre une position commode pour l'enfant. En somme, le lait d'ânesse, malgré ses excellentes qualités, ne peut guère être administré qu'après avoir été trait; aussi doit-il être réservé pour les cas où l'enfant est élevé au biberon.

140. Chèvre. — En fait, c'est la chèvre que l'on emploie le plus souvent; elle présente, en effet, de grands avantages, surtout dans les endroits où elle peut vivre en liberté et trouver ses aliments de prédilection. La douceur, la facilité avec laquelle on la dresse à présenter la mamelle à l'enfant, l'attachement qu'elle est susceptible de contracter pour lui, l'abondance et les qualités de son lait, la forme et la grosseur de ses trayons que la bouche de l'enfant peut saisir facilement, motivent cette préférence. Il faut, autant que possible, choisir une chèvre parmi les espèces qui n'ont point de cornes, qui ont les poils longs, touffus et blancs, parce que leur lait est presque dépourvu d'odeur. Une chèvre d'un naturel doux, qui a déjà nourri un autre enfant, qui est jeune et qui a mis bas récemment doit être préférée.

Comme dans les autres modes d'allaitement, il est nécessaire de mettre un intervalle d'au moins deux heures entre chaque tetée.

L'enfant étant placé dans un berceau peu élevé au-dessus du sol ou bien étendu par terre sur un petit oreiller, on amène la chèvre qui reste debout ou se couche sur un tapis, de façon que ses pis correspondent à la bouche de l'enfant.

Inutile de dire que la plus grande propreté est

nécessaire et qu'il faut laver les pis de l'animal à l'eau tiède avant chaque tetée. Du reste, on est étonné combien la chèvre se salit peu, quand on a soin de la faire reposer à l'étable sur de l'herbe ou de la paille toujours bien sèches. Il est nécessaire de lui faire prendre l'air chaque jour et de surveiller son alimentation, car celle-ci a une grande influence sur les qualités du lait. Les racines doivent être évitées, car elles donnent à ce liquide un goût âcre. Nous ne ferons d'exception que pour les carottes qui, avec un peu d'herbe fraîche, de luzerne et de tourteaux de maïs, doivent faire le fond de la nourriture des chèvres nourrices.

ARTICLE V

ALLAITEMENT AU BIBERON OU ALLAITEMENT ARTIFICIEL

> Les enfants qui mangent de tout ou qui mangent toujours sont rarement des enfants bien portants. BROCHARD.

141. Avantages et inconvénients de l'allaitement artificiel. — L'*allaitement artificiel* consiste à donner au nouveau-né, que l'on prive du sein de sa mère ou d'une nourrice, le lait d'un animal (vache, chèvre, ânesse, etc.).

Ce mode d'allaitement tend à se répandre de plus en plus, et c'est un fait très regrettable, car, il ne faut pas se le dissimuler, l'allaitement artificiel quoique moins funeste aux enfants que l'alimentation prématurée avec des soupes et des bouillies, les expose à des accidents sérieux et fait chaque année de nombreuses victimes. Et comment en serait-il autrement, quand on songe combien il est parfois difficile de se procurer du bon lait, de le conserver dans un état suffisant de fraîcheur, de toujours l'administrer à une température convenable et de proportionner à l'âge de l'enfant la quantité d'eau qu'on y ajoute? Du reste, surmonterait-on ces difficultés, pourra-t-on remplacer la tendresse vigilante que l'enfant trouve chez sa mère et la bienfaisante incubation que celle-ci lui imprime en le maintenant contre son sein?

Le docteur Gauneau cite une expérience souvent renouvelée et que tout le monde peut refaire. Prenez, au hasard, dans une portée, un jeune chat, le plus fort, si vous voulez, et élevez-le avec du lait de vache. Bientôt votre élève, triste, les yeux chassieux, le poil terne, les mouvements lents et incertains, traînera une existence pénible, tandis que ceux que vous aurez laissés à la mère seront alertes, gras, auront le poil luisant, les yeux vifs et joueront sans cesse autour du vôtre. Replacez votre élève sous sa mère, ne vous occupez plus de lui, et vous verrez sa santé revenir bien vite. Il en est exactement de même avec les enfants; ce n'est pas toujours impunément qu'on les prive du sein, car la statistique a prouvé que la plupart des enfants qui meurent dans leur première année sont des enfants élevés au biberon. Ce n'est donc pas sans raison que la plupart des médecins considèrent l'allaitement artificiel comme dangereux, surtout dans les grandes villes, où il est si difficile de se procurer du lait qui ne soit pas falsifié (147). L'allaitement artificiel est particulièrement funeste aux nouveau-nés pendant les grosses chaleurs de l'été, parce qu'à ce moment de l'année il est beaucoup plus difficile de se procurer du bon lait ou de prévenir son altération, et qu'il suffit souvent que ce liquide ait commencé à tourner pour entraîner des accidents gastro-intestinaux plus ou moins graves (diarrhée, entérite, cholérine, etc.).

Toute mère qui peut nourrir elle-même son enfant et qui le soumet aux dangereux hasards d'un allaitement au biberon, non seulement double ou triple ses chances de mort, mais encore se donne beaucoup plus d'embarras et de soucis qu'elle n'en aurait eus avec l'allaitement au sein (79). De l'avis de toutes les mères qui ont fait l'expérience comparative des deux méthodes, l'allaitement artificiel est plus difficile et plus pénible, car il exige beaucoup plus de patience et de soins minutieux.

La vérité, cependant, nous oblige à dire que l'allaitement au biberon, prudemment conduit, ne mérite pas tous les reproches qu'on lui a adressés. Il peut devenir une ressource précieuse à la campagne et même dans les petites villes, toutes les fois qu'on peut avoir à sa disposition du bon lait et que la mère intelligente et dévouée veut bien y mettre les soins et l'attention désirables. Nous avons vu, à Genève et dans ses environs, nombre d'enfants qui, élevés au biberon, se portaient parfaitement bien. Nous avouons même, qu'en face des hécatombes lamentables qui résultent de l'allaitement par une nourrice à la campagne, nous conseillons souvent, de préférence, l'allaitement au biberon, parce que si l'enfant est privé du lait de sa mère, il continue au moins à en recevoir les soins, que rien ne saurait remplacer.

Du reste, on n'a pas toujours le choix et il est nombre de circonstances où l'on est bien obligé d'avoir recours à l'allaitement artificiel.

L'enfant peut être né avant terme et ne pas avoir la force de prendre le sein; il peut être atteint d'un vice de conformation des lèvres ou de la bouche (bec-de-lièvre, fissure palatine, difformité de la langue, etc.), qui l'empêche de saisir le mamelon et d'opérer la succion ; il peut encore être atteint d'une affection contagieuse, telle que la syphilis ou la gale, qui s'oppose à ce qu'on le confie à une nourrice, dans la crainte de lui communiquer le même mal.

Dans d'autres cas, c'est la mère qui ne peut nourrir elle-même son enfant, pour cause d'insuffisance de lait, de mauvaise conformation des mamelons ou pour cause de faiblesse de constitution. Il est vrai que l'enfant pourrait être confié à une nourrice, mais toutes les familles ne sont malheureusement pas dans des positions de fortune qui leur permettent de faire cette dépense, et, faute d'argent, elles sont bien obligées d'avoir recours à l'allaitement au biberon.

Parfois la mère, riche en lait dans les premières semaines de l'allaitement, le voit bientôt diminuer ou s'appauvrir, ce qui se traduit chez l'enfant par l'amaigrissement et la perte des forces. Sachant que la tentative d'élever son enfant entièrement au sein sera sans succès, elle peut être naturellement tentée de l'élever au biberon, dès la naissance même.

Comme on le voit, il est des cas où l'allaitement artificiel est pour ainsi dire forcé; du reste, n'en serait-il pas ainsi, il faut reconnaître que ce mode d'allaitement est actuellement si répandu dans toutes les classes de la société, que se borner à en montrer les inconvénients et les dangers serait une faute. Nous devons donc l'étudier et examiner les règles qui lui sont applicables, pour qu'il donne les meilleurs résultats possibles.

142. Des différents systèmes d'allaitement artificiel. — L'allaitement artificiel peut se pratiquer de différentes manières. Le lait peut être administré à l'aide d'un verre, d'une timbale, d'une cuiller, etc.; on se sert même, encore aujourd'hui, dans beaucoup de localités, d'une sorte de petite burette qui a fait donner à ce mode d'alimentation des enfants le nom d'*allaitement au petit pot*. Ces divers ustensiles présentent de nombreux inconvénients. Non seulement ils exposent à mouiller les vêtements et le lit de l'enfant, mais encore, en donnant lieu à une ingurgitation irrégulière, trop lente ou trop rapide du liquide qu'ils contiennent, ils provoquent souvent des vomissements ou des quintes de toux très pénibles pour le nouveau-né. De plus, l'absence de tout effort naturel de succion chez l'enfant fait que le lait ne séjourne pas dans la cavité buccale et arrive dans l'estomac sans avoir été insalivé, grave inconvénient qui devient bientôt une cause de digestions difficiles. Aussi l'allaitement à la cuiller ou au petit pot ne doit-il être employé que lorsque l'enfant, pour une raison ou pour une autre (bec-de-lièvre, faiblesse, etc.), ne peut pas faire les efforts de succion nécessaires pour extraire le lait d'un biberon. En dehors de ces cas particuliers, l'allaitement artificiel doit se faire à l'aide d'un biberon, parce qu'au moyen de cet instrument le nouveau-né tette le lait qui doit le nourrir, et que, grâce à cette succion, il provoque la salivation nécessaire à la digestion. Le biberon ne laisse couler le lait qu'au gré de l'enfant, c'est-à-dire lentement et graduellement, ce qui prévient les quintes de toux et les vomissements. Si nous ajoutons que le biberon, en conservant en quelque sorte à l'enfant l'habitude de teter, rend la remise au sein plus facile si elle devient nécessaire pour sa santé, on comprendra pourquoi l'allaitement au moyen d'un biberon est préférable à l'allaitement au petit pot, à la tasse ou à la cuiller.

143. Avantages et inconvénients des différents systèmes de biberons. — Tout biberon se compose essentiellement d'un *récipient*, d'un *embout* ou *monture* et d'un *mamelon*. Comme il serait trop long de décrire tous les systèmes de biberons, nous nous contenterons d'exposer brièvement les avantages et les inconvénients de ceux qui sont les plus connus.

La forme du récipient n'a pas grande importance ; il est cependant bon que l'appareil soit aplati sur une de ses faces au moins, de manière à ne pas rouler lorsqu'on le dépose sur un meuble.

On fait des *biberons métalliques*, en argent, en étain, etc. A part leur avantage d'être incassables, ils n'offrent que des inconvénients. Non seulement ils ne permettent pas de voir par transparence les impuretés qui peuvent rester attachées à leurs parois, mais encore ils peuvent contenir du plomb, être attaqués par le lait et donner lieu à des accidents sérieux.

Les biberons en verre doivent seuls être employés.

L'*embout*, dans un biberon, est la partie qui sert, à la fois, à boucher le récipient et à supporter le mamelon. Cet intermédiaire n'est cependant pas d'une absolue nécessité, et il est des biberons dans lesquels le mamelon s'applique directement sur le col de la bouteille. C'est en particulier le cas pour le *biberon Limande,* dont nous parlerons en détail dans un instant, en raison de la préférence que nous lui accordons sur tous les autres (144). L'embout dans un biberon présente, en effet, divers inconvénients. Il complique inutilement l'instrument et rend son nettoyage beaucoup plus difficile. Or, un biberon exige une excessive propreté. Il suffit que quelque impureté séjourne, soit dans le récipient, soit dans les différentes pièces qui constituent l'embout, pour altérer immédiatement les qualités du lait qu'on y verse. Il n'en faut pas davantage pour déranger les digestions d'un enfant. Plus il faut de temps pour démonter les différentes parties d'un biberon, les laver soigneusement et les remonter, plus on a de chances de voir le nettoyage ne pas se faire ou se faire mal. Pour ces raisons, nous rejetons les biberons à embout en général, mais surtout ceux dont la monture, en buffle, bois ou ivoire, est fixe ou à vis. Ces derniers sont, en effet, particulièrement difficiles à démonter et à nettoyer, à cause du gonflement que leurs différentes pièces subissent sous l'influence de l'humidité.

Le *mamelon* ou *tetine*, dans un biberon, est la partie destinée à être saisie par la bouche de l'enfant. Ce mamelon peut présenter divers inconvénients, suivant la substance dont il est composé. On en fait en verre, en métal, en tetine de vache, en liège, en caoutchouc, en ivoire ramolli, etc., etc.

Les *mamelons en verre, en étain*, malgré le linge dont on les enveloppe, pressent douloureusement sur les gencives, les irritent et déterminent souvent des indurations qui entravent la poussée des premières dents (biberon parisien).

Les *mamelons en tetine de vache* (biberon de Breton, de Thiers, de Leplanquais), sont très souples, mais la substance animale dont ils se composent s'altère assez vite et contracte une odeur ammoniacale et acide désagréable, quelle que soit l'attention qu'on mette à les maintenir dans l'eau pure, dans l'intervalle des tetées. On est obligé de les changer très souvent.

Les *mamelons en liège* (biberon en spirale de Darbo) sont à la fois souples et résistants ; malheureusement ils se cassent facilement et prennent à la longue un peu d'odeur.

Les *mamelons en ivoire ramolli* proposés par Charrière, (biberon de Charrière, de Mathieu), présentent certains avantages. Tout en s'assouplissant sous l'influence de l'humidité, ils conservent une certaine résistance favorable à la succion et ne contractent pas d'odeur désagréable. Ils conviennent surtout aux enfants déjà forts. Le seul inconvénient qu'ils présentent c'est, outre leur prix assez élevé, de se fendiller avec facilité quand on n'a pas le soin de les tenir constamment humides.

Quant aux *mamelons en caoutchouc ordinaire ou vulcanisé*, ils sont des plus commodes; aussi entrent-ils dans la composition d'un très grand nombre de biberons. Ils ne sont cependant pas sans avoir aussi leurs inconvénients. On leur a reproché non seulement de se ramollir, de s'aplatir et de prendre souvent une odeur désagréable, qui les fait repousser par les enfants, mais encore, ce qui est plus grave, de renfermer quelquefois des substances métalliques, telles que le zinc et même le plomb, qui les rendent dangereux pour les enfants. Cette objection est surtout fondée pour certains caoutchoucs vulcanisés. Il est bon de savoir, cependant, qu'on fait actuellement d'excellent caoutchouc, qui ne présente pas cet inconvénient. De là, la nécessité d'apprendre à distinguer les mamelons en caoutchouc pur, des mamelons en caoutchouc contenant des oxydes métalliques. Les mamelons en caoutchouc pur présentent une ou deux soudures bien visibles; leur coupe est nette, brune, luisante; ils sont minces, élastiques, extensibles ; mis entre l'œil et la lumière, ils paraissent demi-transparents, avec une coloration brunâtre. Les mamelons en caoutchouc qui renferment des oxydes mètalliques, n'ont pas de suture; leur coupe offre une surface mate, grise ou gris blanc, sur laquelle on aperçoit une ponctuation blanchâtre; ils sont plus épais, moins extensibles, à peine élastiques, tout à fait opaques. Leur pesanteur spécifique n'est pas non plus la même; tandis que le bon caoutchouc flotte sur l'eau, l'autre se précipite au fond.

Dans beaucoup de biberons, l'embout ou le bouchon est traversé par un *tube*, dont une des extrémités porte le mamelon, tandis que l'autre plonge dans le lait contenu dans le récipient, de façon à permettre à l'enfant d'aspirer le liquide jusqu'à ses dernières portions. Cette aspiration est assez facile pendant quelques minutes, parce que le lait étant chaud, l'air contenu dans le biberon est dilaté et exerce sur le liquide une pression qui a pour résultat de faciliter son ascension dans le tube, mais une fois que l'enfant a tiré quelques gorgées, il n'en est plus de même; l'air du récipient étant raréfié, n'exerce plus sur le liquide la même pression, le lait cesse de monter dans le tube et l'enfant s'épuise en efforts de succion, à moins que la mère avertie par ses cris, ne soulève le bouchon pour permettre la rentrée d'une suffisante quantité d'air et rétablir la pression nécessaire.

Bien des biberons présentent cet inconvénient; c'est pour y parer que quelques inventeurs ont été conduits à pratiquer dans le bouchon ou l'embout une seconde ouverture, dite *prise d'air*. Malheureusement cette prise d'air, si elle favorise l'écoulement du lait, présente le grave inconvénient de transformer le biberon en véritable siphon, d'où l'écoulement continuel du lait dès que l'appareil est amorcé. L'enfant ne fait plus alors aucun effort de succion, condition nécessaire pour une bonne digestion; le lait arrive abondamment et continuellement dans sa bouche, remplit rapidement son estomac et provoque le vomissement,

Si l'enfant lâche le mamelon, il se trouve inondé par le lait qui continue à s'écouler par l'extrémité du tube.

C'est en raison de ces inconvénients, que quelques inventeurs ont imaginé d'ajouter à leur prise d'air, une espèce de *soupape*, de façon que l'air ne pénètre dans l'intérieur du récipient que lorsque sa pression y est insuffisante. Tels sont : le biberon Montchauvault, le biberon Joannard, le biberon Brière, et le plus répandu actuellement, le biberon Robert. L'idée de la soupape est évidemment très ingénieuse, malheureusement la pratique ne donne pas complètement raison à la théorie. Souvent la soupape, au bout de quelques jours, ne fait plus son office; elle laisse une ouverture béante qui admet l'entrée libre de l'air, et le biberon fait siphon.

La plupart des biberons à prise d'air et à soupape sont munis d'un *long tube extérieur flexible*, le plus souvent en caoutchouc, à l'extrémité duquel se trouve le mamelon ou tetine. Ce long tube extérieur (biberon de Thiers, de Salmers, de Mathieu, de Robert), permet de faire boire l'enfant dans toutes les positions possibles. Aussi place-t-on généralement le biberon dans le berceau à côté de l'enfant, qui passe alors sa journée à teter, le plus souvent à vide. Inutile de démontrer combien cette pratique est dangereuse. Ces biberons à longs tubes doivent être rejetés, parce qu'ils prennent rapidement une mauvaise odeur et sont très difficiles à nettoyer, quel que soit le soin qu'on mette à y passer la brosse plusieurs fois par jour. Si l'on fend le tube avec des ciseaux dans toute sa longueur, on y trouve toujours des petits morceaux de lait caillé.

Toutes les fois que, dans notre clientèle, nous nous trouvons en présence de ces biberons à long tube (biberon Robert et autres) nous nous empressons de les faire mettre de côté, non seulement à cause des dangers que nous avons signalés plus haut, mais aussi parce qu'ils ralentissent la surveillance des mères et favorisent la paresse ou la négligence des domestiques.

144. Choix d'un biberon. — En face des imperfections nombreuses que présentent les biberons, auquel donnerons-nous la préférence? — A celui qui remplira le mieux les conditions essentielles suivantes :

1° *Le biberon ne doit pas être trop grand.* Il ne doit contenir que la quantité de lait nécessaire à l'enfant pour un repas. De cette façon on mesure, non seulement mieux la dose de liquide qui convient, mais encore on n'est pas tenté de laisser au fond du récipient un surplus de lait qui s'altérerait.

2° *Le biberon doit pouvoir être nettoyé dans toutes ses parties.* Les moindres parcelles de lait aigri, séjournant entre les pièces de l'appareil, peuvent suffire pour altérer la nouvelle quantité de liquide qu'on y introduit et troubler les digestions de l'enfant. Nous rejetons donc les biberons à tube, ou à embout fait de plusieurs pièces se vissant les unes sur les autres, parce qu'ils sont non seulement plus difficiles à entretenir dans un état de propreté minutieuse, mais encore exigent une instruction théorique et pratique que les familles sont souvent dans l'impossibilité de comprendre et encore moins d'appliquer.

3° *Le mamelon ne doit être ni trop mou, ni trop résistant, et ne laisser écouler le lait qu'avec une médiocre facilité.*

4° *Le biberon doit toujours être tenu à la main.* C'est le seul moyen de savoir, d'une manière certaine, comment l'enfant boit, et de conduire son régime d'une manière convenable. Il faut donc absolument rejeter tout biberon muni d'un long tube extérieur; on sera ainsi certain que les domestiques ne le placeront pas dans le berceau, à côté de l'enfant, et que celui-ci ne sera pas exposé à teter à vide.

Une simple petite fiole de pharmacie de cent à cent cinquante grammes, à goulot allongé, qu'on coiffe d'un mamelon en caoutchouc, peut remplir la plupart de ces conditions. Point de bouchon, point d'embout, point de tube, tels sont les avantages de ce biberon bien simple. Il a cependant l'inconvénient de ne pas présenter de prise d'air, d'où résulte que l'enfant, après avoir avalé quelques gorgées de lait, peut éprouver quelque peine à aspirer le liquide, à moins que la mère n'ait la précaution de rétablir la pression nécessaire à l'écoulement du lait, en enlevant le bout de caoutchouc pendant un instant.

C'est pour parer à cette défectuosité, que le biberon Limande a été inventé. Le **biberon Limande** se compose d'une bouteille en verre, aplatie, à goulot allongé qu'on coiffe d'un mamelon en caoutchouc percé d'un petit trou à son extrémité. Ce biberon ne se distingue des bouteilles ordinaires que par la présence d'une ouverture ronde sur l'une de ses faces. Cette ouverture peut servir pour l'introduction du lait dans le récipient, mais tel n'est pas son but principal; elle sert surtout à régler l'écoulement du lait par l'extrémité du mamelon. Pour cela, tenant le biberon à pleine main, on applique la pulpe du pouce sur l'orifice. Tant que l'enfant tette avec facilité, on laisse le pouce en place, mais dès qu'on s'aperçoit qu'il est obligé de faire des efforts de succion plus énergiques, on soulève le pouce pour permettre à l'air de pénétrer dans le récipient et rétablir, ainsi, la pression nécessaire à l'écoulement du liquide. Le pouce joue donc, dans ce cas, le rôle de la soupape que nous avons vu figurer dans un grand nombre de biberons; mais, dans ce cas, il s'agit d'une soupape intelligente, qui ne se détériore pas, et, c'est là ce qui fait sa supériorité sur toutes les autres.

Ce biberon, de même que le *biberon du Dr Rapin* (de Lausanne) qui lui ressemble beaucoup, nous paraît répondre le mieux à l'ensemble des conditions que doit remplir un bon biberon; il est peu coûteux, très simple, très facile à nettoyer et exige d'être tenu à la main; aussi a-t-il nos préférences.

Malgré tous ses avantages, ce biberon exige cependant quelques précautions et quelques soins. On doit faire attention que le mamelon de caoutchouc, dont on coiffe le goulot, ne soit pas percé d'un trou trop large. Il est important, en effet, que le lait ne coule pas trop facilement. Il faut que l'enfant soit obligé de teter pour aspirer le lait contenu dans la bouteille; cette succion a pour effet de faire sécréter la salive, et de ne permettre au liquide d'arriver dans l'estomac que lentement et graduellement, deux conditions essentielles pour une bonne digestion.

Il faut aussi avoir soin de ne pas introduire le mamelon trop profondément dans la bouche de l'enfant; on risquerait de provoquer le vomissement par chatouillement du voile du palais.

145. Précautions à prendre quand on se sert d'un biberon. — Quel que soit le biberon employé, il doit être nettoyé avec un soin minutieux. Il ne faut pas oublier, en effet, que les moindres parcelles de lait laissées dans le vase peuvent déterminer des fermentations acides dans le nouveau lait qu'on y met et provoquer des mauvaises digestions, des aphtes ou du muguet. Les entérites, si fréquentes chez les enfants soumis à l'allaitement artificiel, n'ont souvent pas d'autre cause qu'un lavage insuffisant du biberon. Il est donc nécessaire de démonter toutes les pièces de l'appareil, chaque fois qu'on veut s'en servir, de les nettoyer soigneusement à l'eau chaude, avec une brosse exclusivement réservée à cet usage, et de les faire tremper dans l'eau fraîche jusqu'au repas suivant. Le lavage doit être d'autant plus minutieux que le biberon est plus compliqué. Les biberons à longs tubes méritent à cet égard une attention particulière, en raison de la facilité avec laquelle des restes de vieux lait séjournent dans ces tubes, les encrassent et leur communiquent bientôt une odeur repoussante. Toute pièce qui prend une odeur de ranci doit être immédiatement changée.

On comprend combien les soins de propreté sont facilités, quand on se sert du seul biberon que nous recommandons : le biberon Limande. Il suffit en effet de laver le récipient à l'eau chaude et de laisser tremper le mamelon de caoutchouc dans l'eau pure, jusqu'à ce qu'on en ait de nouveau besoin.

La propreté du biberon, ou plutôt, des biberons, car on doit en avoir au moins deux, a une telle importance, et la négligence de la plupart des domestiques est si notoire, qu'il est nécessaire que la mère veille à ce que les ordres qu'elle leur donne à cet égard soient fidèlement exécutés. La mère qui ne peut nourrir elle-même son enfant, doit au moins veiller à ce qu'il souffre le moins possible de cette alimentation contre nature. C'est un devoir auquel elle ne doit pas faillir, si elle veut continuer à mériter son nom de mère. Pour la même raison, c'est la mère qui doit donner le biberon à son enfant et elle doit mettre à cette opération le même zèle que si elle l'allaitait de son propre lait. Un enfant vaut bien la peine qu'on s'occupe de lui. Aussi une bonne mère ne doit-elle jamais abandonner le biberon à son enfant dans le berceau; elle doit le tenir à la main et le lui retirer de la bouche, aussitôt qu'il est vide ou que l'enfant paraît avoir suffisamment teté.

Le biberon ne doit jamais contenir que la quantité de lait susceptible d'être prise en une seule fois. Si l'enfant n'absorbe pas tout le contenu du biberon, il faut jeter de suite ce qui reste et mettre du lait frais au repas suivant.

Nous n'avons tant insisté sur toutes ces précautions, que parce que c'est à elles qu'il faut attribuer la réussite ou la non-réussite de l'allaitement artificiel. Le moindre oubli, la plus minime négligence dans ces préceptes bien simples peut devenir une source de dangers.

146. **Choix du lait.** — On peut faire usage de lait d'ânesse, de lait de chèvre ou de lait de vache. L'analyse a démontré que de tous les animaux, c'est l'ânesse qui fournit le lait qui, par sa composition, se rapproche le plus de celui de la femme; mais son prix élevé l'exclut à peu près généralement de l'allaitement artificiel. Une bonne nourrice serait plus économique.

Le lait de chèvre et, à plus forte raison, le lait de brebis, à cause de leur richesse en beurre et en caséine, ne conviennent guère pour les premiers temps de l'allaitement artificiel, à moins d'être soumis à un coupage convenable.

En somme, c'est le lait de vache qui est le plus fréquemment employé, en raison de son prix modique et de la facilité avec laquelle on se le procure presque partout. En coupant convenablement le lait avec de l'eau et en ajoutant un peu de sucre, on forme un aliment qui convient parfaitement à l'enfant. Inutile de dire qu'il n'est pas possible d'imiter complètement le lait de femme, et, ce qui le prouve, c'est la différence qui existe entre ces deux laits, au point de vue de leur digestibilité respective. Tandis que le lait de femme se coagule dans l'estomac en une gelée ténue très digestible, le lait de vache se transforme en caillots épais d'une digestion plus laborieuse. C'est pour cette raison que les médecins anglais recommandent toujours d'ajouter, au lait du biberon, une ou deux cuillerées à bouche d'eau de chaux, pour qu'il se coagule dans l'estomac en caillots plus ténus et plus faciles à digérer.

147. **Falsifications du lait.** — On comprend sans peine que la condition essentielle pour mener à bien l'allaitement au biberon, est d'avoir à sa disposition du lait pur et toujours frais. Le plus sûr moyen d'en obtenir serait d'avoir une vache à soi, qu'on trairait au moment du besoin. Malheureusement c'est là un moyen qui n'est à la portée que des personnes qui habitent la campagne. Dans les villes, on est presque toujours obligé d'avoir recours à du lait qui, provenant du dehors, a passé par les mains de plusieurs intermédiaires. Or, les propriétaires de vaches et leurs employés, les ramasseurs, les voituriers et les crémiers, chacun à leur tour, trouvent intérêt à altérer la composition du lait. Aussi ne faut-il pas s'étonner si, malgré la sévérité de la police, ce liquide n'arrive le plus souvent au consommateur qu'après avoir été l'objet de manipulations répétées.

Les deux principales fasifications, celles qui se pratiquent sur une large échelle, sont l'écrémage et l'addition d'eau. Ces deux opérations ont pour résultat de modifier le lait dans sa densité, sa saveur et sa couleur.

Aussi, pour remédier à ces indices accusateurs et tromper le dégustateur, devient-il nécessaire de faire subir à ce liquide de nouvelles altérations. On y arrive par divers moyens. Pour rendre au lait sa saveur et sa densité, on y ajoute des matières sucrées, de la dextrine, de la fécule, de la farine, ou bien encore, des décoctions de riz, d'orge, de son ou de guimauve ; pour lui rendre sa couleur naturelle et lui donner de l'opacité, on l'additionne de caramel, de cassonade, de gélatine, de chicorée torréfiée, de carottes cuites au four ; pour le faire mousser et paraître riche en crème, on y met des blancs d'œufs, du bicarbonate de soude, etc. Bien que ces substances soient inoffensives, elles n'en laissent pas moins le lait privé d'une grande partie de ses qualités nutritives et, de ce fait, complètement impropre à l'alimentation des enfants. Aussi, ne saurions-nous trop engager les mères à s'assurer du lait qu'on leur livre, en le faisant analyser par un chimiste. Il existe à cet effet, dans presque toutes les villes de quelque importance, un laboratoire spécialement chargé de constater les falsifications des denrées alimentaires.

148. Lait provenant de vacheries ou d'étables modèles. — Pour diminuer les intermédiaires entre le campagnard et le consommateur, il s'est créé à maintes reprises des vacheries au sein des villes ; mais, il est à remarquer que les vaches de ces établissements, ne sortant jamais, ne tardent pas à tomber malades, ou sont trop peu nombreuses pour fournir le lait nécessaire à tous les clients. Certaines de ces étables urbaines ne possèdent même pas d'autre vache que celle qui est peinte sur l'enseigne de la maison, et, ne vendent pas d'autre lait que celui qui est venu de la campagne pendant la nuit.

La difficulté qu'on éprouve à se procurer du lait pur

dans les villes fait désirer la création d'étables modèles, dirigées par un médecin-vétérinaire et soumises au contrôle d'une commission compétente. Des établissements de ce genre existent dans plusieurs grandes villes d'Allemagne et de Suisse (Francfort-sur-le-Mein, Bonn, Cologne, Bâle, Genève, etc.) et jouissent d'une grande faveur auprès du public, qui en a reconnu les excellents effets. Ces étables sont bien aérées, convenablement éclairées et très proprement tenues. Inutile de dire que les vaches sont choisies avec la plus scrupuleuse attention, au point de vue de l'âge, de la race et de la santé et qu'on a le plus grand soin d'écarter, de suite, toute bête atteinte de tubercules, dans la crainte que sa maladie se transmettte aux nourrissons par le lait. Le régime des vaches est, en outre, l'objet d'une attention toute particulière : elles ne reçoivent pour toute nourriture que du foin et une certaine quantité de farine (farine de froment, d'orge, de maïs, d'avoine), régime qui donne au lait les qualités les plus propres à favoriser le développement des enfants. Ajoutons, enfin, que le transport de ce liquide se fait dans des récipients en verre, bouchés et étiquetés, de façon qu'ils ne puissent être l'objet d'aucune falsification dans le trajet.

Partout où c'est possible, c'est du lait de cette provenance qu'il faut donner aux nouveau-nés, dût-on le payer vingt ou trente centimes de plus par litre. Le bon lait n'a pas de prix ; le mauvais, par contre, quelque bon marché qu'il soit, est toujours trop cher, puisqu'il ne peut que faire du mal à l'enfant.

149. Lait des laiteries. Lait reçu directement de la campagne. — Le lait qu'on se procure dans les laiteries des villes n'offre, le plus souvent, aucune garantie comme pureté et comme fraîcheur ; c'est un mélange de laits de différentes provenances bien fait pour provoquer ces inflammations intestinales et ces cholérines qui emportent chaque année tant d'enfants.

Reçoit-on son lait directement de la campagne, il n'est souvent pas meilleur. A supposer qu'on puisse l'obtenir pur, il est toujours très difficile de le recevoir suffisamment frais. En voici les raisons : ce lait, dont la moitié est traite la veille au soir et l'autre moitié vers quatre ou cinq heures du matin, est mis sur un char, amené en ville sur une route poudreuse et exposée aux rayons du soleil, puis secoué pendant plusieurs heures sur le pavé des rues. Il ne faut pas oublier, en effet, que la tournée de ces campagnards pour fournir leur clientèle en ville, n'est souvent terminée que vers onze heures ou midi et, qu'en conséquence, le lait qu'ils charrient, en partie vieux de la veille, échauffé par le voyage, arrive à sa destination dans de très mauvaises conditions pour être consommé par un enfant en bas âge.

Aussi conseillons-nous aux mères, qui n'ont pas le bonheur d'avoir une étable modèle dans leur voisinage, de prendre leur lait chez un honnête fermier, peu éloigné de chez elles, en lui faisant comprendre que ce lait destiné à un petit enfant doit être indemne de toute altération, provenir d'une vache nourrie dans de bonnes conditions et être délivré, matin et soir, le plus tôt possible après la traite. Dans ce cas, il est nécessaire de fournir au fermier deux bouteilles ou deux bidons, de façon que l'un étant apporté rempli de lait et laissé entre les mains de la famille, l'autre soit rendu après avoir été soigneusement lavé à l'eau chaude. Mais, ce qui vaut encore mieux, c'est que la mère ou sa domestique se rende à l'écurie du fermier, matin et soir, au moment de la traite, de façon à avoir son lait aussi frais que possible, et l'apporte elle-même à la maison, en ayant soin de ne pas l'agiter dans le trajet, surtout en été, où le lait s'aigrit si vite.

150. **Y a-t-il lieu de préférer le lait provenant d'une seule et même vache?** — Il est un préjugé très répandu dans le monde des mères, c'est que l'enfant élevé au biberon ne peut se bien porter, qu'à condition d'avoir *du lait provenant d'une seule et même vache.* Aussi prennent-elles souvent leur lait chez un paysan qui ne possède qu'une vache. Ce système serait évidemment avantageux à certains égards, si l'on pouvait toujours s'assurer que cette vache est saine, qu'elle n'est pas pleine, qu'elle est bien soignée et reçoit un régime convenable, toutes conditions qui ont une influence capitale sur les qualités du lait. Malheureusement, si des parents peuvent à la rigueur s'assurer que cette vache n'est pas dans un état de gestation avancée et qu'elle n'est pas parquée dans une misérable écurie, où ne pénètrent ni l'air ni la lumière, il leur sera bien difficile de savoir si cette vache n'est pas tuberculeuse et si elle est soumise à un régime convenable. Or, il est à remarquer que la plupart des paysans cherchent à nourrir leur vache le plus économiquement possible, tout en tâchant d'obtenir le plus de lait possible. Il leur est indifférent que ce liquide soit de bonne qualité, car, qu'il soit bon ou mauvais, il ne leur est généralement pas payé un centime de plus. Aussi donnent-ils à leur vache de l'herbe, des betteraves, des navets, des feuilles de choux, des pelures de pommes de terre ou autres résidus de ménage, souvent même des tourteaux (résidus de certains végétaux dont on a exprimé de l'huile) et des drêches de brasserie (orge fermentée). Il résulte forcément de ce régime irrégulier de grandes inéga-

lités dans les qualités du lait, inégalités qui peuvent avoir une influence des plus fâcheuses sur la santé du nourrisson. En général, il vaut donc mieux s'adresser à un fermier possédant un certain nombre de vaches et recevoir le mélange des laits de toute son étable. Ce fermier, ne pouvant nourrir tout son troupeau des résidus de la ferme, est obligé de lui faire suivre un régime tous les jours sensiblement le même et dans lequel le foin entre forcément pour la plus large part. Ce lait étant plus égal, ne risque pas autant de déranger les digestions de l'enfant.

151. Précautions à prendre pour conserver le lait. — Ce n'est pas tout que d'avoir du bon lait, il faut encore savoir le conserver. On sait, en effet, que ce liquide abandonné à lui-même s'acidifie peu à peu, par formation d'acide lactique et tourne parfois dès qu'on le soumet à l'ébullition. Cette acidité se produit au bout de quelques heures en été. Pour obvier à cet inconvénient, quelques marchands au détail ajoutent à leur lait environ trente centigrammes de bicarbonate de soude ou de carbonate de potasse, par litre. Cette addition est sans inconvénients. C'est aussi dans le but de conserver le lait que beaucoup de ménagères le font bouillir, aussitôt qu'elles le reçoivent. Il se conserve en effet beaucoup mieux dans cet état, probablement parce que la chaleur détruit les ferments qui provoquent la fermentation du sucre de lait.

A ces deux moyens de conserver le lait, nous préférons celui qui consiste à le placer au repos dans un endroit frais et, même, pendant les chaleurs de l'été, dans un récipient rempli d'eau fraîche ou glacée. Toutes les ménagères savent aussi que pour conserver le lait, il est bon de le transvaser le moins possible; aussi, est-il souvent utile, aussitôt qu'on reçoit sa provision de lait, de la diviser en plusieurs portions, qu'on tient séparément au frais, en attendant qu'on en ait besoin.

Il n'est pas jusqu'à la nature du vase dans lequel on garde le lait qui n'ait de l'importance. Ce liquide doit être tenu dans un récipient d'une propreté toujours irréprochable; les vases en poterie de grès, en faïence, en porcelaine, en verre ou en cristal, sont ceux qui conviennent le mieux; les vases métalliques en cuivre, plomb, étain, zinc, doivent être, au contraire, absolument rejetés, car ils favorisent la coagulation rapide du lait. Inutile de dire que le récipient qui contient le lait doit toujours être couvert pour mettre le liquide à l'abri de la poussière.

152. **Coupage du lait.** — Les différences de composition que l'analyse révèle entre le lait de vache et le lait de femme, indiquent de suite qu'il serait imprudent d'administrer aux enfants nouveau-nés du lait pur. Le lait de vache est trop riche, trop fort, pour leur estomac. Aussi, malgré l'opinion contraire de quelques médecins, croyons-nous qu'il est nécessaire de couper, dans une certaine mesure, le lait destiné aux nouveau-nés et de ne le donner pur, que lors qu'ils ont atteint l'âge de cinq ou six mois.

Beaucoup de mères coupent le lait avec de la tisane de camomille, de fenouil, d'anis, pensant par là pouvoir combattre les coliques de leurs nourrissons; d'autres le coupent avec une décoction de mie de pain, d'orge, de gruau, de riz, de guimauve, de graine de lin, etc. Sauf les cas où ces liquides sont prescrits par le médecin dans un but spécial, ils doivent être absolument rejetés, car ils sont susceptibles, par leur fermentation, de communiquer au lait une odeur repoussante et de donner aux enfants des vomis-

9*

sements et de la diarrhée. L'eau pure est préférable; elle a en effet l'avantage de simplifier la préparation, d'être plus aérée et plus légère que tous les liquides qui ont bouilli. Cependant, si l'enfant a une tendance à la constipation, nous recommandons volontiers de couper le lait avec de l'eau d'avoine (156); s'il a de la diarrhée, nous conseillons plutôt un coupage avec de l'eau d'orge (156).

La proportion du mélange de lait et d'eau doit nécessairement varier suivant l'âge et les forces digestives de l'enfant. Pendant les deux premiers mois, le lait de vache doit être coupé de moitié d'eau; pendant les deux suivants, d'un tiers; puis, à moins que les digestions ne soient difficiles, avec un quart seulement jusqu'au sixième mois, époque à laquelle on peut généralement le donner pur.

Le lait de vache, sans être aigri, peut être légèrement acide, surtout en été, où les fermentations sont si rapides. Aussi, est-il souvent utile d'ajouter au lait du biberon, quelques cuillerées d'une solution alcaline, comme l'eau de chaux, l'eau de Vals, l'eau de Vichy ou une ou deux pincées de bicarbonate de soude ou de carbonate de potasse. Le lait sera ainsi mieux supporté et formera dans l'estomac des caillots de caséum plus ténus, qui seront plus facilement digérés. Cette addition est surtout nécessaire quand les selles de l'enfant prennent une coloration verdâtre ou renferment des grumeaux blancs de lait non digéré.

Le lait de femme étant plus doux que le lait de vache, il est bon d'ajouter un peu de sucre à ce dernier; mais il faut avoir soin de n'en mettre qu'une quantité modérée, car il ne digère pas toujours facilement. On se servira de préférence de sucre blanc, si l'enfant a de la tendance à la diarrhée, et de cassonade s'il est constipé. On peut remplacer le sucre ordinaire par de la lactine, poudre blanche d'un goût légèrement doux, ou par du sucre de lait; ce dernier produit est très recommandé par quelques médecins et mérite de l'être, puisque c'est du sucre de lait qui se trouve dans le lait de femme. On en met environ une cuillerée à café par biberon.

153. **Faut-il faire bouillir le lait?** — La peur des microbes envahit notre siècle; on en voit partout et jusque dans le lait. Aussi quelques médecins conseillent-ils de toujours bouillir le lait destiné aux petits enfants, pour tuer les germes de maladie qu'il peut contenir, s'il provient d'une vache tuberculeuse. Or, il n'a jamais été prouvé qu'une nourrice tuberculeuse ait rendu tuberculeux le nouveau-né qu'elle avait allaité, tandis qu'il est absolument démontré que le lait de vache, lorsqu'il est bouilli, dérange très souvent les digestions des enfants et les expose aux vomissements, à la diarrhée, à la cholérine, etc. Ce défaut de digestibilité du lait bouilli tient sans doute à ce que la cuisson dissout ses éléments et coagule l'albumine qui s'y trouve en dissolution.

Quand vient le moment de s'en servir, le lait doit être simplement chauffé à une température approchant, autant que possible, de celle qu'il a naturellement dans la mamelle, c'est-à-dire trente-sept degrés centigrades. Lorsqu'on donne du lait pur, il faut le faire chauffer au bain-marie dans le biberon lui-même, jusqu'au degré de chaleur convenable. Lorsque, au contraire, on coupe le lait avec de l'eau, la température voulue du mélange doit être obtenue en versant dans le lait une certaine quantité d'eau chaude et sucrée. Pour s'assurer que le contenu du biberon n'est ni trop chaud, ni trop froid, la mère doit toujours aspirer elle-même la première gorgée du liquide, ou bien être munie d'un petit thermomètre entouré d'un cadre de bois non verni, qu'elle introduit dans le biberon pendant le bain-marie, et qui lui permet d'apprécier exactement la température du liquide. Il existe bien des biberons à thermomètre, mais leur fragilité et leur prix élevé les rendent peu pratiques.

Il est beaucoup de personnes qui, pendant la nuit, pour ne pas avoir la peine de se relever et de préparer un biberon pour leur enfant, lui font finir le précédent. C'est là un très mauvais système, car le plus souvent les tubes et l'embout renferment du lait caillé et aigri qui peut troubler les digestions. D'autres personnes préparent le biberon avant de se mettre au lit et le placent à côté de l'enfant, pour que celui-ci, par la chaleur de son corps, le conserve à une douce température. Dans ce cas, il arrive souvent que le lait est presque froid lorsque vient l'heure de la tetée ; aussi ne saurions-nous trop engager les mères à mettre à la préparation du biberon pendant la nuit autant de soins que pendant le jour. Avec une bonne lampe à esprit-de-vin, on a bientôt fait de chauffer un peu d'eau et de la verser dans le lait du biberon pour lui donner la température convenable.

154. Intervalles à mettre entre chaque biberon pendant le jour et pendant la nuit. — Est-il nécessaire de régler les heures des repas de l'enfant? A différentes reprises déjà, nous avons démontré la nécessité de cette réglementation (100). Tout enfant qui a fait un bon repas ne ressent pas le besoin de manger avant que deux heures au moins se soient écoulées. Donc, s'il crie avant ce moment, on peut être assuré qu'il n'a pas faim et que ses cris sont l'expression d'un caprice ou d'une souffrance. Lui donner le biberon pour le calmer, comme le font la plupart des nourrices, ne réussit qu'à lui donner de mauvaises habitudes, lui troubler ses digestions, augmenter ses coliques et le faire crier davantage encore.

L'allaitement artificiel doit être conduit comme l'allaitement au sein ; on doit mettre un intervalle d'au moins deux heures entre deux tetées, pendant le jour, et de trois à quatre heures pendant la nuit (101, 102). Les infractions à cette règle ont encore une portée plus grave que quand il s'agit d'allaitement maternel. Les biberons doivent aussi devenir moins fréquents à mesure que l'enfant avance en âge. Après les trois ou quatre premiers mois, il peut déjà se passer de manger pendant la nuit et peut, dans le jour, ne prendre du lait que toutes les trois heures, et même moins souvent encore, si, à chaque fois, il prend de bonnes doses de lait.

Inutile de rappeler qu'il ne faut jamais réveiller un enfant, sous prétexte que l'heure est venue de lui donner le biberon. Il n'y a d'exception à cette règle que pour certains enfants très faibles, qui dorment presque continuellement et qui, s'ils n'étaient pas réveillés, de parti pris, à certaines heures déterminées, finiraient par se laisser mourir d'inanition (87).

155. **Quelle quantité de lait l'enfant doit-il prendre ?** — On comprend combien il serait difficile et même imprudent de formuler des règles rigoureuses à cet égard. Tous les enfants n'ont pas les mêmes besoins ; les uns sont gros mangeurs, les autres petits mangeurs ; tel régime qui conviendrait à l'un, ne conviendrait pas à un autre. Tout ce que nous pouvons faire à cet égard, c'est d'indiquer aux mères la quantité moyenne de lait que prennent les enfants qui se

développent normalement. La plupart des nouveau-nés prennent environ vingt à trente grammes de lait le premier jour, cent à cent cinquante le second jour, quatre cents à quatre cent cinquante le troisième jour et cinq cents à cinq cent cinquante le cinquième. Cette dernière dose doit s'élever progressivement à sept cent cinquante grammes jusqu'à la fin du quatrième mois. A partir de cette époque, la tetée varie de huit cent cinquante à mille grammes par jour; mais, nous le répétons, on ne doit pas s'attacher rigoureusement à ces chiffres. Tant que les garde-robes indiquent que l'enfant digère convenablement le lait qu'il prend et que tout va bien, il n'y a pas d'inconvénient à le laisser, à chaque biberon, satisfaire convenablement son appétit et prendre la quantité de lait qui lui convient.

156. — **Accidents qui peuvent survenir dans le cours de l'allaitement au biberon.** — L'allaitement au biberon est si difficile à bien conduire, il demande tant de précautions, de patience et de surveillance de la part des mères, qu'il n'est pas étonnant de le voir souvent donner lieu à des accidents plus ou moins sérieux. Il suffit presque toujours, pour combattre ces accidents et les éviter à l'avenir, d'en rechercher la cause, en se rappelant qu'ils peuvent tenir à une défectuosité ou à la malpropreté du biberon, aux mauvaises qualités du lait ou à un vice dans le mode d'administration de ce liquide.

Les accidents dus à la *malpropreté du biberon* sont des plus fréquents. L'enfant retrouve souvent la santé aussitôt que cet instrument est suffisamment lavé pour qu'il ne séjourne dans aucune de ses parties (récipient, tube, embout, mamelon) la moindre parcelle de lait aigri.

Il arrive souvent que l'enfant vomit chaque fois

qu'il prend le biberon, parce que cet instrument laisse monter le lait trop facilement. Cela s'observe surtout avec les biberons à longs tubes. Il est rare qu'un enfant, qui vide tout le contenu de son biberon en deux ou trois minutes, ne vomisse pas quelques instants après une grande partie, ou même la totalité, du lait qu'il a absorbée. Quand tel est le cas, il faut changer de biberon ou bien remédier à la montée trop rapide du lait, en plaçant un fil plat plus ou moins serré autour du tube en caoutchouc, de manière à régulariser le fonctionnement de l'appareil.

Le *vomissement* vient d'autres fois de ce que le *mamelon* est *d'une longueur exagérée* et chatouille le palais de l'enfant. Aussi arrive-t-il souvent qu'en changeant le mamelon pour un plus court, on fait cesser les accidents. C'est pour éviter cet inconvénient que, dans certains biberons, le mamelon est muni près de sa base d'un cercle en os empêchant qu'il ne puisse pénétrer trop profondément dans la bouche de l'enfant. Or, il arrive parfois que ce cercle en os est, au contraire, placé trop près de l'extrémité du mamelon, et presse sur les gencives à chaque mouvement de succion de l'enfant. Ces pressions répétées finissent par irriter les gencives, les enflammer et les rendre très douloureuses; l'enfant ne peut plus saisir le mamelon sans le rejeter en poussant un cri.

Beaucoup des troubles digestifs, qui se montrent dans le cours de l'allaitement artificiel, viennent de ce que le *lait* est *de mauvaise qualité*, soit qu'il ait été écrémé ou additionné d'eau, soit qu'il ait été falsifié par l'addition de substances étrangères. Dans ce cas, l'analyse chimique, en indiquant la cause du mal, démontrera la nécessité de se procurer du lait absolument pur.

Il ne faudrait pas croire cependant qu'une propreté exemplaire du biberon et du lait parfaitement pur suffisent à mettre les enfants à l'abri de tout accident du côté des voies digestives. Il faut encore que ce lait, quelque bon qu'il soit, soit administré d'une façon convenable.

Beaucoup d'enfants vomissent parce qu'on leur fait prendre, à chaque biberon, du lait qui n'est pas suffisamment coupé d'eau, ou une quantité de liquide trop considérable pour la capacité de leur estomac; d'autres vomissent parce qu'on leur donne le biberon à intervalles trop rapprochés et ne leur laisse pas le temps de digérer. Dans tous ces cas, le remède est facile: il suffit, en effet, suivant la cause des accidents, de couper davantage le lait ou d'en donner de moindres quantités à la fois, ou encore, de mettre un intervalle suffisant entre deux tetées pour que le lait soit convenablement digéré.

Le vomissement tient parfois à ce que le lait de vache est trop riche en caséine et ne rencontre pas dans l'estomac assez de pepsine pour être transformé en peptone dans sa totalité. Dans ce cas, on se trouve bien de mélanger au lait une substance peptogène, telle que le bouillon (de bœuf, de veau, de poulet). Nous avons très souvent vu des enfants, qui vomissaient habituellement le lait de vache, le supporter très bien lorsqu'on le coupait avec un tiers de bouillon.

D'autres fois, les vomissements se montrent parce que le lait, sans être aigri, a subi une légère fermentation qui l'a rendu un peu acide. Cela s'observe très fréquemment en été. Dans ce cas, il est bon d'additionner le lait du biberon de quelques cuillerées d'eau de chaux, d'eau de Vals ou d'eau de Vichy.

La plupart des enfants élevés au biberon sont constipés. Il faut savoir, à cet égard, qu'un nouveau-né qui ne va habituellement à la selle qu'une fois par jour doit être considéré comme un enfant constipé. Cette *constipation* demande à être combattue, non par des purgatifs, qui ne remédieraient que pour un jour à cet état, mais par le régime. Le lait de vache, même le meilleur, constipe certains enfants. Quand tel est le cas, il faut leur administrer une cuillerée à soupe d'eau froide le matin, à jeun. Ce moyen bien simple réussit souvent à faire évacuer l'enfant régulièrement deux ou trois fois par jour. D'autres fois, la constipation vient de ce que le lait a été plus ou moins écrémé, c'est-à-dire privé d'une partie de ses matières grasses. Aussi conseillons-nous souvent aux mères d'ajouter au lait du biberon un peu de crème, dans les proportions suivantes, pour des enfants de deux ou trois mois :

Crème................	1 cuillerée à soupe.
Lait frais.............	8 cuillerées à soupe.
Eau chaude...........	7 cuillerées à soupe.
Cassonade.............	1 cuillerée à café.
Sel de table...........	une pincée.

Mêlez.

Ce mélange réussit souvent très bien à combattre la constipation des nouveau-nés.

Si ce moyen restait encore insuffisant, on devrait remplacer l'eau chaude par de l'*eau d'avoine*. Pour préparer l'eau d'avoine, on prend une cuillerée à café de crème d'avoine ou gruau et la fait cuire quinze minutes dans une tasse d'eau; on passe à travers un linge fin, puis ajoute le liquide au lait du biberon. Il faut avoir soin de ne préparer l'eau d'avoine qu'au moment où l'on en a besoin pour couper le lait. De l'eau d'avoine préparée d'avance fermenterait et troublerait les digestions de l'enfant. Dès que celui-ci ne sera plus constipé, on cessera l'administration de l'eau d'avoine et coupera de nouveau le lait avec de l'eau pure.

Inutile de dire que des petits lavements d'eau tiède (2 à 3 cuillerées à bouche), administrés au moyen d'une poire en caoutchouc, sont également très utiles pour combattre la constipation des nouveau-nés et doivent être employés chaque fois que l'enfant n'a pas évacué dans la journée. Rappelons en terminant que le lait d'ânesse est doué de propriétés légèrement laxatives et peut être utilisé pour combattre la constipation des nouveau-nés.

Il est rare que les enfants élevés au biberon soient atteints de *diarrhée*, s'ils reçoivent du lait frais de bonne qualité. Cependant cela peut arriver. On peut combattre cette diarrhée, lorsqu'elle est légère et ne s'accompagne pas de fièvre, en faisant bouillir le lait; mais, à ce moyen, nous préférons le suivant, qui est certainement plus efficace. Il consiste à couper le lait avec de l'*eau d'orge*. Il est bon de faire cette préparation avec des grains d'orge entiers, et non avec l'orge perlé du commerce. Pour cela, il faut moudre les grains d'orge dans un moulin à café ordinaire (qu'on aura soigneusement nettoyé), prendre une cuillerée de la farine obtenue et la faire cuire pendant quinze minutes dans une tasse d'eau. On met un peu de sel, passe à travers un linge fin, ajoute un morceau de sucre blanc, puis verse le liquide dans le lait du biberon. Ce mélange doit être donné tiède. L'eau d'orge, comme l'eau d'avoine, ne doit être préparée qu'au moment du besoin.

Il arrive souvent que les selles des enfants élevés

au biberon présentent des grumeaux blancs de lait mal digéré et une coloration verdâtre caractéristique d'un état d'acidité des voies digestives. Ce qu'il y a de mieux à faire dans ce cas, c'est d'ajouter au mélange d'eau et de lait un peu d'eau de chaux dans les proportions suivantes :

Lait pur..............	8 cuillerées à bouche.
Eau de chaux.........	1 cuillerée à bouche.
Eau chaude	7 cuillerées à bouche.
Sucre en pain.........	2 morceaux.
Sel de table...........	une pincée.

Mêlez.

Il arrive enfin parfois que les selles des nouveau-nés élevés au biberon ont une odeur forte, désagréable, tout à fait spéciale. Dans ce cas, il faut s'informer comment est nourrie la vache qui fournit le lait. Si elle n'est pas nourrie exclusivement de foin et de farine, le mystère est expliqué. Il faut se procurer du lait ailleurs ou obtenir du propriétaire qu'il supprime du régime de ses bêtes les substances qui ne conviennent pas au nourrisson.

Nous devons enfin ajouter qu'il est des enfants qui, bien qu'ils n'aient ni vomissements, ni constipation, ni diarrhée, ne prospèrent pas, ce dont il est facile de s'assurer au moyen de la balance. Lorsqu'on constate que le poids d'un enfant diminue, ou n'augmente pas suivant les proportions convenables (178), il y a lieu d'affirmer que l'enfant ne reçoit pas assez de lait ou digère mal celui qu'on lui donne. Dans le premier cas, le remède est tout indiqué, il faut augmenter la dose de l'aliment; dans le second cas, il faut changer de lait ou prendre une nourrice.

157. **Si l'on ne peut pas se procurer du bon lait,**

par quoi faut-il le remplacer? — Nous avons souvent répété qu'on ne doit donner aux enfants que du lait, au moins pendant les neuf premiers mois, et si possible, pendant toute leur première année. Avoir recours, avant cette époque et d'une manière exclusive, à la bouillie, à la soupe ou à la panade, comme cela se pratique si souvent dans la campagne, c'est vouer les enfants à une mort presque certaine.

Mais, nous dira-t-on, si l'on ne peut pas se procurer du bon lait, ce qui arrive si souvent dans les grandes villes, que faut-il leur donner? C'est ce que nous allons examiner en passant en revue les divers produits qui ont été conseillés pour remplacer le lait de femme ou le bon lait de vache.

On a proposé le *mélange de crème et d'eau*. Nous avons vu, il y a un instant (156), que l'addition d'un peu de crème au lait du biberon peut être utile pour combattre la constipation de certains enfants. Par contre, la crème donnée pure ou simplement mélangée à de l'eau constitue un mauvais aliment. Il ne faut pas oublier, en effet, que la crème n'est qu'une partie du lait et ne contient pas tous les principes nécessaires au développement des enfants. Du reste, il est fort difficile de se procurer de la crème douce en été. Le mélange de crème et d'eau ne peut donc pas remplacer le lait et ne doit pas être introduit dans l'alimentation des nouveau-nés.

On conseille souvent de remplacer le lait frais, lorsqu'il fait défaut, par *le lait condensé*. Cette préparation se fait surtout en Suisse. Le lait, apporté chaque matin des métairies environnantes, est soumis à l'évaporation, de manière à le débarrasser de la plus grande partie de l'eau qu'il contient. A Gossau (Swiss Milk Company), on l'enferme, de suite, *sans addition de sucre,* dans des flacons de verre. Ce procédé a de réels avantages. A Cham (Anglo Swiss condensed Milk Company), le lait, une fois qu'il a été soumis à l'évaporation, est *additionné de sucre* dans le but de favoriser sa conservation, puis mis dans des boîtes de fer-blanc qu'on soude hermétiquement. Du sucre seul a été ajouté au lait ; rien n'en a été retiré que de l'eau. Il semble donc qu'on ramènera le lait condensé à son état premier, en lui restituant l'eau qu'on lui a enlevé. C'est ce qu'il faudrait prouver, car on l'a accusé d'être peu nutritif et insuffisant pour l'alimentation exclusive d'un nouveau-né. On a dit aussi que son administration prolongée favorise le rachitisme et la scrofulose, et que le sucre en excès qu'il contient, pouvant se transformer dans le tube digestif en acide lactique, est susceptible de donner la diarrhée aux enfants ou d'entretenir les catarrhes intestinaux déjà existants. Nous le croyons volontiers.

En somme, le lait condensé est inférieur au lait de vache ordinaire, mais il peut rendre des services dans diverses circonstances. Son incorruptibilité, qui permet de le conserver dans une boite ouverte pendant plusieurs jours, et sa compacité qui le rend d'un transport très facile, sont les qualités par lesquelles il se recommande aux personnes qui voyagent avec des nourrissons, puisqu'il suffit d'y ajouter de l'eau en quantité suffisante pour se procurer instantanément du lait.

Liebig a donné une formule de *lait artificiel* pouvant remplacer le lait de femme. Cette préparation, connue sous le nom de *lait Liebig* ou *bouillie de Liebig*, est un mélange de lait, d'eau, de farine de froment et d'orge germée, combiné de telle sorte que les aliments plastiques et respiratoires y soient dans les mêmes proportions que dans le lait de femme. Nous ne saurions recommander cette préparation, car, malgré le nom illustre de son inventeur, elle n'a donné que de mauvais résultats dans l'alimentation des enfants ; ce qui prouve une fois de plus qu'il ne suffit pas que deux aliments, pour être déclarés semblables, contiennent les mêmes proportions d'azote, de carbone et d'eau. Il peut exister entre eux, malgré cette similitude de composition, des différences qui échappent au chimiste, et dont le physiologiste est obligé de tenir compte dans l'appréciation de leur valeur comme aliment.

Il nous reste à parler des *farines lactées.* Il en existe actuellement de nombreuses fabriques en Suisse, en Allemagne, en Angleterre, etc. La farine lactée la plus connue est celle de Nestlé, à Vevey. C'est un produit recommandable à divers titres et qui peut rendre de grands services, lorsqu'on a de la difficulté à se procurer du lait de bonne qualité et suffisamment frais. Il faut cependant éviter autant que possible de l'employer trop tôt. Donnée aux enfants dès les premières semaines qui suivent leur naissance, elle est souvent mal digérée, parce qu'elle renferme toujours une certaine proportion d'amidon non assimilable. Plus tard, au contraire, lorsque les glandes salivaires et pancréatiques sont devenues capables de transformer l'amidon en sucre de raisin, la farine lactée constitue un produit très utile dans l'alimentation des enfants.

Nous verrons au chapitre Sevrage, lorsque nous parlerons des divers aliments qu'on peut donner aux enfants vers neuf ou dix mois, comment on doit préparer la bouillie de farine lactée (164).

CHAPITRE II

SEVRAGE

Le thermomètre de l'alimentation, c'est la dentition parfaite. TROUSSEAU.

158. **En quoi consiste le sevrage?** — Sevrer un enfant n'est pas le priver de lait, c'est lui supprimer le sein de sa mère ou de sa nourrice.

Le changement de régime que le sevrage entraîne est inoffensif, lorsqu'il n'est pas opéré trop tôt ou trop brusquement; par contre, il expose l'enfant aux plus grands dangers, lorsqu'il est fait sans précautions ou dans un moment inopportun. Si tant d'enfants succombent à l'époque du sevrage, c'est que la plupart des mères sèvrent lorsque cela leur convient, sans consulter leur médecin et sans se préoccuper si leur nourrisson, qui va se passer du sein, est en état de digérer des soupes ou autres aliments. Or, disons-le de suite, l'enfant qu'on sèvre ne doit pas pour cela cesser de prendre du lait; cet aliment doit lui être continué et rester à la base de son alimentation jusqu'à l'âge de deux ans à deux ans et demi, époque à laquelle il se trouve généralement muni d'un nombre de dents suffisant pour broyer convenablement des aliments solides.

159. **Règles du sevrage.** — Le sevrage, qui toujours fut considéré comme une période critique dans la vie

des enfants, perdrait en grande partie ce caractère, si les mères et les nourrices s'astreignaient à suivre, aussi rigoureusement que possible, les cinq règles suivantes :

1° *Ne jamais sevrer un enfant qui n'a pas de dents.*

2° *Ne jamais sevrer un enfant pendant qu'il met des dents.*

3° *Ne jamais sevrer dans le cours d'une maladie ou d'une indisposition de l'enfant.*

4° *Ne jamais sevrer pendant les grandes chaleurs.*

5° *Ne jamais sevrer tout d'un coup.*

1° NE PAS SEVRER UN ENFANT QUI N'A PAS DE DENTS. — Tant qu'il n'a pas de dents — et il en a rarement avant l'âge de huit mois — l'enfant est incapable de digérer convenablement des soupes, et, à plus forte raison, de broyer des aliments solides. Il ne doit prendre que du lait.

Si, comme cela arrive malheureusement quelquefois, la mère voit son lait diminuer, ou si, fatiguée, elle ne peut continuer à donner exclusivement le sein sans compromettre sérieusement sa propre santé, elle doit prendre une nourrice ou s'aider du biberon. En tout cas, elle doit renvoyer à une époque beaucoup plus tardive l'alimentation par les soupes et, à plus forte raison, l'alimentation solide.

2° NE JAMAIS SEVRER UN ENFANT PENDANT QU'IL MET DES DENTS. — Toutes les mères savent que les enfants, pendant la sortie des dents, sont fréquemment atteints de bronchite, de diarrhée et même de convulsions. Il ne faut donc pas sevrer un enfant pendant qu'il met des dents : Comme le dit Brochard, « on ajouterait aux dangers et aux souffrances de la dentition les dangers et les souffrances du sevrage. L'oubli de ce précepte important fait périr chaque année des milliers d'enfants. »

Les dents sortent par séries ou groupes de deux ou quatre (262), séparés par des intervalles de repos plus ou moins longs pendant lesquels le travail de la dentition semble complètement arrêté. Toutes les fois, donc, qu'on veut sevrer un enfant ou apporter quelque modification importante à son régime, il faut profiter d'un des répits qu'on observe dans la dentition (264). Or, les dents sortant par groupes de deux ou de quatre, cela revient à dire qu'il ne faut jamais sevrer un enfant à un moment où le nombre de ses dents est impair. La mère doit même suspendre le sevrage commencé, et ne donner que du lait à son enfant, si, malgré un nombre pair de dents, quelque signe se montre lui faisant prévoir la sortie prochaine d'une nouvelle dent.

Cette reprise de l'allaitement est possible, quelquefois même après une interruption de plusieurs mois. L'instinct de teter est vivace chez l'enfant et, ce qui le prouve, c'est la ténacité avec laquelle certains enfants conservent l'habitude de sucer leur pouce longtemps après qu'ils ont été sevrés. Il suffit, en général, d'un peu de persévérance pour que le lait revienne sous l'influence de la succion réitérée des mamelons. Cependant, il est souvent nécessaire, si l'on veut réussir à faire reprendre le sein à un enfant, de lui faire couler le lait dans la bouche pour l'allécher. Si c'est une nourrice qui est chargée de reprendre l'allaitement, il convient qu'elle commence par donner le sein dans l'obscurité, pour que le nourrisson ne s'aperçoive pas de la substitution de personne qui a été faite.

3° NE JAMAIS SEVRER DANS LE COURS D'UNE INDISPOSITION OU D'UNE MALADIE DE L'ENFANT. — Une condition essentielle pour sevrer un enfant est qu'il soit bien portant. Il faut que ses digestions soient bonnes, qu'il n'ait pas de vomissements, que ses évacuations ne soient ni diarrhéiques, ni verdâtres, que son sommeil soit calme, etc., etc. A plus forte raison serait-il des plus dangereux d'opérer le sevrage dans le cours d'une coqueluche, d'une fièvre éruptive ou de toute autre maladie fébrile.

4° NE JAMAIS SEVRER UN ENFANT PENDANT LES GRANDES CHALEURS. — C'est une erreur de croire que toutes les saisons sont bonnes pour le sevrage. On doit toujours éviter de sevrer les enfants en été, parce qu'ils sont déjà, pendant les grandes chaleurs, sous la menace de l'entérite et du choléra infantile et que le sevrage favorise le développement de ces terribles affections. Il peut cependant arriver que le sevrage soit forcé. Il convient alors de l'opérer si possible à la campagne, parce que l'air y est meilleur, plus frais et le lait plus pur.

On peut entreprendre le sevrage en hiver, mais la saison la plus convenable pour apporter une modification aussi considérable dans le régime d'un enfant, est le printemps ou l'automne, parce qu'on peut le sortir davantage et que la vie au grand air rend les digestions plus faciles.

5° NE JAMAIS SEVRER UN ENFANT TOUT D'UN COUP. — Le bon sens indique qu'on ne doit modifier le genre d'alimentation d'un enfant que par degrés successifs, de façon à ne donner, d'une manière régulière, un nouvel aliment, qu'une fois qu'on s'est assuré qu'il est bien supporté.

Le sevrage ne doit jamais être brusque. Aussi blâmons-nous les mères qui, pour faciliter le sevrage de leur enfant, cherchent à lui donner une aversion rapide pour le sein, en enduisant leurs mamelons d'une substance désagréable au goût, telle que l'aloès, la gentiane, la moutarde, etc., etc. Cette suppression brusque de l'allaitement expose non seulement la mère à divers accidents du côté des seins (94), mais encore fait courir à l'enfant les plus grands dangers.

Nous blâmons encore plus les mères qui, pour sevrer leur enfant et ne pas entendre ses cris, s'en séparent brusquement et le confient à une parente, à une voisine ou à une femme de la campagne. Nous pensons qu'il est des plus immoral de la part d'une mère d'éloigner son enfant, juste au moment où il va avoir le plus besoin de ses soins, de ses caresses, et où le moindre trouble de digestion peut amener une diarrhée mortelle. Du reste, il est des enfants d'une sensibilité précoce que cet éloignement brusque de leur mère ou de leur nourrice rend tristes, maussades et qui, sous l'influence de cette disposition morale, refusent de prendre toute nourriture. On a même vu des nourrissons qui, ainsi séparés de leur mère, ont langui, maigri et ont fini par succomber. Que les mères ne se séparent donc jamais de leur enfant à l'époque du sevrage et qu'elles mettent la plus grande attention à ne le faire passer de l'allaitement au sein à un autre mode d'alimentation que d'une manière graduelle et très lente. De cette façon, elles éviteront en grande partie les dangers du sevrage ; l'enfant s'habituera peu à peu à son nouveau régime et pourra facilement être remis au sein, si quelque dérangement dans sa santé l'exige. En même temps, la nourrice sera moins exposée à ces engorgements des seins qu'on observe si fréquemment lorsqu'elle cesse brusquement d'allaiter.

160. **De l'âge auquel il convient de sevrer.** — L'époque du sevrage est très variable suivant les pays et les climats. Chez les Hébreux, le sevrage ne se faisait qu'à trois ans. Les Grecs et les Romains nourris-

saient leurs enfants jusqu'à vingt-quatre ou vingt-six mois. En France, il était autrefois d'usage de ne sevrer qu'à l'âge de deux ans.

Dans les pays chauds, on sèvre généralement les enfants beaucoup plus tard que dans les pays froids, parce que, sous les latitudes méridionales, on ne peut remplacer le lait de femme par du lait de vache sans exposer l'enfant à la cholérine, la plus grave des affections intestinales qui peuvent atteindre le nouveau-né.

Dans nos régions tempérées on sèvre généralement beaucoup trop tôt, car, le plus souvent, on prive les enfants du sein bien avant la fin de leur première année, c'est-à-dire à une époque où ils n'ont le plus souvent que deux ou quatre dents. Or, la nature, en prenant environ deux ans et demi pour la sortie totale des dents de lait, semble avoir voulu poser elle-même le terme de l'allaitement. C'est seulement alors, en effet, que l'enfant possède les organes qui lui sont nécessaires pour broyer les aliments et les imbiber de salive, deux opérations sans lesquelles ils ne peuvent pas être convenablement digérés par l'estomac. C'est aussi vers l'époque où la dentition s'achève que la proportion des éléments organiques diminue dans le lait de la mère et, qu'en conséquence, il devient nécessaire de remplacer ce lait devenu insuffisant par une alimentation plus substantielle.

Si toutes les mères, se conformant aux indications de la nature, nourrissaient leurs enfants jusqu'à ce que la dentition soit complète ou presque complète, le sevrage, toujours facile, ne présenterait aucun danger.

Malheureusement cette première dentition n'étant à peu près complète qu'entre deux et trois ans, il est bien peu de mères qni puissent nourrir aussi longtemps. Du reste, nous ne croyons pas que dans la grande majorité des cas, un allaitement aussi prolongé soit, dans nos climats tempérés, nécessaire à l'enfant. Si nous devons nous prononcer sur la meilleure époque du sevrage, nous dirons que c'est vers le dix-huitième mois, immédiatement après la sortie des canines (œillères). En effet, l'éruption de ces dents étant laborieuse et entraînant très souvent des accidents chez les enfants, à cause de la longueur de leurs racines et de leur enclavement entre les incisives et les premières grosses dents déjà sorties, il y a avantage d'attendre pour sevrer, que l'enfant ait passé cette période critique et ait ainsi seize dents. Si la mère ne peut pas allaiter jusqu'après la sortie des canines, nous lui conseillons d'attendre au moins, si possible, pour sevrer, que l'enfant ait douze dents, c'est-à-dire que la sortie des quatre premières molaires soit effectuée. Ce moment est favorable au sevrage, parce que l'éruption de ces grosses dents est presque toujours suivie d'une période d'un ou deux mois, pendant lesquels le travail de la dentition est suspendu et pendant lesquels l'enfant a le temps de s'habituer à son nouveau régime.

161. **Conduite à tenir dans les cas où le sevrage est forcé.** — Nous avouons volontiers qu'il est nombre de circonstances dans lesquelles il est bien difficile à une mère de suivre rigoureusement les conseils que nous venons de donner, concernant l'époque du sevrage.

Il arrive souvent, en effet, que le sevrage est forcé. Quelques mères sont fatiguées par l'allaitement et ne peuvent continuer de nourrir sans compromettre leur santé ; plus souvent, elles voient leur lait diminuer bien avant l'époque que nous avons fixée pour le sevrage et ne peuvent plus suffire aux besoins de leur enfant ; quelquefois même, c'est une nouvelle grossesse qui survient dans le cours de l'allaitement et qui les oblige à sevrer pour ne pas nuire au développement du petit être qu'elles portent dans leur sein.

Dans ces différentes circonstances, la conduite à tenir est la suivante :

Si l'enfant est faible, délicat, malade, s'il n'a pas encore de dents ou si la dentition s'accompagne de troubles de digestion, d'accidents du côté du ventre, de la poitrine ou de la tête, mais surtout du côté du ventre, il est nécessaire de prolonger l'allaitement exclusivement au sein le plus longtemps possible et de remplacer le lait insuffisant de la mère par celui d'une bonne nourrice. Tout autre mode d'alimentation serait dangereux et dix-huit à vingt mois d'allaitement au sein ne seront pas de trop pour l'enfant.

Si l'enfant, au contraire, est bien portant, si ses digestions sont bonnes, si ses chairs sont fermes, s'il a les yeux éveillés, on peut le priver du lait de femme beaucoup plus tôt, à condition qu'on ne le prive pas en même temps du lait des animaux. Les mères dont les enfants sont vigoureux et qui voient leur sein devenir insuffisant, peuvent diminuer progressivement le nombre des tetées, et les remplacer par du lait de vache donné au biberon (115). Grâce à ces précautions, elles pourront souvent éviter les dangers du sevrage prématuré. Cette méthode, qui consiste à prolonger l'allaitement par le biberon, mérite d'être prise en considération, car elle permet d'attendre, pour donner à l'enfant des aliments autres que le lait, l'époque où il sera devenu capable de les digérer convenablement. Le moyen est très simple ; c'est peut-être pour cela qu'il est peu employé. Il peut permettre à la mère de priver son enfant du sein vers quatorze, douze et même dix mois et cela sans grands inconvénients.

162. **Manière de s'y prendre pour opérer le sevrage.** — L'habitude qu'ont beaucoup de nourrices et même de mères, de gorger les enfants d'un an et plus, de lait et d'eau sucrée pendant la nuit, est déplorable. Elle empêche les enfants de reposer et amène chez eux un développement énorme du ventre. Il est donc évident que si l'enfant n'est pas encore sevré la nuit, c'est par là qu'il faut commencer. On y parvient facilement en lui offrant à boire un peu d'eau pure, chaque fois qu'il se réveille et demande à teter. S'il crie pour avoir le sein, *on le laissera crier* ; au bout de quelques minutes, il s'endormira. Soyez sûre, qu'au bout de deux ou trois jours, il aura pris l'habitude de dormir toute la nuit sans réveiller sa mère ou sa nourrice. En règle, le nouveau-né dont le régime est bien conduit, doit dormir toute la nuit dès l'âge de six ou sept mois (102).

Quant au sevrage pendant le jour, il ne doit jamais être brusque ; il doit toujours être opéré d'une manière lente et progressive. C'est, en effet, le plus sûr moyen d'atténuer les contre-coups possibles de cette petite révolution alimentaire.

La mère s'y prendra de la manière suivante : elle commencera par supprimer une tetée au sein et la remplacera par du lait de vache donné au biberon, et ce n'est que si l'enfant digère bien ce nouveau lait et continue à se bien porter, qu'elle pourra, au bout d'une huitaine de jours, songer à donner deux fois, puis, huit jours après, trois fois le biberon dans la journée, en diminuant d'autant le nombre des tetées au sein. En procédant ainsi, la mère finira par ne plus donner le sein qu'une fois dans les vingt-quatre heures. Rien ne lui sera plus facile alors que de supprimer, au moment voulu, cette dernière tetée et de nourrir son enfant exclusivement de lait de vache.

Ce procédé de sevrage par substitution graduelle du lait de vache au lait maternel, est on ne peut plus avantageux. L'enfant se trouve sevré du sein, sans seulement s'en douter et sans que sa santé en soit le moins du monde affectée. Aussi, ne fait-il entendre aucun cri et épargne-t-il à sa mère ces nuits d'insomnie, qui signalent si fréquemment la terrible époque du sevrage, lorsqu'il est pratiqué brusquement. D'autre part, la mère, donnant de moins en moins le sein, produit de moins en moins de lait (67), de sorte que lorsqu'elle se décide à supprimer finalemeut la dernière tetée, elle n'a plus à craindre l'engorgement de ses mamelles, ni les accidents qui en sont si souvent la conséquence.

Que la mère allaite son enfant pendant douze ou quinze mois ou que des raisons de santé l'obligent à sevrer dès le sixième ou le huitième mois, la conduite à tenir ne change pas, le sevrage doit toujours être graduel et le bon lait de vache pris au biberon remplacer peu à peu le sein. Le lait seul doit faire les frais de cette période de transition et être donné d'une façon exclusive, jusqu'au jour où l'enfant est capable de digérer convenablement une nourriture plus substantielle. Agir autrement, c'est l'exposer aux plus graves dangers. Si, par malheur, il est impossible de se procurer du bon lait de vache, on aura recours au lait d'ânesse ou au lait de chèvre, car nous ne saurions trop prémunir les mères et les nourrices contre ces produits, plus ou moins suspects, qu'on voit annoncés partout et que leurs auteurs, guidés par leur seul intérêt, ne craignent pas de vanter comme préférables au lait de vache frais. Chaque jour un grand nombre d'enfants payent de leur vie ces réclames imprudentes et mensongères.

La bouche du nouveau-né étant conformée pour la succion, le lait devra d'abord être donné par l'intermédiaire d'un biberon et d'après les règles que nous avons énoncées précédemment (154, 155), et ce n'est que lorsque l'enfant aura au moins une année, qu'on pourra chercher à le faire boire à la tasse ou à la cuiller.

163. **Précautions à prendre lorsqu'on fait passer un enfant du régime du lait au régime des soupes.** — Jusqu'à l'âge de seize à dix-huit mois, il y a avantage pour les enfants à ne prendre que du lait ; ce n'est qu'à partir de ce moment qu'on peut essayer de leur donner un autre aliment.

On peut commencer par la simple panade à l'eau, ou par quelque aliment farineux administré sous forme de bouillie légère, préparée au lait ; mais, à cet égard, nous ne saurions trop engager les mères à user de prudence et à ne faire passer leurs enfants d'un régime à un autre qu'avec ménagement et par degrés successifs, de façon à ne pas risquer d'amener des perturbations dans leurs digestions. Il faut tâter le terrain et ne donner d'une manière régulière un nouvel aliment, que lorsqu'on est sûr qu'il est bien supporté. On reconnaît qu'un enfant ne digère pas convenablement les farineux, lorsqu'il mange beaucoup et qu'il maigrit, lorsque ses selles sont rares, trop consistantes et crayeuses, c'est-à-dire analogues au plâtre, ce qui tient à ce qu'elles renferment de l'amidon qui n'a subi aucune modification digestive.

On commencera par donner seulement une soupe dans la journée, puis, à mesure que l'enfant grandira, à mesure que ses dents seront plus nombreuses, on rendra son régime un peu plus substantiel ; mais, le lait devra toujours entrer pour une très large part dans son alimentation.

Les soupes seront variées suivant les goûts de l'enfant et suivant l'état de constipation ou de relâchement de ses intestins ; on les préparera avec la farine lactée, le pain séché au four, l'arrow-root, l'avénaline, la crème d'orge, la crême de riz, le sagou, le tapioca, la semoule, la fécule de pomme de terre, les biscottes, la farine d'avoine, etc.

Comme les mères de famille sont souvent très empruntées sur le choix à faire entre ces différents aliments farineux et indécises sur la manière dont elles doivent les préparer, nous croyons leur être agréable en leur donnant quelques indications à cet égard.

164. **Panades. Bouillies. Soupes. Leur mode de préparation.** — PANADES. — La panade se prépare avec de la *mie de pain légèrement grillée* ou *séchée au four*, puis réduite en farine grossière, qu'on fait bouillir pendant plusieurs heures avec une quantité d'eau suffisante et qu'on passe ensuite au tamis de soie ou de crin; on sucre légèrement. Cette panade est généralement bien supportée par les enfants; aussi est-ce par elle que beaucoup de médecins conseillent de commencer, lorsqu'on veut essayer de donner au nourrisson autre chose que du lait.

Plus tard, on peut avoir recours aux panades faites avec de la *mie de pain non grillée*. Ces dernières se préparent comme suit : Jeter de l'eau bouillante sur de la mie de pain coupée en petits morceaux, laisser tremper quelques minutes, battre soigneusement avec une fourchette, puis, après avoir exprimé l'eau à travers un linge, faire bouillir la mie de pain dans une nouvelle quantité d'eau. On sucre légèrement et laisse refroidir jusqu'à une température convenable.

Cette *panade* peut se préparer *au lait* de la façon suivante : Faire bouillir de la mie de pain pendant deux heures, dans une quantité d'eau suffisante, en faisant attention qu'elle ne brûle pas; puis enlever l'eau et la remplacer par du lait bouillant, sucré légèrement. Il est bon de se servir de sucre blanc, lorsque l'enfant a de la tendance à la diarrhée, et de cassonade lorsqu'il est constipé.

Bouillie. — La bouillie diffère de la panade, en ce qu'elle se prépare non avec du pain, mais avec de la *farine*. Elle est très employée dans les campagnes, en raison de la facilité avec laquelle on se procure, partout, de la farine de froment. Beaucoup de nourrissons sont soumis à ce régime dès les premiers jours de leur vie, c'est-à-dire à un âge où leur estomac est absolument incapable de digérer cet aliment. Si nous ajoutons que la bouillie est la plupart du temps beaucoup trop épaisse et pas assez cuite, il n'y a pas lieu de s'étonner si les enfants soumis à ce régime succombent en masse, et si ceux qui résistent sont pâles, chétifs, ont un ventre énorme et deviennent plus tard scrofuleux ou rachitiques.

La bouillie n'est cependant pas un mauvais aliment pour les enfants, à condition qu'elle soit préparée d'une manière convenable et administrée à un âge où elle puisse être digérée. La farine étant d'une digestion assez difficile, il est nécessaire, avant de s'en servir, de la faire sécher au four ou devant le feu, jusqu'à ce qu'elle ait acquis une couleur jaunâtre. On la renferme, en provision, dans une boîte d'étain. Sous cette forme desséchée, elle est plus légère à l'estomac. Pour en faire une bouillie, il suffit d'en verser une petite quantité dans un peu d'eau ou de lait froid, de la délayer soigneusement, puis d'ajouter le reste du lait. On met alors la bouillie sur le feu et on la fait cuire pendant dix à quinze minutes, en remuant continuellement avec une cuiller de bois. La bouillie doit avoir la consistance d'une crème liquide et être additionnée d'un peu de sucre. On ne doit jamais la faire réchauffer ; elle doit toujours être préparée fraîche pour chaque repas. La bouillie faite de la sorte, donnée avec prudence et en petite quantité, à un âge convenable, se digère très bien. Elle convient surtout aux enfants qui ont de la tendance à la diarrhée. Si elle entraînait de la constipation, il serait bon d'y ajouter de l'eau d'avoine (156), dans les proportions de deux parties de bouillie pour une d'eau d'avoine.

La FARINE LACTÉE NESTLÉ, dont la base est le bon lait de vaches suisses, condensé et additionné de pain réduit en poudre et d'un peu de sucre, peut rendre de grands services dans l'alimentation des enfants et faciliter beaucoup la transition, parfois si difficile, du sevrage ; mais il ne faut pas en abuser et, surtout, ne pas en donner trop tôt aux enfants, car, pas plus que les autres farines ou fécules, elle ne peut remplacer le lait maternel et, même, le bon lait de vache frais. La farine lactée, bien que composée surtout de lait, ne convient pas aux enfants dans les premiers mois, parce qu'elle contient de l'amidon. Cet amidon, en raison du peu de développement qu'ont, chez les nouveau-nés, les glandes salivaires de la bouche et la glande salivaire abdominale, dite pancréas, ne peut pas être transformé en un corps assimilable.

Plus tard, à l'époque du sevrage, lorsque les facultés digestives de l'enfant sont mieux accusées, la farine lactée peut, au contraire, rendre de grands services dans son alimentation. Elle est d'uu emploi très commode, car il suffit de la délayer avec de l'eau et de la faire cuire quelques minutes, en remuant continuellement. Elle doit n'être préparée qu'au moment du besoin et à la dose d'une cuillerée à bouche de farine lactée pour une petite tasse d'eau. Les enfants prennent d'habitude cet aliment avec plaisir.

L'ARROW-ROOT constitue un excellent aliment pour les enfants. Sa préparation consiste à délayer à froid une cuillerée à dessert d'arrow-root dans environ cinq cuillerées d'eau, puis, de placer sur le feu cinq cuillerées de lait; au moment où ce dernier bout, on y verse le mélange d'arrow-root et d'eau et l'on remue sur le feu pendant vingt minutes. On ajoute du sucre, quelquefois même une légère pincée de sel. La soupe à l'arrow-root convient surtout aux enfants un peu délicats et qui ont de la tendance à la diarrhée.

La REVALESCIÈRE DU BARRY (farine de lentilles) se prépare comme l'arrow-root. Elle convient très bien aux enfants chétifs.

La CRÈME DE RIZ est une farine de riz très fine. On la délaye à froid, puis la verse dans le lait bouillant. Cinq minutes de cuisson suffisent. On la préférera aux autres farines, si l'enfant est un peu relâché.

La CRÈME D'ORGE est de la farine d'orge fine. Elle convient surtout lorsque l'enfant a de la tendance à la diarrhée. On peut la préparer au bouillon, au lait ou à l'eau. Délayer à froid, verser dans le liquide bouillant et remuer. La cuisson est presque immédiate.

La FARINE D'AVOINE s'emploie à la dose de deux cuillerées à café pour un verre de lait. Délayer dans un peu d'eau froide, pour éviter les grumeaux ; verser dans le lait bouillant et faire cuire jusqu'à consistance de gelée molle. Une à deux minutes suffisent. On peut remplacer le lait par de l'eau, mais la préparation n'est plus aussi nourrissante, ni aussi agréable.

La farine d'avoine convient aux enfants constipés.

La FLEUR D'AVENALINE DE RAMERU est aussi de la farine d'avoine. Elle est préconisée par beaucoup de médecins pour l'alimentation des enfants qui ont de la tendance à la constipation. Il faut la délayer dans un peu d'eau ou de lait froid, pour éviter les grumeaux, et la jeter dans le liquide bouillant (eau ou lait). Quelques minutes de cuisson suffisent.

De toutes les farines qu'on peut employer dans l'alimentation des enfants, la FÉCULE DUTAUT est une des meilleures et des moins chères. Elle est facile à préparer et à conserver ; elle se digère facilement et est d'un goût agréable lorsqu'elle est préparée au lait.

On peut employer aussi la FÉCULE DE POMME DE TERRE lorsque l'enfant a besoin d'un aliment rafraîchissant.

Le SAGOU se prépare au lait, à la dose d'une cuillerée qu'on jette en pluie dans le liquide bouillant ; la cuisson demande quinze minutes.

La FARINE MAIZENA est de la farine de maïs. Elle se prépare toujours au lait. On délaye une cuillerée de maizena avec un peu d'eau froide, pour éviter qu'elle se solidifie, puis verse le mélange dans du lait bouillant. On remue le mélange sur le feu pendant huit minutes; il doit avoir la consistance de la crème.

Il est une foule d'autres substances, qu'on peut employer pour la préparation des soupes des enfants. Citons en particulier, le *tapioca,* la *semoule,* le *manioc,* le *racahout,* les *biscottes de Bruxelles,* le *gruau d'avoine,* etc. Il est en outre un certain nombre de spécialités très usitées en Angleterre dans l'alimentation des enfants. Parmi les plus appréciées, on peut citer : *Robb's Biscuits; Robinson's Scotch Oatmeal; Farinaceous Food for Infants* préparée par Hards de Dartford ; *Lemann's Biscuit Powder; Brown and Polson's Patent Corn Flour*; *Neave's Farinaceous Food for Infants*, etc., etc.

Ces préparations sont employées avec avantage dans maintes circonstances. On peut se procurer ces divers produits, en France et en Suisse, dans les pharmacies qui ont une clientèle anglaise.

165. **Précautions à prendre dans l'administration des soupes.** — Il est nécessaire de mettre beaucoup de soins et d'attention dans la préparation des aliments que nous venons de mentionner, car l'estomac des enfants est très susceptible et se révolte contre tout aliment mal cuit, mal délayé ou brûlé. Les soupes doivent avoir la consistance d'une bonne crème et être préparées fraîches pour chaque repas. Elles doivent être données à la température du lait qui sort du sein. Une mère, soucieuse de la santé de son enfant, doit encore porter une grande attention à la propreté des ustensiles de cuisine dont on se sert pour la préparation de ses aliments.

Toutes les soupes dont nous avons parlé doivent être préparées de préférence au lait; mais il ne faut pas en faire la nourriture exclusive des enfants. Une ou deux soupes par jour suffisent; aux autres moments de la journée, il faut donner du lait pur.

Les soupes doivent être additionnées de très peu de sucre, car cette substance, prise en excès, dérange souvent l'estomac. Il est même très utile d'ajouter de bonne heure un peu de sel à la nourriture des enfants, non seulement pour les déshabituer par degrés des aliments sucrés, mais aussi parce que le sel favorise la digestion.

Il est inutile d'ajouter que les soupes doivent être données, comme le lait qu'elles remplacent, à des heures et à des intervalles parfaitement réglés; il ne faut pas oublier, en effet, que l'estomac a besoin de repos et que surcharger cet organe par des repas trop fréquents ou trop copieux, c'est exposer les enfants à des vomissements, des coliques et bien d'autres accidents qu'il serait oiseux de vouloir énumérer.

Ajoutons, enfin, qu'il est bon de varier la nature des soupes qu'on donne aux enfants, le changement et la variété dans les aliments étant avantageux au développement de l'organisme.

166. **Régime après le sevrage.** — Une fois que l'enfant est bien habitué au régime des petites soupes et qu'on est assuré qu'il les supporte bien, on peut essayer de lui donner des potages faits avec de légers bouillons de viande. Au bout de quelque temps, l'enfant pourra prendre une mouillette de pain, trempée dans un peu de sauce ou dans un jaune d'œuf cuit à la coque, en ayant soin de ne pas lui donner le blanc; plus tard encore, on lui permettra de sucer un os de volaille; on lui mettra entre les mains un morceau de croûte de pain, qu'il mâchonnera et n'avalera qu'après l'avoir suffisamment imbibé de salive.

Quant aux pâtisseries, elles doivent être absolument exclues du régime de l'enfant en bas âge; ce sont des aliments lourds, indigestes, qui nuisent à son développement en provoquant de la dyspepsie et des indigestions fréquentes.

Telle est la méthode suivant laquelle doit être conduit le régime des enfants, pendant au moins leurs dix-huit premiers mois. Ce régime, duquel se trouvent exclus la plupart des aliments qui composent les repas de la famille (viande, légumes, fruits, etc.), pourra paraître sévère à quelques mères. Il est cependant nécessaire de s'en écarter le moins possible, si l'on veut donner à l'enfant une santé robuste et lui éviter ces affections intestinales auxquelles succombent, en si grand nombre, les nourrissons qui, tenus sur les genoux de leur mère pendant les repas de la famille, mangent de tout ce qui se trouve sur la table.

167. **Dangers du sevrage prématuré.** — Nous ne pouvons pas quitter la question du sevrage, sans dire quelques mots des accidents qu'on observe le plus communément chez les enfants à cette époque de leur existence.

Si toutes les mères, avons-nous dit, se conformant aux indications de la nature, nourrissaient leurs enfants exclusivement de lait, jusqu'à ce que leur dentition soit complète ou à peu près complète, le sevrage, toujours facile, ne présenterait aucun danger. Malheureusement il en est bien peu qui ont la sagesse de le faire. La plupart des mères ne voient que le moment où elles pourront sevrer leur enfant et se débarrasser des soucis de l'allaitement. Il en est même qui mettent une sorte de gloriole à faire manger de tout à leurs enfants, dès l'âge de trois ou quatre mois, sans se douter que ce régime déplorable les expose d'une façon spéciale au muguet, aux vomissements, à la diarrhée, aux convulsions, et peut les conduire rapidement au tombeau. Le sevrage prématuré ou intempestif et l'alimentation prématurée qui en est la conséquence ordinaire, tuent chaque année un grand nombre de nourrissons. Ceux qui résistent ne sont jamais robustes ; ils prennent un ventre énorme et deviennent presque toujours scrofuleux ou rachitiques.

Le moyen d'éviter ces tristes résultats consiste à nourrir les enfants exclusivement de lait jusqu'à leur quinzième ou dix-huitième mois. Ce moyen, comme on le voit, est à la portée de tout le monde, puisque la mère qui ne peut pas nourrir au sein aussi longtemps, n'a qu'à suppléer à l'insuffisance de son lait par du bon lait de vache donné au biberon.

Le jour où les mères voudront bien comprendre l'importance de ces conseils et les suivre, la mortalité des enfants en bas âge diminuera dans des proportions considérables.

168. Inconvénients du sevrage trop tardif. — Nous venons de signaler les dangers du sevrage prématuré. N'y a-t-il rien à dire du sevrage trop tardif? — On l'a accusé de prédisposer au lymphatisme, à la scrofule et d'engourdir l'intelligence des enfants. Tout cela est bien hypothétique. Du reste, les sevrages retardés sont si rares de nos jours, que nous pourrions presque nous dispenser d'en signaler les inconvénients. Il est cependant quelques mères qui, emportées par une tendresse aveugle, ne peuvent se décider à sevrer leur enfant et continuent à lui donner le sein, sans s'apercevoir qu'il n'y trouve plus les éléments nécessaires à son développement normal. Il s'étiole, maigrit, pâlit, perd chaque jour ses forces, faute d'une alimentation assez substantielle. Parfois même, il arrive que le travail d'ossification s'arrête et que les jambes se courbent, par défaut de solidité des os. Comme on le voit, l'enfant trop longtemps nourri au sein peut devenir rachitique, comme l'enfant qu'on sèvre trop tôt et qui reçoit trop vite des soupes et autres aliments qu'il ne peut convenablement digérer. Il faut bien se rappeler, cependant, que ce qui fait le danger du sevrage tardif, ce n'est pas l'allaitement au sein en lui-même, c'est l'allaitement au sein d'une mère ou d'une nourrice dont le lait est devenu insuffisant ou trop pauvre. Il faut, dans ces cas, se hâter de donner au nourrisson une nourriture plus fortifiante, plus en rapport avec les besoins de son organisme. Sous l'influence de ce changement de régime, la mère aura souvent le bonheur de voir son enfant reprendre rapidement ses forces et ses couleurs.

Ces signes de dépérissement, ces signes de rachitisme, s'observent parfois de très bonne heure chez les enfants confiés à des nourrices dont le lait est trop vieux. Beaucoup de ces femmes, qui font commerce de leur sein, ont un lait d'un an et même de deux ans, lorsqu'elles entreprennent un allaitement. Et si l'enfant ne prospère pas, ne croyez pas qu'elles aient la bonhomie d'avouer que leur lait est insuffisant. Désirant garder leur place, elles font tout pour retarder le sevrage et, si l'enfant crie, elles persuadent la famille que ce sont les dents qui le font souffrir ou prétendent que le nourrisson ne veut que le sein, qu'il n'aime pas le lait de vache ou que cet aliment lui donne des malaises. La mère ne doit pas se laisser prendre à ces affirmations intéressées; elle doit chercher à se rendre compte par elle-même de la réalité des faits avancés. Elle réussira toujours à faire accepter du lait à son enfant, si elle a le soin de faire éloigner les tetées, car un nourrisson ne boude jamais contre la faim.

L'enfant, ainsi affaibli par un lait trop vieux, doit être mis de suite au bénéfice d'une nourriture en rapport avec ses besoins. A cette occasion, on commet souvent une grosse faute. Sous prétexte de fortifier l'enfant, on lui donne de suite des bouillons et des potages gras, de la viande, du vin, etc. Ce changement trop brusque de régime entraîne souvent la diarrhée, quelquefois même la mort. Dans ces cas, ce qu'il faut à l'enfant, c'est, suivant son âge, ou une bonne nourrice ou du bon lait de vache. Les soupes et la viande viendront plus tard.

169. **Accidents du sevrage relativement à la mère.** — Quand le sevrage est pratiqué d'une manière progressive (162), les mamelles fournissent de moins en moins de lait et finissent même par n'en plus sé-

créter, aussitôt que la mère cesse entièrement d'allaiter son enfant. Celle-ci n'a donc pas besoin de faire passer son lait, et elle évite, d'une manière certaine, tous les inconvénients inhérents à l'accumulation du lait dans les seins, tels que gonflement douloureux et abcès.

Il n'en est pas toujours de même quand le sevrage est brusque. Il arrive souvent alors que les seins se gonflent, deviennent durs et douloureux ; ils coulent plus ou moins abondamment, et cet état peut se prolonger assez longtemps. Dans ce cas, il faut les couvrir d'ouate, afin d'éviter qu'un refroidissement amène un engorgement inflammatoire suivi d'abcès. Cela suffit parfois, lorsque le lait coule facilement. Dans le cas contraire, lorsque la fièvre s'allume, lorsque les seins se tendent et deviennent douloureux, il est utile que la femme suive un traitement pour favoriser la diminution de la sécrétion lactée. Elle doit couvrir ses seins d'ouate et les frictionner avec de l'huile camphrée ou un mélange à parties égales d'huile d'olives et d'eau de Cologne. On a aussi conseillé l'huile de chénevis, obtenue par expression, et appliquée chaude sur les seins en frictions et en fomentations. Elle doit manger moins que d'habitude et boire le moins possible, de façon à ne pas favoriser la sécrétion du lait. Les purgatifs sont souvent très utiles pour faire passer le lait. Ceux qui conviennent le mieux sont de petites doses d'huile de ricin (20 grammes), de limonade au citrate de magnésie, ou un ou deux verres, à quelques jours de distance, d'une eau minérale, telle que : Pullna, Birmenstorf, Sedlitz, Hunyadi-Janos, etc. Si la sécrétion du lait persiste en dépit de ces moyens, la femme peut prendre chaque jour deux paquets de cinquante centigrammes d'acétate de potasse, dans de l'eau sucrée ou du bouillon d'oseille, ou bien encore, quelques pilules de camphre de 0,10 centigrammes chacune. Dix pilules, prises d'heure en heure, suffisent ordinairement. Du reste, une femme peut conserver un peu de lait dans les seins, pendant des semaines et des mois après le sevrage, sans nuire à sa santé.

Les mères feront bien, en tout cas, de n'accorder aucune confiance aux *tisanes* dites *anti-laiteuses*, telles que la décoction de canne de Provence, l'infusion de pervenche, de persil, d'ortie, etc.; elles n'ont pas plus de vertus pour faire passer le lait, que la décoction de bouchons de liège ou de rondelles de manches à balais qu'on préconisait autrefois.

Quant aux soi-disant *laits répandus* ou *dépôts de lait*, dont s'épouvantent si souvent les jeunes mères, lorsque leur lait se tarit brusquement, il y a longtemps que la science en a fait justice. Si l'on observe parfois des troubles divers dans l'organisme au moment de la suppression lactée, ils ne sont jamais dus au transport du lait des mamelles à l'organe malade.

CHAPITRE III

ALIMENTATION DANS LA SECONDE ENFANCE

> L'homme se ressent toute sa vie du régime qu'il a suivi dans son jeune âge.
> BROCHARD.

170. Modifications à apporter au régime des enfants après la première dentition. — A partir du sevrage jusqu'à l'âge d'environ deux ans, le lait, les bouillies et les petites soupes doivent rester à la base de l'alimentation des enfants, et ce n'est que graduellement qu'on doit arriver à leur donner des aliments plus substantiels. Si les mères étaient mieux pénétrées de cet axiome : *On n'est pas nourri de ce qu'on mange, mais de ce qu'on digère,* elles seraient moins pressées de faire participer les enfants au régime commun de la famille et éviteraient bien des imprudences qui nuisent gravement à leur santé. L'alimentation des enfants doit être variée, mais tout changement dans cette alimentation doit se faire graduellement. Les aliments solides et, en particulier, la viande et les légumes, ne doivent entrer dans le régime des enfants que lorsque leurs vingt dents de première dentition étant sorties, ils sont devenus capables de mastiquer d'une façon convenable. Ce n'est donc que vers deux ans et demi que les parents doivent commencer à les faire participer à leur propre régime ; encore faut-il faire un choix entre les substances alimentaires qu'on leur présente, car il en est beaucoup qui seraient mal supportées par leur estomac délicat.

171. ALIMENTS. — Le *lait* est toujours une excellente nourriture pour les enfants ; aussi se trouveront-ils toujours bien d'en boire une tasse ou deux dans la journée, jusqu'à l'âge de dix ans, et même au delà. Le *beurre,* en quantité modérée, est également très avantageux, à condition qu'on veille à sa fraîcheur et à sa pureté.

Les *œufs,* à la coque, brouillés ou sur le plat, seront avantageusement employés chez les enfants, toutes les fois que, pour une cause ou pour une autre, on ne croira pas devoir les faire participer à l'un des mets destinés à paraître sur la table de la famille. Nous faisons cependant exception pour les œufs cuits durs ; ils doivent être exclus du régime des jeunes enfants, car ils sont très indigestes.

La *viande* convient très bien aux enfants, surtout à ceux des grandes villes qui sont privés de grand air, aux enfants délicats, à chairs blanches et molles. Cependant, il faut avoir soin de ne la faire entrer dans leur régime qu'avec prudence et en allant progressivement de quantités très petites à des quantités plus grandes. Les viandes qui conviennent le mieux sont les viandes de boucherie (bœuf, veau, mouton, volaille, etc.), surtout lorsqu'elles sont rôties. On peut donner même, sans crainte, de la viande de porc fraîche, à condition qu'elle soit bien cuite.

La viande doit toujours être présentée aux enfants coupée en très petits morceaux, car il leur arrive souvent de ne pas se donner la peine de la mâcher suffisamment, ce qui rend sa digestion plus difficile. Il ne faut pas oublier le proverbe : *Morceau bien mâché est à moitié digéré.* Il n'y a pas d'inconvénients à donner de temps en temps un peu de bœuf bouilli ; par contre, les viandes épicées, les ragoûts, le bœuf salé doivent être évités. Il en est de même de la charcuterie, du canard, de l'oie, des viandes fumées, du gibier faisandé, des saucisses, du foie, des rognons, des tripes ; tous ces aliments peuvent occasionner des coliques, de la diarrhée, quelquefois même des éruptions difficiles à guérir.

Les *poissons* à chair blanche (truite, morue fraîche, merlan, perche, turbot, sole, etc.) sont en général d'une facile digestion ; par contre, le saumon, les harengs frais, le maquereau, plus nutritifs que les précédents, sont aussi plus lourds et moins bien supportés. Il en est de même, et à plus forte raison, des crabes, du homard, des écrevisses, des coquillages et des poissons à chair grasse, tels que l'anguille et la lamproie. Il convient de donner le poisson bouilli, plutôt qu'en friture. En tout cas, lorsqu'on donne du poisson aux enfants, il faut porter une grande attention à enlever toutes les arêtes, car quelqu'une pourrait s'arrêter dans leur gorge et nécessiter l'intervention d'un chirurgien.

Les *légumes* qu'on donnera aux enfants seront toujours bien cuits. Les pommes de terre leur conviennent très bien; elles constituent un aliment à la fois sain, de facile digestion et très nutritif, à condition que leur cuisson soit convenable; rien n'est plus lourd à l'estomac que les pommes de terre cuites d'une manière insuffisante. On évitera le plus souvent ce danger en les accommodant au lait ou au bouillon et en les donnant sous forme de purée. Par contre, soyez réservées à l'égard des pommes de terre nouvelles; n'étant pas arrivées à maturité, elles sont malsaines et d'une digestion difficile.

Bien que la fécule que renferment les pommes de terre en fasse un aliment d'une grande valeur, il est nécessaire de s'adresser de temps en temps à d'autres légumes. On donnera des épinards, des laitues, des carottes, des choux-fleurs, des artichauts, des asperges, des haricots, etc., etc., suivant la saison, en ayant soin de les couper très menu ou de les écraser sur l'assiette, avant de les servir à l'enfant. Ce conseil a surtout une grande importance pour les haricots blancs, les pois, les lentilles et autres farineux qui, recouverts d'une cuticule réfractaire à la digestion, pourraient, si l'enfant ne mastique pas bien, traverser le tube digestif sans être digérés. Les macaronis et le riz sont généralement bien supportés; par contre, les concombres, les radis, les cornichons, le céleri doivent être évités.

Les jeunes enfants doivent manger plus de légumes que de viande ; mais ce serait une erreur de vouloir les nourrir exclusivement de légumes. Un peu de viande leur est nécessaire tous les jours, pour leur procurer tous les éléments essentiels à leur développement.

Le seul condiment dont les enfants aient besoin pour assaisonner leurs aliments est le *sel ;* il est même de première nécessité pour l'entretien de l'économie. Par contre, la moutarde et le poivre leur sont inutiles, car leur estomac n'a pas besoin de stimulants pour accomplir sa fonction.

Veillez à ne donner à vos enfants que du *pain* de bonne qualité. Le pain doit être pur, bien cuit, rassis et suffisamment salé ; le pain mal cuit et le pain frais sont d'une digestion difficile.

La plupart des *fruits* peuvent être donnés aux enfants sans inconvénients, à condition qu'ils soient bien mûrs et de bonne qualité ; ils sont même très avantageux, dans certaines circonstances, pour faciliter les évacuations. Les fraises, les framboises, les poires, les raisins sont ceux qui conviennent le mieux ; il faut, par contre, se montrer réservé pour les groseilles, les cerises, les abricots et les prunes, car ces fruits, pris en excès, causent souvent des indigestions. Les fruits à noyaux présentent même de véritables dangers, parce que l'enfant, lorsqu'il n'est pas sérieusement surveillé, avale souvent les noyaux, ce qui peut devenir la cause d'accidents de la plus haute gravité. Il est bon d'interdire aux enfants les noix, les noisettes, les amandes, parce que ces fruits, d'une digestion difficile, traversent souvent tout le tube digestif dans le même état qu'ils ont été avalés, en raison de la mauvaise habitude qu'ont beaucoup d'enfants de mâcher d'une manière incomplète.

Les pruneaux cuits, les pommes en marmelade, les pommes cuites au four et, d'une manière générale, tous les *fruits cuits* sont bien agréés. Ces préparations facilitent les évacuations et, pour cette raison, méritent d'être recommandées dans le régime des enfants qui ont une tendance à la constipation.

Le *sucre*, en raison des préjugés répandus à son égard, mérite une mention spéciale. Le goût des matières sucrées est dominant chez les enfants, parce que le sucre répond à un besoin de leur organisme. Il faut savoir que les matières sucrées, ainsi que les matières grasses, sont oxygénées dans notre corps et dégagent de la chaleur. Il est vraisemblable que l'enfant a un goût prononcé pour les sucreries parce que son organisme ne peut pas s'assimiler beaucoup de graisse. L'excès de l'un compense l'absence de l'autre. Il y a donc utilité à donner des aliments sucrés aux enfants. La seule précaution à prendre à cet égard, c'est de les donner aux repas, et non entre les repas, comme on le fait trop souvent (297).

Les *confitures* et les *gelées de fruits* sont en particulier très recommandables, à condition qu'elles soient préparées à la maison, car celles qu'on achète sont parfois coloriées par du chromate de plomb ou autres substances nuisibles à la santé.

172. Boissons. — Les meilleures boissons pour les enfants sont l'eau pure et le lait. Nous avons déjà parlé du lait ; quant à l'*eau*, elle occupe une place si importante dans l'hygiène de l'enfance, qu'il est de toute nécessité de veiller à sa pureté. Assurez-vous, en particulier, qu'elle n'est pas contaminée par des infiltrations provenant des fosses d'aisance et qu'elle ne traverse pas des tuyaux ou des réservoirs en plomb. Beaucoup de maladies graves n'ont pas d'autre origine.

L'eau, — la bonne eau, — est pour les enfants une des nécessités de la vie ; elle est diurétique, favorise la digestion et régularise les fonctions intestinales. De plus, on peut être assuré que l'enfant qui ne boit que de l'eau pure ne boira jamais qu'à sa soif et ne se fera jamais de mal. On ne peut malheureusement pas en dire autant des autres boissons.

Beaucoup de parents donnent de très bonne heure du *vin* à leurs enfants, avec l'idée de les renforcer. Il n'y a certainement pas d'inconvénient à leur en accorder un peu aux repas, si l'on a la précaution de l'étendre de beaucoup d'eau ; mais, qu'on le sache bien, le vin n'est pas nécessaire aux enfants, car leur estomac n'a nullement besoin de ce stimulant pour accomplir sa fonction. Inutile de dire que le vin pur et les liqueurs doivent être sévèrement proscrits. Il en est de même de la bière entre les repas.

Quant au *café noir*, il est avéré qu'il est préjudiciable à la santé des enfants et qu'il agit d'une manière fâcheuse sur leur système nerveux. La même remarque s'applique au *thé* trop fort ou pris en excès.

173. Manière de régler les repas des enfants. — Afin de fixer les idées des mères privées d'expérience, nous donnerons quelques indications sur la manière de régler les repas des enfants.

Donnez-leur au sortir du lit, c'est-à-dire vers sept ou huit heures du matin, une tasse de lait tiède, avec du pain et même un peu de beurre et de confitures, si c'est dans les habitudes de la maison d'en prendre à ce premier repas. Vous pouvez encore composer ce *premier déjeuner* d'une tasse de chocolat ou d'une petite soupe au lait ou au bouillon gras, additionnée de pain, de quelque fécule ou de quelque pâte, telle que la semoule ou le vermicelle. Lorsque l'enfant sera constipé, on lui donnera avec avantage une tasse de gruau préparé avec du lait.

Vers neuf ou dix heures, si l'enfant éprouve le besoin de manger, accordez-lui du pain avec un peu de fruit cuit ou une tartine au beurre. Ce qui est mieux encore, c'est de ne lui donner qu'un morceau de pain sec; de cette façon, il ne mangera pas par gourmandise et conservera un bon appétit pour son repas du milieu du jour qui, en dépit des modes établies dans certains pays, doit toujours être pour les enfants le principal repas.

Le *repas du milieu du jour*, — qu'on l'appelle dîner ou déjeuner, — doit toujours être le plus substantiel. Si l'enfant est très jeune, on lui donnera un simple potage au lait ou au gras, qu'on fera suivre d'un œuf à la coque; s'il est plus âgé, on pourra lui donner un peu de viande coupée en fragments très petits et mélangée avec un légume en purée. Si à la fin de ce repas l'enfant a encore faim on pourra lui accorder quelque friandise légère. Un peu de fruit cru bien mûr ou du fruit cuit est ce qui convient le mieux. En Angleterre, on donne volontiers aux enfants, comme dessert, des pouddings légers, faits avec du sagou, du tapioca, de la semoule, du pain, du riz, de la farine de froment, etc.

Si, dans l'après-midi, l'enfant est conduit à la promenade, il est bon d'emporter avec soi ce qui est nécessaire à son *goûter*. Un morceau de pain et de chocolat ou un petit pain sont parfaitement suffisants pour ce repas, qui doit être très léger. Si le mauvais temps a empêché la sortie quotidienne de l'enfant, il est préférable de lui donner une tasse de lait avec du pain, comme à son premier déjeuner.

Le *repas du soir*, vers six ou sept heures, doit ressembler comme composition à celui du milieu du jour, mais il doit toujours être moins copieux. La viande n'est pas nécessaire, et c'est surtout au repas du soir qu'il faut éviter les boissons excitantes (vin, thé, café).

Tel est, d'une manière générale, le plan que l'on peut adopter pour les repas des enfants ; mais il est évident qu'ils sont susceptibles de quelques modifications, suivant les circonstances ou la position des parents.

Le régime doit être suffisamment varié pour soutenir l'appétit et pas assez pour fatiguer l'estomac. Du reste, la variété n'exclut pas la simplicité ; il serait ridicule et pernicieux à la santé des enfants de leur donner des mets recherchés et de haut goût.

Une autre chose très importante, c'est la régularité, non seulement dans les heures des repas des enfants, mais encore dans la qualité et la quantité des aliments qu'on leur donne.

Apprenez à vos enfants à ne pas manger trop vite. Apprenez-leur à bien mastiquer, car une bonne mastication est déjà la moitié de la digestion. Beaucoup d'enfants mangent comme des gloutons et avalent les aliments presque sans les mâcher. Il en est d'autres qui, pour nous servir d'une expression vulgaire, *ont les yeux plus grands que le ventre*, et qui, mangeant plus que leur estomac ne peut supporter, se donnent à tout instant des indigestions. C'est aux mères à surveiller leurs enfants et à les empêcher de dépasser les bornes de la prudence. Il y a beaucoup plus d'enfants qui meurent pour avoir trop mangé, qu'il n'y en a qui succombent à l'inanition. Pour digérer comme il faut, il est nécessaire de manger modérément ; il est nécessaire aussi de ne pas prendre de nourriture avant d'avoir fini de digérer le repas précédent. Ne surchargez donc pas l'estomac des enfants d'une foule de substances qui flattent leur gourmandise, mais qui peuvent être, quand elles sont prises en excès, préjudiciables à leur santé. Évitez de leur donner, — et défendez formellement qu'on leur donne, — des gâteaux et des sucreries entre leurs repas. Toutes ces friandises les échauffent, troublent leurs digestions et leur ôtent l'appétit des choses saines et nutritives.

N'obligez jamais un enfant à manger ce qu'il laisse sur son assiette, à moins que vous ne soyez sûre que c'est par pure fantaisie. Ces refus viennent souvent de répugnances invincibles de l'estomac : essayer de les vaincre amènerait des troubles dans la digestion, de la diarrhée et même de véritables indigestions. Enfin, si votre enfant, un jour, n'a pas d'appétit et refuse tout aliment, soyez certaine qu'il n'est pas bien ; aussi, loin de le forcer à manger, cherchez à vous rendre compte de la cause de cette inappétence. Voyez s'il n'a pas la langue sale, s'il n'est pas constipé, s'il n'a pas de fièvre ou quelque autre signe d'indisposition. Si vous ne découvrez rien, faites chercher le médecin, qui sera le meilleur juge en pareille matière.

CHAPITRE IV

CROISSANCE

I. *Accroissement en poids.*

174. Du poids des enfants à leur naissance. — La grande majorité des enfants pèsent à leur naissance de six à sept livres. Un nouveau-né de huit livres est déjà un très gros enfant; quant aux poids de dix à douze livres qu'on observe chez quelques enfants, ils sont tout à fait exceptionnels. D'autre part, il n'est pas rare de voir des nouveau-nés qui ne pèsent que trois, quatre ou cinq livres, alors même qu'ils sont venus à terme.

Les garçons pèsent en général un peu plus que les filles. Les femmes qui ont déjà eu plusieurs bébés donnent généralement naissance à des enfants plus gros que celles qui accouchent pour la première fois; cela tient surtout à ce que beaucoup de jeunes filles se marient trop jeunes. La taille des parents, leur constitution, les accidents et les maladies dans le cours de la grossesse influent également sur le poids des enfants. C'est ainsi que des vomissements trop fréquents et trop abondants pendant la grossesse retentissent fréquemment sur la nutrition du fœtus et nuisent à son développement, en raison de l'alimentation insuffisante qu'ils entraînent chez la mère.

175. **Utilité des pesées.** — Anciennement, lorsqu'on pesait les enfants, ce n'était guère qu'au moment de leur naissance et par pur sentiment de curiosité. Les mères qui mettaient au monde de gros enfants tenaient à les peser pour se donner une idée de leur poids, tandis que celles qui, moins heureuses, mettaient au monde des enfants d'apparence chétive, éprouvaient beaucoup moins vivement le besoin de se livrer à cette constatation. Actuellement, la plupart des médecins ont reconnu l'utilité des pesées; aussi, tiennent-ils à ce qu'on mette les enfants sur la balance, non seulement au moment de leur naissance, mais encore à intervalles réguliers, pendant toute leur première année, de manière à se rendre compte s'ils profitent convena-

blement du régime auquel ils sont soumis. Il est vrai qu'on peut, jusqu'à un certain point, juger de l'état de santé et de prospérité d'un nourrisson par ses apparences extérieures ; il est évident qu'un enfant qui est gai et toujours de belle humeur, qui a de la vivacité dans les mouvements et de l'éclat dans les yeux, qui a les chairs fermes, la peau colorée, un appétit régulier, des urines claires, des selles jaunes bien liées, est un enfant bien portant; mais il n'en est pas moins vrai que les yeux peuvent se faire illusion et qu'il est maintes circonstances dans lesquelles tous ces signes de prospérité n'étant pas réunis, on peut se demander si l'enfant profite réellement de la nourriture qu'il prend. Si l'on se sert régulièrement de la balance, il n'y a plus d'hésitation possible; chaque fois qu'elle sera interrogée, elle répondra mathématiquement si l'enfant a profité, s'il est resté stationnaire ou s'il a dépéri. Aussi, malgré le préjugé absurde qui accuse les pesées de jeter un mauvais sort aux nouveau-nés, nous engageons très vivement les mères à contrôler la croissance de leur nourrisson par des pesées bien faites et régulièrement espacées. Du reste, nous aimons à le reconnaître, cette habitude commence à entrer dans les mœurs, et nous connaissons nombre de mères, même dans les classes pauvres, qui, ayant compris l'importance de cette constatation, placent toutes les semaines leur enfant sur la balance, non plus par simple curiosité, mais bien pour se rendre compte s'il augmente de poids dans des proportions convenables.

176. **Balances pèse-bébés.** — Toutes les mères peuvent trouver, au milieu de leurs occupations, un petit moment pour peser leur enfant. Pour cette opération il n'est nullement nécessaire d'avoir des balances spéciales ; il suffit d'avoir un instrument dans lequel on puisse coucher le bébé commodément et sans dan-

ger de chute et qui soit suffisamment exact pour donner le poids à dix grammes près. La *balance anglaise* à ressort, qu'on trouve si fréquemment dans les ménages, et les grandes balances des épiciers et des boulangers conviennent parfaitement, à condition de placer sur un des plateaux un panier ou une planchette pour y coucher l'enfant.

On peut aussi employer le *berceau pèse-bébés* du Dr Groussin, qui n'est qu'une balance ordinaire dont un des plateaux est remplacé par un petit berceau, ou le *pèse-bébés* du Dr Bouchut, qui consiste en un cadran gradué sur lequel une aiguille court d'une quantité proportionnelle au poids qu'on suspend au crochet dont est muni l'appareil à sa partie inférieure. L'enfant étant suspendu au crochet par l'intermédiaire d'une sangle, l'aiguille marque aussitôt le poids en kilogrammes, hectogrammes et fractions de dix grammes.

Mais, de toutes les balances fabriquées en vue de peser les bébés, la plus commode est sans contredit la *balance portative* du Dr Odier, de Genève. C'est une petite balance romaine dont la tige, de quarante-deux centimètres de longueur, se dévisse en trois portions, pouvant être renfermées dans une petite boîte. Les différentes parties de la tige graduée étant vissées les unes sur les autres, on passe deux doigts dans l'anneau, puis, l'enfant — couché au milieu d'une serviette nouée solidement aux quatre coins, de manière à la transformer en une sorte de sac — est suspendu au crochet de l'instrument. Il ne reste plus alors qu'à faire glisser le curseur (la boule jaune) le long de la tige jusqu'à ce qu'on obtienne l'équilibre, puis, à détacher l'enfant doucement et lire immédiatement, à gauche de la boule, le résultat de la pesée. Si l'enfant a été pesé tout habillé, il faut le changer de linge et peser séparément les vêtements qu'il portait. Pour cette opération, on raccourcit la tige en lui enlevant ses deux parties mobiles, et on lit le résultat de la pesée sur une graduation spéciale gravée sur les côtés de l'instrument. La différence des deux pesées successives indique le poids exact de l'enfant. Comme il est très désagréable d'avoir à peser les vêtements chaque fois qu'on pèse l'enfant, il est préférable de toujours peser celui-ci tout nu dans une serviette, dont le poids exact est connu et qu'on réserve exclusivement à cet usage.

Le moment de la journée le plus favorable pour peser l'enfant est le matin, alors qu'on lui fait sa toilette journalière ou qu'on lui donne son bain.

177. **Perte de poids qu'on observe chez les nouveau-nés pendant les trois premiers jours.** — Les nouveau-nés, même les mieux portants, perdent de leur poids pendant les deux ou trois premiers jours, ce qui tient à ce qu'ils rendent du méconium en abondance (58) et ne prennent encore qu'une très petite quantité de lait. Cette perte de poids, qui s'élève parfois à 100, 200 et même parfois à 300 grammes, n'est nullement un indice de dépérissement chez le nourrisson, car, le plus souvent, on voit son poids se relever à partir du troisième jour, et cela d'une manière suffisante pour qu'à la fin de la première semaine il ait reconquis le poids qu'il avait à sa naissance. On peut même dire que tout enfant qui, au huitième jour, n'a pas repris son poids initial est un enfant mal nourri et par conséquent menacé.

Il est cependant quelques enfants qui ne perdent pas ou qui ne perdent que fort peu de leur poids pendant les trois premiers jours ; ce sont ceux qui, nés avec une disposition active à teter, rencontrent de suite le lait d'une bonne nourrice ou un colostrum abondant dans le sein de leur mère.

178. Augmentation de poids chez les enfants pendant leur première année. — Le nouveau-né, à partir du moment où il a fini de rendre son méconium, doit augmenter progressivement de poids tous les jours, qu'il soit nourri par sa mère, par une nourrice ou au biberon. S'il n'augmente pas dans des proportions convenables, c'est qu'il est malade ou que le lait qu'il reçoit est insuffisant, comme quantité ou comme qualité. On comprend dès lors combien il est essentiel pour une mère de peser son enfant à intervalles réguliers, si elle veut pouvoir se rendre compte, d'une manière un peu précise, des progrès qu'il fait, ou apprécier la valeur du lait qu'elle lui donne ou que lui fournit une nourrice.

Pour guider les mères dans l'emploi de la balance, nous transcrivons ci-contre le tableau du Dr Bouchaud, qui indique le poids moyen des enfants, aux différents mois pendant leur première année, et, dans des colonnes correspondantes, l'accroissement qu'ils doivent prendre par mois et par jour :

Mois.	Poids moyen.	Accroissement	
		par mois.	par jour.
	kil. gr.	gr.	gr.
0	3,250	»	»
1	4,000	750	25
2	4,700	700	23
3	5,350	650	22
4	5,950	600	20
5	6,500	550	18
6	7,000	500	17
7	7,450	450	15
8	7,850	400	13
9	8,200	350	12
10	8,500	300	10
11	8,750	250	8
12	8,950	200	6,50

Ce tableau veut dire qu'un enfant qui pèse à sa naissance 3 kilog. 250 gr. doit, à la fin du premier mois, peser au moins 4 kilog., ce qui nécessite une augmentation de 750 gr. dans le mois ou, autrement dit, de 25 gr. par jour ; — que celui qui, à un mois, pèse 4 kilog. doit, à la fin du second mois, peser au moins 4 kil. 700 gr., c'est-à-dire avoir gagné au moins 700 gr. dans le mois et 23 gr. par jour. Ainsi de suite pour les différents mois. Ce tableau montre aussi, qu'à la fin du cinquième mois, l'enfant doit avoir doublé son poids de naissance.

Ces chiffres ne sont nullement exagérés ; nous pouvons même affirmer, d'après notre propre expérience, que la plupart des enfants, placés dans de bonnes conditions hygiéniques et alimentaires, augmentent dans des proportions plus fortes et font en moyenne 30 à 35 gr. par jour dans les premières semaines, au lieu de 25 gr. Nous avons même vu nombre de nourrissons gagner jusqu'à 50 et 60 gr. par jour dans le premier mois. Aussi, sommes-nous d'avis d'interpréter les chiffres d'accroissement par jour et par mois, inscrits dans le tableau ci-dessus, comme des minima, que tout enfant soumis à un bon régime et à une bonne hygiène doit atteindre.

Lorsque l'augmentation de poids restera inférieure à ces chiffres, il y aura donc lieu d'en rechercher au plus vite la cause, soit dans l'état de santé de l'enfant, soit dans l'alimentation à laquelle il est soumis, en se souvenant que l'insuffisance d'accroissement d'un enfant peut tenir aussi bien à des tetées trop copieuses ou trop fréquentes et aux troubles de digestion qui en sont habituellement la conséquence, qu'à l'insuffisance ou la mauvaise qualité du lait qu'il reçoit. Si l'enfant digère mal, on règlera mieux les tetées; si c'est le genre d'alimentation qui paraît défectueux, on le modifiera de suite.

Grâce aux indications précises que donne la balance, on peut, dès les premières semaines de l'allaitement, apprécier la valeur d'une nourrice. C'est un immense avantage, car, si son lait est insuffisant, l'on n'est plus obligé, comme autrefois, d'attendre pour la renvoyer que l'amaigrissement de l'enfant soit porté au point d'être appréciable à la vue seule et que sa santé soit déjà sérieusement compromise.

Les mères comprendront sans peine, que pour constater l'insuffisance de l'accroissement à un moment donné et y remédier à temps, il est nécessaire de se servir de la balance à époques assez rapprochées, surtout dans les premiers mois, où l'accroissement est le plus rapide. Aussi, conseillons-nous de peser les petits enfants tous les trois ou quatre jours, à la même heure pendant les premières semaines, puis, tous les huit jours, jusqu'au sixième mois, et enfin tous les quinze jours, jusqu'à la fin de leur première année ; dans la suite, une pesée tous les deux ou trois mois sera suffisante. Inutile de dire qu'il faut avoir soin de noter soigneusement, chaque fois, le poids de l'enfant et la date de la pesée sur un registre spécial, si l'on veut pouvoir apprécier sainement les progrès qu'il fait.

Il est à remarquer que les plus beaux accroissements s'observent chez les enfants allaités au sein de leur mère ou d'une bonne nourrice. L'allaitement au biberon, même le mieux compris, donne des résultats beaucoup moins satisfaisants. De même, les farines lactées et les petites soupes, lorsqu'elles sont données dès les premiers mois de la vie, ne procurent guère à l'enfant qu'une augmentation de 10 à 15 gr. par jour, ce qui est insuffisant pour sa prospérité; ce n'est que plus tard, vers la fin de la première année, alors qu'elles peuvent être convenablement digérées, que ces mêmes préparations, alternant d'une manière convenable, dans la journée, avec du lait de vache, donnent des accroissements satisfaisants. On a donc, dans les indications fournies par la balance, la preuve manifeste que l'allaitement au sein est de beaucoup celui qui convient le mieux au nouveau-né.

179. **Utilité des pesées pour juger de la quantité de lait qu'un nouveau-né prend à chaque tetée.** — Dans les jours qui suivent la naissance, il peut arriver que la mère croie que son enfant tette, alors qu'il ne fait que la mimique de la succion. On a vu des enfants mourir ainsi d'inanition. Ce danger n'est plus à craindre si l'on se sert de la balance, car cet instrument permet de déterminer exactement la quantité de lait que l'enfant absorbe, chaque fois qu'il tette. Il suffit pour cela de le peser, avant de le mettre au sein et immédiatement après qu'on l'en a retiré. La différence de poids représente la quantité de lait qui a été avalée. Aussi croyons-nous utile d'indiquer aux mères la quantité de lait que prend approximativement un bébé aux différents âges.

L'enfant, même celui qui vient au monde dans de bonnes conditions de vitalité, ne prend guère le premier jour que 3 grammes de lait à chaque tetée; le deuxième jour, il en prend 15 grammes; le troisième jour, 30 à 40 grammes; le quatrième jour, 55 grammes; ce qui fait, en comptant à raison de dix tetées par jour, 30 grammes de lait le premier jour, 150 grammes le second, 400 grammes le troisième et 550 grammes le quatrième. A un mois, la quantité de lait absorbée à chaque repas est d'environ 70 grammes; à deux mois, elle est de 100 grammes; à trois mois, de 120 grammes; à quatre mois de 150 grammes. Il est bon de rappeler qu'à ce moment l'enfant ne fait plus guère que six tetées dans les vingt-quatre heures. Il prend donc, par jour, 600 à 800 grammes de lait pendant les cinq premiers mois, puis, de 800 à 1200 grammes pendant les suivants.

Ces notions sont utiles à connaître, car si l'enfant ne profite guère et qu'on reconnaisse que la quantité de lait prise à chaque tetée est insuffisante, il faut changer la nourrice (136, 137).

Il est cependant quelques circonstances qui, en dehors du mode d'alimentation, peuvent entraîner un accroissement insuffisant, voire même une perte de poids chez les enfants, sans que la nourrice y soit pour rien. Toutes les maladies aiguës produisent ce résultat. On constate souvent aussi de la perte de poids à la suite de la diarrhée, de la vaccination et dans certaines crises de dentition. Ces arrêts d'accroissement sont temporaires; ils cessent quand la cause qui leur a donné naissance a disparu. Il est important de signaler ce fait aux mères, afin de ne pas accuser et même renvoyer une nourrice, qui connaît les habitudes du nourrisson et dont on est satisfait sous les autres rapports.

180. **Utilité des pesées pour juger de l'opportunité du sevrage**. — On peut encore se servir de la balance pour juger de l'opportunité qu'il peut y avoir à avancer ou à retarder l'époque du sevrage. Tant que l'accroissement de poids journalier de l'enfant reste au-dessus des chiffres que nous avons indiqués dans le tableau (178), on peut être assuré que le mode d'ali-

mentation auquel il est soumis lui convient. En conséquence, on ne doit rien y changer, quelle que puisse être à cet égard l'opinion des personnes qui entourent la famille. Si l'enfant est allaité au sein, il faut donc lui conserver ce mode d'alimentation, tant qu'il augmente d'une manière suffisante ; ce serait une grosse faute de le mettre au régime des soupes.

On ne doit, du reste, arriver au régime du sevrage que d'une manière graduelle. Un sevrage brusque entraîne souvent une perte de poids pendant quatre ou cinq jours ; puis, ce temps écoulé, l'accroissement reprend généralement sa marche ascendante. S'il n'en est pas ainsi, l'enfant doit être remis au sein.

Comme conclusion, nous ne saurions trop insister auprès des mères, pour qu'à époques régulières elles mettent leur enfant sur la balance et inscrivent soigneusement le résultat de la pesée. Qu'elles soient persuadées que chaque fois que leur enfant n'aura pas augmenté dans les proportions minima que nous avons indiquées, il y a lieu pour elles de s'en inquiéter. Elles doivent s'ingénier à en trouver la cause, soit dans l'état de l'enfant lui-même, soit dans la nourrice ou dans une circonstance extérieure.

181. Poids moyen aux différents âges, de la naissance jusqu'à l'âge adulte. — Avant de quitter la question des pesées, nous pensons intéresser les mères, en mettant sous leurs yeux un tableau montrant quel doit être approximativement l'accroissement, par année, de l'enfant depuis sa naissance jusqu'à l'âge adulte.

Poids des garçons.	Age.	Poids des filles.
kil. gr.		kil. gr.
3,200	naissance	2,910
10,000	1 an.	9,300
12,000	2	11,400
13,210	3	12,450
15,070	4	14,180
16,700	5	15,500
18,040	6	16,740
20,160	7	18,450
22,260	8	19,820
24,090	9	22,440
26,120	10	24,240
27,850	11	26,250
31,000	12	30,540
35,320	13	34,650
40,500	14	38,100
46,410	15	41,300
53,390	16	44,440
57,400	17	49,080
61,260	18	53,100
63,320	19	53,780
65,000	20	54,460
68,290	25	53,080

Ce tableau montre que le poids de naissance (3 kil. 200) est généralement triplé à un an (10 kilog.) ; qu'à sept ans, le poids est encore doublé (20 kilog. 160) et qu'il en est de même à l'âge de 14 ans (40 kilog. 500).

II. *Accroissement de la taille.*

182. **Des Fontanelles.** — La tête des nouveau-nés est relativement très volumineuse. Dans le cours du développement de l'enfant, elle grossit encore, mais pas dans les mêmes proportions que le corps. Ce qui

caractérise particulièrement le crâne des très jeunes enfants, c'est l'existence des *fontanelles*, espaces membraneux limités par les os du crâne et dont les deux principaux, situés sur la ligne médiane, donnent au toucher une sensation de mollesse d'autant plus nette qu'elle contraste avec la résistance des plans osseux qui les entourent. La *fontanelle antérieure* est de beaucoup la plus considérable; aussi est-elle appelée *grande fontanelle*. Très connue des mères, elle est assez large pour permettre aux doigts, appliqués à sa surface, de percevoir directement les pulsations du cerveau. De forme losangique, elle a au moment de la naissance une largeur de 21 millim. 6 et gagne en dimensions pendant les neuf ou dix premiers mois de la vie, en même temps que la tête de l'enfant augmente de volume. A partir de ce moment, les os qui l'entourent, se soudant successivement entre eux et continuant à s'accroître, elle diminue progressivement d'étendue et se ferme d'une manière définitive, à une époque variable, mais qui, chez les enfants bien portants, ne dépasse guère la seconde année. La fermeture prématurée des fontanelles ne s'observe guère que dans les cas de développement osseux très actif; elle peut donner lieu à certaines anomalies dans la forme du crâne. La persistance des fontanelles au delà de la seconde année dénote, au contraire, une ossification retardée; elle s'observe souvent chez les enfants rachitiques, chez les scrofuleux et chez ceux qui sont atteints de diarrhée chronique. Dans l'hydrocéphalie et dans l'hypertrophie du cerveau, on peut constater non seulement la persistance, mais encore l'élargissement des fontanelles. Rappelons enfin que la voussure ou l'affaissement des fontanelles peut servir au médecin, pour juger de l'état de la circulation cérébrale, et lui donner des indications importantes pour le diagnostic et le pronostic de certaines affections des méninges et du cerveau.

183. Grand développement du ventre chez le nouveau-né. — Le ventre est également très volumineux dans les premiers mois de la vie, ce qui tient au peu de développement du bassin chez les enfants et au volume relativement considérable de leur foie. Les peintres anciens connaissaient très bien cette conformation particulière des enfants, et, tout le monde, en se promenant dans une galerie de peinture, a pu être frappé du développement énorme, que Rubens, Jordaens, et même Raphaël, qui idéalise le plus les sujets qu'il traite, donnent au ventre des anges qu'ils représentent dans leurs tableaux. Les peintres ne sont que les interprètes fidèles de la nature. Et cependant, c'est tous les jours que les médecins sont appelés à rassurer des mères effrayées du volume du ventre de leur enfant. Il tend à diminuer à mesure que les membres s'allongent, et ce n'est guère que chez les enfants rachitiques et chez ceux qui sont soumis à un régime alimentaire défectueux (sevrage trop précoce), que le ventre prend ou conserve un volume véritablement inquiétant.

184. Lois qui régissent la croissance des enfants aux différents âges. — La taille de l'enfant à la naissance est d'environ 50 centimètres pour les garçons et de 49 centimètres pour les filles. Comme on le voit, la stature moyenne des filles est un peu inférieure à celle des garçons. La taille s'accroît, en moyenne, de 4 centimètres dans le premier mois, de 3 centimètres dans le second, de 2 dans le troisième, de 1 à 1 $^1/_2$ dans les suivants. L'accroissement est donc d'autant plus rapide qu'on l'observe plus près de la naissance.

L'augmentation de longueur est d'environ 20 centimètres dans le cours de la première année, et de 10 centimètres dans la seconde, c'est-à-dire moitié moindre. Un enfant de deux ans et demi a généralement la moitié de la stature qu'il aura dans l'âge adulte. A partir de deux ans, la taille progresse dans les proportions suivantes : Elle augmente d'environ 7 ½ centimètres dans la troisième année, de 6 ½ centimètres dans la quatrième et la cinquième. A cinq ans, les enfants ont généralement doublé la longueur qu'ils présentaient à leur naissance. Il est à remarquer qu'à cet âge, les filles sont souvent un peu plus grandes que les garçons. De cinq à quinze ans, la taille augmente encore d'environ 5 à 6 centimètres par année, mais, de quinze à vingt ans, l'augmentation n'est plus que de 3 à 4 centimètres, et, de vingt à vingt-cinq ans, de ½ centimètre. La croissance est alors complètement terminée. Ajoutons que les maladies aiguës activent la croissance ; que l'alimentation insuffisante, le rachitisme et la scrofule la retardent.

Voici un tableau représentant la taille moyenne des garçons et des filles aux différents âges :

Garçons.	Age.	Filles.	Garçons.	Age.	Filles.
m 0,496	naissance	m 0,483	m 1,327	11 ans.	m 1,275
0,696	1 an.	0,690	1,359	12	1,327
0,797	2	0,780	1,403	13	1,386
0,860	3	0,850	1,487	14	1,447
0,932	4	0,910	1,559	15	1,475
0,990	5	0,974	1,610	16	1,500
1,046	6	1,032	1,670	17	1,544
1,112	7	1,096	1,700	18	1,562
1,170	8	1,139	1,706	19	—
1,227	9	1,200	1,711	20	1,570
1,282	10	1,248	1,722	25	1,577

Une mère doit connaître les lois qui régissent la croissance aux différents âges, car il arrive souvent qu'elle est l'occasion de certains malaises, dont on ne saurait s'expliquer l'origine autrement, et qu'il est nécessaire de combattre par des soins hygiéniques spéciaux.

Un accroissement progressif est généralement un signe de vigueur et de santé ; par contre, il est fort rare que les enfants qui grandissent par bonds, soient doués d'une forte constitution et jouissent d'une très bonne santé. Aussi est-ce bien à tort que certaines mères se réjouissent de l'allongement rapide de leurs enfants ; elles feraient souvent bien mieux, de considérer avec quelque inquiétude cette croissance exagérée, car il est fréquent de voir cette excitation momentanée devenir l'occasion de perturbations plus ou moins considérables dans la santé.

Chez beaucoup d'enfants la croissance ne se fait qu'avec de la fièvre, et cette fièvre, dont on méconnaît souvent la cause, inspire souvent des médications intempestives, sinon dangereuses. Elle ne dure, chez quelques-uns, que vingt-quatre ou quarante-huit heures, mais, chez d'autres, elle procède par petits accès irréguliers, qui se répètent pour ainsi dire chaque jour, pendant quelque temps. L'enfant devient pâle ; malgré son appétit exagéré, il maigrit ; ses yeux se cernent ; il est quelquefois pris d'une petite toux sèche et opiniâtre, qui jette de grandes inquiétudes dans le cœur des parents. C'est lors de ces poussées de croissance exagérée, que l'enfant est le plus exposé aux incurvations de la colonne vertébrale.

Dans beaucoup de familles, on prend bien le soin de mesurer de temps en temps la taille des enfants (les portes des chambres sillonnées de lignes transversales sont là pour l'attester), mais il est regrettable que ces mensurations ne soient le plus souvent pratiquées que dans un but d'amusement ou de simple curiosité. Si les mères savaient ce que doit être l'accroissement aux différents âges, elles attacheraient plus d'importance à ces mensurations et en tireraient souvent des indices utiles sur le développement de leurs enfants.

CHAPITRE V

HYGIÈNE CORPORELLE

Un enfant sale est une honte pour sa mère.
Mrs. BALFOUR.

La propreté est la chasteté du corps.
BACON.

I. *Soins de la peau.*

185. Propreté des nouveau-nés. — La propreté est presque aussi nécessaire qu'une bonne nourriture. Un enfant sale ne peut rester longtemps bien portant, car sa peau — cette peau si délicate et si douce — ne tarde pas à se couvrir de gerçures et d'excoriations.

Chaque fois qu'on sort le nouveau-né de son berceau, pour lui donner le sein ou pour le promener, la première chose à faire est de regarder si sa couche n'a pas besoin d'être changée. Chaque fois qu'elle est mouillée ou sale, il faut, non pas se contenter d'essuyer l'enfant avec un linge sec, comme cela se pratique presque partout dans la campagne, mais il faut, *la nuit comme le jour*, laver de suite avec de l'eau tiède les parties souillées, les essuyer avec le plus grand soin, puis, les poudrer avant de remettre à l'enfant des linges propres. Ces soins sont de la plus haute importance, si l'on veut éviter les rougeurs et les excoriations des fesses, qui font souvent souffrir les enfants, au point de les priver complètement de sommeil. Ces irritations de la peau n'ont généralement pas d'autre cause que le séjour trop prolongé dans des couches souillées d'urine ou de matières; elles ne s'obervent presque jamais chez les enfants bien tenus. Elles sont cependant si fréquentes, que beaucoup de femmes, surtout à la campagne, les considèrent comme un mal inévitable et commun à tous les enfants. Rien n'est plus faux. Nous le répétons, il suffit pour éviter que les fesses deviennent le siège de rougeurs et d'excoriations, de laver les enfants chaque fois qu'ils se sont salis et de changer leurs couches autant de fois qu'il est nécessaire.

Beaucoup de gardes, de nourrices et, même, de mamans qui sont très attentives à changer les couches dans la journée, ne s'en donnent pas la peine la nuit et laissent l'enfant séjourner des heures entières dans l'humidité, au grand détriment de sa santé. Sans doute les gardes et les nourrices ont besoin de sommeil comme tout le monde, mais n'est-il donc pas possible de leur permettre de prendre, dans le jour, quelques heures de repos, de façon qu'elles n'aient pas d'excuse pour refuser à l'enfant les soins dont il a besoin pendant la nuit?

Souvent aussi, les gardes et les nourrices se contentent de faire sécher les couches devant le feu et les remettent à l'enfant sans les avoir lavées. Cette habitude ne doit pas être tolérée.

Pour éviter les mauvaises odeurs, les couches salies doivent être immédiatement éloignées de la chambre et plongées dans un baquet rempli d'eau, jusqu'au moment du lavage.

186. **Manière de s'y prendre pour donner de bonne heure des habitudes de propreté aux enfants.** — S'il est indispensable à l'enfant d'être tenu proprement, on doit, de bonne heure, lui apprendre à contribuer à cette propreté. Aussi conseillons-nous de tenir le nouveau-né sur un petit vase, environ toutes les heures et chaque fois qu'à de certains signes, qui ne doivent pas échapper à l'attention vigilante d'une mère ou d'une nourrice, l'on croit reconnaître que l'enfant éprouve le besoin de vider sa vessie ou ses intestins. Il est à remarquer que le nouveau-né urine très volontiers dès qu'il a les jambes à l'air ; aussi suffit-il généralement de le débarrasser de sa couche, avant de le mettre au sein ou immédiatement après qu'il a fini de teter, pour réussir à le faire évacuer dans un petit vase. Il est évident qu'au début la mère arrivera souvent trop tard et trouvera son enfant déjà mouillé, mais si elle le met quand même sur le vase, elle sera tout étonnée de le voir parfois uriner de nouveau. Avec un peu de persévérance, il arrivera un moment où le nourrisson ne se mouillera plus et attendra toujours d'être délangé pour uriner. Il ne faut pas oublier, en effet, que le nouveau-né est comme une cire molle qui prend toutes les empreintes qu'on veut lui donner. Par expérience, nous pouvons affirmer que si l'on commence à tenir l'enfant sur un petit vase dès les premiers jours qui suivent sa naissance, on peut obtenir assez vite, quelquefois dès le quatrième mois, qu'il ne salisse presque jamais ses couches dans la journée. Inutile d'insister sur l'avantage de ce résultat, au point de vue

de la santé de l'enfant et au point de vue de la diminution de peine qui en résulte pour la domestique chargée du soin de laver le linge.

Le même résultat pourrait être obtenu la nuit ; il suffirait de réveiller l'enfant à des intervalles suffisamment rapprochés ; mais cette manière de faire aurait évidemment de graves inconvénients pour le repos de l'enfant et créerait à la mère ou à la nourrice un assujettissement des plus pénibles. Aussi, lors même qu'on aura réussi à supprimer les couches pendant le jour, sera-t-il bon de les conserver encore quelque temps pendant la nuit, pour éviter que l'enfant ne mouille son lit. On se bornera à le faire uriner en le couchant et chaque fois qu'on le mettra au sein pendant la nuit. Peu à peu il prendra l'habitude de conserver son urine plus longtemps, et sa première année ne se passera pas sans qu'il soit devenu propre, aussi bien la nuit que le jour. Ce résultat obtenu, il y aura tout avantage à le débarrasser définitivement de ses couches, de manière à laisser à ses petites jambes le plus de liberté possible.

187. Inconvénients des simples lavages à l'éponge. — Il ne suffit pas de laver soigneusement les parties du corps souillées par les évacuations, il faut, tous les jours, laver l'enfant de la tête aux pieds. C'est une mode actuellement assez répandue dans les classes aisées de la société, mais il est regrettable que la plupart des mères se contentent de prendre leur enfant sur leurs genoux et de lui passer une éponge mouillée sur toute la surface du corps. Non seulement ce simple lavage à l'éponge est insuffisant pour entraîner les résidus de la transpiration et les poussières qui s'attachent à la peau et obstruent ses pores, mais encore il constitue un moyen incommode et dangereux ; incommode en ce qu'il ne permet pas de nettoyer avec le soin voulu un petit corps qui glisse entre les doigts et risque à chaque instant de tomber à terre; dangereux en ce qu'il expose l'enfant à des bronchites et à des fluxions de poitrine.En effet, il est évident que lorsqu'un enfant est lavé sur les genoux de sa mère, il est toujours quelque partie de son corps qui se trouve à découvert et qui reste exposée à l'air plus ou moins froid de la chambre.

188. **Avantages des bains quotidiens chez les enfants.** — Il n'est qu'une manière pratique d'entretenir le corps des enfants dans un état de propreté convenable, c'est de les plonger tous les jours dans une petite baignoire à moitié remplie d'eau tiède. Toutes les parties du corps restant soumises dans le bain à une température uniforme, l'enfant ne risque pas de s'enrhumer et peut être nettoyé d'une manière beaucoup plus complète et beaucoup plus rapide que lorsqu'on le tient sur les genoux. Ainsi, mères, baignez vos enfants et baignez-les tous les jours ; ce conseil, à part certains cas de maladie grave, n'admet aucune exception. Nous le répétons, parce qu'on ne saurait trop le répéter, la propreté, une propreté excessive, est nécessaire à une santé parfaite. En outre, et c'est là une raison qui a bien de la valeur, les bains peuvent devenir nécessaires dans le cours de certaines maladies et à certaines périodes difficiles de la vie des enfants. S'ils ne sont pas accoutumés aux bains, tout le monde sait les luttes qu'il y a à soutenir, les cris perçants qu'il faut entendre pour vaincre la répugnance qu'ils ont pour l'eau ; on se trouve ainsi, en cas d'indisposition ou même de maladie, privé d'un moyen précieux pour adoucir leurs souffrances et leur rendre le calme et le sommeil. Rien en effet ne réussit mieux que les bains

pour faciliter la sortie des dents, la rendre moins douloureuse, pour diminuer la tendance aux congestions du cerveau et faire cesser des convulsions ; si l'on est obligé de lutter avec le petit malade pour lui faire prendre un bain, loin de le soulager, on risque fort d'aggraver son état. Alors, quelle position terrible pour la mère et pour le médecin de se voir obligés d'abandonner un moyen qui eût peut-être sauvé les jours de l'enfant.

Mères, qui n'avez pas encore habitué vos enfants aux bains, commencez dès demain, pendant qu'ils sont encore en bonne santé et mettez-les dans leur baquet tous les jours. Ils crieront la première fois, mais déjà au second bain leur répugnance aura diminué et disparaîtra complètement en fort peu de temps. Bientôt vous verrez le bain, qui les effrayait tant au début, devenir un véritable plaisir ; ils ne tarderont pas à s'amuser dans la baignoire et à trouver un plaisir extrême à battre l'eau de leurs petites mains et de leurs petits pieds, surtout si vous avez soin d'y faire voguer un canard, un poisson ou un petit bateau. Soyez assurées que si vous savez vous y prendre, il ne se passera pas beaucoup de temps avant que votre enfant réclame lui-même son bain et se s'en laisse retirer qu'avec peine.

189. **Comment on doit s'y prendre pour donner le bain aux enfants ?** Disons d'abord quelques mots des objets qui sont nécessaires pour donner le bain dans de bonnes conditions.

La *chaise* sur laquelle la mère s'assied pour baigner son enfant doit être large, basse et solide, car il est nécessaire, pour procéder au lavage dans la baignoire sans difficulté et sans fatigue, d'être assis à son aise et à hauteur convenable. Si l'on ne touche le sol que du bout des pieds, il n'est en effet pas possible de tenir commodément l'enfant sur ses genoux, pour l'essuyer rapidement et le rhabiller.

Ayez une *baignoire* ou un *baquet* assez long et assez large pour que l'enfant y flotte librement, et assez profond pour que vous puissiez l'y tenir assis avec de l'eau jusqu'au cou.

Un *morceau de flanelle* est très utile pour commencer le lavage ; il sert à frotter le corps de l'enfant pendant qu'il est dans l'eau. En effet, rien ne vaut la flanelle pour enlever les produits de la transpiration cutanée et les saletés attachées à la peau.

Pour ce qui est du *savon*, vous vous servirez de préférence de savon de guimauve, de savon de Castille ou de savon à la glycérine. Ils sont en effet plus purs et moins irritants pour la peau que les savons ordinaires. Ceux-ci ne doivent être employés que lorsque les enfants sont déjà arrivés à un certain âge et que la texture de leur peau est moins délicate. Le savon à la glycérine (savon de Pears), convient spécialement aux enfants dont la peau est le siège de rougeurs, de gerçures ou d'éruptions. Dans tous les cas, vous devez vous défier de tous les savons colorés et particulièrement des savons rouges ou roses, parce qu'ils doivent habituellement leur couleur à une préparation mercurielle, le vermillon.

L'*éponge,* étant beaucoup plus douce et plus agréable à la peau que la flanelle, servira surtout à laver la figure de l'enfant et à rincer soigneusement tout son corps, une fois le bain terminé. L'éponge, en raison de sa souplesse, pénètre facilement partout et permet de nettoyer tous les plis et toutes les dépressions de la peau. Il est important de veiller à la propreté de l'éponge ; pour cela il faut avoir soin, après chaque lavage, de la passer dans l'eau fraîche et de la serrer fortement. Il faut même, de temps en temps, la laver à l'eau chaude, de manière à ce qu'elle reste toujours très propre. Une fois rincée et bien serrée, faites-là sécher à l'air sur la table de toilette ou, mieux encore, dans un petit filet fait exprès.

Quant aux *serviettes*, elles doivent être douces et surtout parfaitement sèches. En effet, il n'est pas possible d'essuyer convenablement un enfant avec des serviettes humides ; et même, une seule serviette sèche ne suffit pas, il en faut au moins deux.

La *poudre* est destinée à absorber toute trace d'humidité qui pourrait, après le bain, rester à la surface de la peau et particulièrement dans ses plis. Inutile de dire que si elle n'est employée, — comme c'est souvent le cas, — que pour s'éviter la peine d'essuyer convenablement l'enfant, elle est plus nuisible qu'utile. Cette réserve étant faite, de quelle poudre doit-on se servir pour saupoudrer le corps des enfants après le bain? — Le lycopode, l'amidon de blé, l'amidon de riz ou la fécule de pomme de terre réduite en poudre très fine, au moyen du pilon et du mortier, conviennent très bien. — A défaut de celles-là, on peut encore se servir de poudre de vieux bois, de subérine ou d'arrow-root finement pulvérisé. D'une manière générale, évitez les poudres à odeur, car elles contiennent souvent des substances nuisibles à la santé de l'enfant. Beaucoup d'entre elles, en effet, renferment du blanc de céruse, substance qui est un poison. Cependant, si vous tenez à communiquer à la poudre dont vous vous servez un parfum agréable, sans courir le risque d'irriter la peau de l'enfant, vous pouvez ajouter, à l'une quelconque des substances ci-dessus recommandées, un peu de poudre de racine d'iris. Prenez, par exemple, quatre onces d'amidon ou de fécule, et ajoutez-y, à peu près, une demi-once de poudre de racine d'iris; en mélangeant intimement ces poudres au moyen du pilon et du mortier, vous aurez une excellente préparation pour poudrer les enfants.

Nous devons maintenant indiquer la manière la plus pratique de procéder au lavage dans la baignoire. Bien donner un bain n'est pas chose qui s'improvise, il faut l'apprendre.

C'est la mère qui doit donner le bain à son enfant, à moins qu'elle ait à son service une servante à la fois capable, affectionnée et intelligente et sur laquelle elle puisse compter comme sur elle-même. La mère, assise sur sa chaise basse, avec un long tablier de flanelle qui lui couvre les pieds, prend son enfant sur ses genoux, le déshabille, puis, plaçant les doigts de sa main gauche sous l'aisselle gauche de l'enfant, de façon qu'il repose par son dos contre le poignet et l'avant-bras, elle l'enlève en passant sa main droite sous les fesses et le met dans le bain.

La durée du bain doit être aussi courte que possible; il n'y a aucun avantage à laisser les enfants séjourner dans l'eau plus longtemps que cela n'est nécessaire pour leur toilette. Les bains prolongés ne réussissent qu'à les affaiblir.

Donc, aussitôt que l'enfant est dans la baignoire, il faut se mettre à le frotter doucement, avec la pièce de flanelle, sur toute la surface cutanée, sans oublier les aisselles, les aines et les jarrets. Prenant alors l'éponge, on la passe sur tout le corps de l'enfant, dans tous les plis et anfractuosités de la peau; puis, pour terminer, soulevant l'enfant, on remplit comme il faut l'éponge et, à plusieurs reprises, on l'exprime fortement, de manière à faire ruisseler l'eau sur le dos, les lombes, la poitrine, l'abdomen, le haut des cuisses et les parties voisines. Cette espèce de douche est des plus fortifiantes pour l'enfant.

Il ne reste plus alors qu'à procéder rapidement à l'essuyage. Commodément assise devant un feu bien clair, la mère prend son enfant sur ses genoux et l'enveloppe dans un grand linge chaud, pour absorber l'humidité et empêcher que l'eau, en s'évaporant à la surface du corps, ne produise un refroidissement, puis, avec des serviettes chaudes et bien sèches, l'essuie soigneusement partout, sans oublier de passer le linge dans les plis du cou, dans les aisselles et dans l'interstice des orteils. On essuie aussi très minutieusement, avec un linge fin, l'intérieur des oreilles, pour en ôter l'humidité. L'oubli de cette mesure pourrait devenir l'origine de maux d'oreilles et causer la surdité.

Toute cette toilette doit être immédiatement suivie de frictions légères avec la main ou, mieux encore, avec une pièce de flanelle sèche sur le dos, la poitrine, l'abdomen et les membres, de manière à déterminer la réaction et ramener la chaleur dans toute l'étendue de la surface cutanée. Cette pratique, qui était en grand honneur chez les anciens, est tombée de nos jours dans un oubli regrettable. La friction une fois terminée, toutes les parties sujettes à être irritées par l'urine, ainsi que les plis de la peau et des articulations doivent être soigneusement poudrés avec une des substances que nous avons indiquées il y a un instant.

Il faut enfin rhabiller lestement l'enfant, en ayant soin de lui mettre des vêtements et du linge bien propres. De ce côté, on ne peut pas aller trop loin. Il est impossible que la peau reste propre si les vêtements sont sales. Le linge propre est la marque distinctive des personnes bien élevées. Les enfants, se donnant beaucoup de mouvement, transpirent beaucoup plus que les adultes et, par conséquent, salissent leur linge beaucoup plus vite ; de là l'importance qu'il y a, quand on le peut, à mettre aux enfants du linge blanc tous les jours. Quand on ne peut pas le faire, il faut au moins, chaque soir, après avoir déshabillé l'enfant, étendre ses vêtements à l'air, de manière à les débarrasser de la transpiration et de l'humidité qu'ils renferment, pour que le lendemain ils soient de nouveau bien secs quand on les lui remet.

190. **Précautions à prendre pour donner le bain.** — Beaucoup de personnes pensent qu'on doit donner le bain le matin, avant de mettre l'enfant au sein. Nous ne partageons pas cette opinion, au moins pour les bains des petits enfants. Nous pensons que dans les quatre ou cinq premiers mois, et même plus tard, il y a généralement avantage à baigner les enfants le soir, parce que les bains les rafraîchissent, les calment et les disposent au sommeil. Dormant plus longtemps, ils prennent de bonne heure l'habitude de ne teter qu'une ou deux fois dans la nuit, ce qui est très avantageux pour le repos de la mère ou de la nourrice (102, 108).

On ne doit jamais baigner un enfant quand son estomac est plein, sous peine de troubler la digestion et d'amener des vomissements. On fera également attention à ne jamais baigner l'enfant quand il est en transpiration, et encore moins quand il se sent froid, car le sang refoulé vers les organes intérieurs pourrait y développer facilement quelque inflammation, surtout du côté de la poitrine ; cette précaution est d'autant plus importante à observer que le bain est donné plus froid.

Une condition indispensable est de donner le bain dans une chambre dont la température soit suffisamment élevée (14 à 16 degrés centigrades), pour que l'enfant ne soit pas exposé à se refroidir trop brusquement lorsqu'on le sort de l'eau. Si l'on est en hiver, il est utile d'avoir un peu de feu dans la cheminée et de se mettre dans le rayonnement direct de la flamme, pendant qu'on essuie et habille l'enfant. Baigner un nouveau-né dans une chambre froide en hiver, serait non seulement cruel, mais encore dangereux, car ce serait l'exposer à prendre une fluxion de poitrine ou une bronchite. Dans les autres saisons, le feu, cela va sans dire, n'est pas nécessaire ; cependant, s'il se trouvait, comme cela arrive encore quelquefois, au printemps et en automne, que le temps fût froid et humide, un peu de feu ne serait pas de trop au moment du bain, quitte à l'éteindre aussitôt après que l'enfant serait habillé.

191. **Température du bain.** — La température du bain a une très grande importance. Il est évident qu'elle doit varier suivant l'âge de l'enfant, suivant aussi la force ou la faiblesse de sa constitution, et que l'on ne peut pas donner une règle unique s'appliquant indistinctement à tous les cas. Ce que l'on peut dire, c'est qu'il serait à la fois dangereux, cruel et barbare de plonger un nouveau-né dans de l'eau complètement froide. Loin de renforcer l'enfant, comme se le figurent encore quelques matrones, on ne réussirait qu'à le faire crier violemment, à l'effrayer des bains pour l'avenir et lui donner peut-être une crise de convulsions. L'impression déterminée par l'eau froide est trop intense pour les organes délicats d'un nouveau-né, et comme à cet âge la réaction se fait très difficilement, le sang, refoulé de la peau vers les organes intérieurs,

pourrait y développer une inflammation mortelle. Rappelez-vous toujours que le froid est un des ennemis les plus sérieux des enfants en bas âge, et qu'il entre pour une large part dans leur mortalité.

Cependant, bien que nous n'approuvions pas l'eau froide pour les tout jeunes enfants, nous vous engageons vivement à ne pas tomber dans l'excès contraire. L'un est aussi mauvais que l'autre. L'eau chaude a pour résultat de fatiguer et d'amollir l'enfant, de le rendre délicat et d'en faire une victime facile des maladies. C'est triste à dire, mais nous avons vu de malheureux enfants, confiés par leur mère à des bonnes négligentes, être mis dans des bains dont la température était si élevée que, lorsqu'on les en sortait, leur peau ressemblait bien plus à celle de homards bouillis qu'à celle de petits êtres à organisation délicate. De telles choses arriveraient-elles si les mères s'occupaient davantage de leurs enfants et ne cédaient à personne la prérogative qui leur appartient de veiller sur leur santé ?

Ce qu'il y a de mieux pour les bains des enfants en bas âge, surtout pendant les premières semaines qui suivent leur naissance, c'est de se servir d'eau tiède à la température de 26° à 28° Réaumur ou 32° à 35° centigrades. Une bonne mère ne doit pas, à cet égard, s'en remettre au hasard ; elle doit s'assurer elle-même du degré de température de l'eau, au moyen d'un bon thermomètre. A défaut de cet instrument, elle plongera son coude dans la baignoire, car on apprécie beaucoup mieux les températures avec le coude qu'avec la main.

Pour commencer, on donnera donc au nourrisson des bains tièdes, mais à mesure qu'il se développera et prendra des forces, il sera avantageux d'abaisser progressivement la température de l'eau, de manière à arriver à l'eau froide, pendant l'été d'abord, et successivement pendant les saisons plus rigoureuses.

192. Avantages des bains froids chez les enfants de plus d'un an. — Si l'eau froide est préjudiciable aux nouveau-nés, elle est sans inconvénients pour les enfants qui marchent et qui peuvent prendre de l'exercice immédiatement après le bain. L'eau froide est, pour les enfants qui ont dépassé la première année, le meilleur tonique qui existe au monde, car elle a le grand avantage de tonifier tous les organes, de renforcer le système osseux et de donner à la peau cette vitalité qui la rend apte à résister aux intempéries de l'air et aux changements subits de température. Elle convient aussi bien, si ce n'est encore mieux, aux enfants délicats qu'à ceux qui sont forts et robustes. Il est avéré que les enfants habitués, dès leur jeune âge, aux lavages à l'eau froide, sont beaucoup plus à l'abri des rhumes et des fluxions de poitrine, que ceux qu'une tendresse mal éclairée entoure de soins continuels, pour les empêcher de prendre froid.

Cependant, il ne faut pas aller trop loin dans ce système d'endurcissement ; il est évident que l'eau glaciale de certains jours d'hiver doit être tempérée par l'addition d'un peu d'eau chaude. Inutile d'ajouter que chaque ablution froide doit toujours être immédiatement suivie d'une friction sur la peau avec une serviette bien sèche et un peu rude ou avec un gant turc, pour favoriser la réaction, c'est-à-dire exciter la circulation du sang et ramener la chaleur à la peau.

Si l'enfant a été soumis dès son jeune âge aux lavages à l'eau froide, il ne les craindra plus jamais, et une fois cette habitude prise il la conservera toute sa vie, au grand avantage de sa santé et de son bien-être.

Ajoutons que le besoin de la propreté ne s'acquiert guère avec l'âge et que celui qui n'a pas été baigné souvent dans son enfance considérera toujours le bain comme une superfluité luxueuse.

En été, on se trouvera fort bien, chaque fois que les circonstances le permettront, d'exposer toute une journée un baquet plein d'eau au soleil. L'eau de pluie ou de rivière est celle qui convient le mieux. Si l'on est obligé d'avoir recours à l'eau de source, il peut être utile, en raison de l'excès de sels calcaires qu'elle contient souvent, de l'adoucir en y ajoutant un peu de son.

Une fois les enfants un peu grands, on ne craindra pas de leur faire prendre des *bains de rivière*. L'exercice de la natation en eau courante doit être encouragé, non seulement à cause de ses avantages pour la santé, mais encore à cause des services éminents qu'il peut rendre, en cas d'accidents sur l'eau.

193. **Bains composés.** — Jusqu'ici nous n'avons parlé que des bains simples ; il nous reste à dire quelques mots des bains composés, c'est-à-dire des bains dans lesquels on ajoute quelque substance, pour leur communiquer une propriété spéciale.

Nous laisserons de côté les *bains médicamenteux* proprement dits, car ils ne doivent être donnés que lorsqu'ils sont prescrits et formulés par des médecins. Nous n'avons à parler ici que des bains émollients, des bains aromatiques et des bains salés.

Dans les classes aisées de la société, on fait un véritable abus des *bains émollients ;* nombre de mères ne sauraient donner un bain à leur enfant sans y ajouter du son ou de l'amidon. Cette pratique est mauvaise ; ces bains affaiblissent et augmentent la tendance au lymphatisme, déjà si grande chez les enfants des villes.

Les bains émollients doivent être réservés pour les cas où il est nécessaire d'assouplir la peau, faciliter les évacuations, combattre certaines affections cutanées ou calmer une excitation nerveuse. Dans presque tous les autres cas, il est préférable de s'en tenir aux bains d'eau tiède.

Les mères, dont les enfants sont faibles, chétifs ou délicats, devront renoncer complètement à l'usage des bains de son ou d'amidon et les remplacer par des bains salés ou par des bains qu'on rendra fortifiants, en y ajoutant une décoction de plantes aromatiques, telles que la sauge, le thym, le serpolet, l'origan, l'absinthe, le laurier, la lavande, etc.

Quant aux *bains salés*, ils conviennent surtout aux enfants mous, lymphatiques, à développement tardif ou incomplet et, à plus forte raison, aux enfants scrofuleux. Ce n'est pas d'aujourd'hui que les bains salés sont entrés dans la pratique domestique; par contre, ce n'est pas non plus d'aujourd'hui qu'ils sont préparés d'une façon ridicule, car on les sale généralement si peu qu'on les rend complètement inefficaces. Rappelez-vous qu'il faut au moins 250 grammes de sel gris pour un bain d'enfant. Ce n'est qu'à cette condition qu'ils peuvent exercer une action véritablement fortifiante sur la constitution.

II. *Soins à donner aux yeux, au nez, aux oreilles.*

194. Les yeux, le nez et les oreilles exigent chez l'enfant quelques soins spéciaux, qu'il ne faut pas négliger.

Très sensibles à l'impression du froid, les *yeux* souvent deviennent chassieux ; on doit alors, tous les matins, les laver doucement à l'eau tiède.

Il se forme parfois dans le *nez* des espèces de concrétions plus ou moins épaisses, dues aux mucosités nasales desséchées, qui obstruent le passage de l'air et gênent l'enfant pour teter. De là l'importance qu'il y a à tenir l'ouverture des narines toujours parfaitement libre, en les nettoyant chaque fois qu'elles sont encombrées, au moyen d'un petit linge mouillé roulé sur lui-même en forme de vrille.

Même conduite à tenir vis-à-vis des *oreilles,* en raison de la sécrétion du cérumen qui, en s'accumulant dans le conduit auditif, peut empêcher l'air de pénétrer jusqu'à la membrane du tympan et causer la surdité. Il faut éviter avec le plus grand soin de faire dans l'oreille des injections froides, car elles peuvent provoquer une inflammation aiguë du conduit auditif, voire même des accidents plus redoutables encore. Les injections dans les oreilles doivent toujours être données tièdes et de façon qu'elles ne séjournent pas dans le conduit auditif. On évitera aussi d'introduire sans raison des boulettes de coton dans les oreilles, car elles peuvent être poussées trop profondément, causer la surdité et devenir l'origine de corps étrangers difficiles à extraire.

Qu'il s'agisse du nez ou des oreilles, il ne faut jamais se servir d'épingles ni de corps durs d'aucune espèce pour nettoyer ces cavités ; des accidents peuvent être la conséquence de cette pratique.

III. *Soins de la tête et des cheveux.*

195. Propreté de la tête. — La tête des enfants, comme leur corps, — et même plus que leur corps, —

demande à être tenue excessivement propre. Dans ce but, il est nécessaire de passer une éponge mouillée, tous les jours, sur la tête des enfants, quelque jeunes qu'ils soient ; il ne peut en résulter aucun inconvénient ; puis, après l'avoir bien essuyée, il faut la brosser avec une brosse de chiendent bien douce pour ne pas irriter le cuir chevelu. Lorsqu'on néglige ces soins de propreté, la poussière, la sueur et les matières grasses excrétées par la peau finissent par former, à la surface du cuir chevelu, un magma plus ou moins épais, d'un aspect sale et repoussant qui défigure atrocement les plus jolis bébés. Cette crasse, communément désignée dans le peuple sous les noms de *calotte* ou de *chapeau*, est toujours le résultat de la saleté et ne doit jamais être considérée comme une chose salutaire. Il faut en débarrasser l'enfant le plus vite possible. Il suffit pour cela, d'étendre le soir à sa surface, une légère couche d'huile d'olives ou d'huile d'amandes douces, puis, le matin, de brosser la tête, toujours dans le même sens, de haut en bas. Lorsque la calotte est épaisse, il peut être utile de laver la tête le matin avec de l'eau savonneuse. Avec un peu de bonne volonté, il suffit de quelques jours pour nettoyer la tête d'un nouveau-né et la débarrasser de l'affreuse calotte qui la recouvrait. Ce résultat est d'autant plus important à obtenir, que la crasse, par l'irritation qu'elle détermine à la surface du cuir chevelu, s'accompagne souvent de démangeaisons vives qui privent les enfants de sommeil. Ces croûtes se développent surtout chez les nouveau-nés qui ont la tête trop couverte et toujours en sueur. Elles laissent quelquefois exhaler une odeur fétide et repoussante. Si nous ajoutons que parfois des poux se logent sous ces croûtes et y pullulent, les mères comprendront l'intérêt qu'il y a toujours à maintenir la tête de leurs enfants aussi propre que possible.

196. **Toilette de la tête. Taille des cheveux.** — Chez les petits enfants, la brosse est généralement suffisante pour tenir les cheveux en ordre et débarrasser le cuir chevelu des pellicules qui se développent à sa surface. Ce n'est qu'une fois que les cheveux ont acquis une certaine longueur et une certaine épaisseur, que l'usage du peigne devient indispensable pour les démêler, permettre à l'air de circuler autour de leurs racines et maintenir la tête dans un état convenable de fraîcheur.

Filles et garçons doivent porter les cheveux courts jusqu'à l'âge de six ou sept ans. Leur bien-être et la propreté l'exigent. Ne sait-on pas que l'échauffement continuel de la tête par des cheveux trop longs prédispose, dans une certaine mesure, les enfants aux accidents cérébraux ? Ne sait-on pas aussi l'embarras que procurent les cheveux longs chez les petites filles, quand elles sont malades, et la fatigue qui en résulte pour elles, quand il faut démêler avec le peigne les enchevêtrements inextricables qu'ils ont formés ?

Si nous conseillons de faire porter les cheveux courts aux enfants, c'est beaucoup plus dans le but d'assurer leur santé et leur bien-être, que dans l'idée de les doter pour l'avenir d'une chevelure abondante. On naît avec peu ou beaucoup de cheveux, et nous ne pensons pas que les ciseaux soient d'un grand secours pour donner une chevelure profuse aux personnes envers qui la nature s'est montrée avare. L'usage fréquent des ciseaux n'augmente pas le nombre des cheveux, il les rend plus rudes en augmentant leur diamètre, ce qui n'est pas toujours considéré comme un avantage. Aussi, tout en prohibant les chevelures flottantes chez les petites filles, nous ne pensons pas qu'il soit nécessaire de tenir leurs cheveux absolument ras ; il y a pour elles un moyen terme qu'il est sage de garder.

Lorsque vous croirez devoir couper les cheveux de vos enfants, évitez de faire cette opération par un temps froid et humide, et ne les coupez jamais de trop près du même coup. La transition brusque qui en résulterait, les exposerait à un refroidissement.

Les cheveux des enfants sont généralement assez gras par eux-mêmes pour que la brosse suffise à entretenir leur souplesse et leur brillant naturel. Cependant, s'il se trouve qu'ils sont secs et friables et qu'on juge opportun de les oindre d'un corps gras, il faut se servir d'une huile parfumée ou d'une pommade très simple, telle que le mélange de moelle de bœuf et d'huile d'amandes douces. Il est bon de se méfier des eaux régénératrices et des pommades, soi-disant hygiéniques, vantées par les parfumeurs. Si quelques-uns de ces produits sont réellement inoffensifs pour la santé, beaucoup sont dangereux pour la conservation de la chevelure.

Il est mauvais de serrer les cheveux, de les mettre en papillotes, de les friser, comme ont l'habitude de le faire beaucoup de mamans désireuses de montrer leurs enfants sous l'aspect le plus séduisant ; cela ne fait que les rendre friables, les racornir, les casser ou les arracher à leur racine. Ajoutons qu'il faut souvent changer l'emplacement de la raie pour en éviter l'élargissement, et s'abstenir soigneusement de toute espèce de coiffure ayant pour effet de tirailler les cheveux à leur racine. Les tresses nous paraissent une des coiffures les plus avantageuses à la conservation des cheveux chez les jeunes filles.

IV. *Soins des ongles.*

197. Les ongles doivent être coupés courts et soigneusement nettoyés. On ne saurait donner de trop bonne heure des habitudes de propreté aux enfants ; aussi faut-il les munir d'un cure-ongles, dès qu'ils sont en âge de pouvoir s'en servir. On peut juger, presque à coup sûr, des goûts d'un enfant pour la propreté, par l'inspection de ses ongles.

Beaucoup d'enfants — sans parler des grandes personnes — semblent éprouver un plaisir infini à se ronger les ongles. Les mères doivent combattre énergiquement cette mauvaise habitude, non seulement parce qu'elle est repoussante en elle-même, mais encore parce qu'elle épaissit l'extrémité des doigts et les défigure. Les remontrances sont toujours insuffisantes pour vaincre ce défaut, parce qu'une fois que le pli en est pris, c'est même sans y penser que l'enfant porte les doigts à sa bouche pour se livrer à sa distraction préférée.

On a conseillé de faire porter, nuit et jour, des gants à l'enfant. Ce moyen peut réussir ; encore faut-il que la peau en soit très épaisse, si l'on ne veut pas les trouver troués au bout de quelques heures. On peut aussi tremper l'extrémité des doigts de l'enfant, plusieurs fois par jour, dans la teinture d'aloès. A l'amertume qu'il ressentira chaque fois qu'il portera les mains à ses lèvres, il est à présumer qu'il finira par se corriger.

Il faut savoir que plusieurs semaines de traitement sont parfois nécessaires pour vaincre cette vilaine habitude d'une manière définitive.

Une grande attention doit être donnée aux ongles des pieds. Il faut les couper, au moins, une fois par semaine. Comme en beaucoup d'autres choses, il y a dans la manière de couper les ongles des pieds, une bonne et une mauvaise méthode. La bonne méthode consiste à les couper droit, sans en arrondir les angles ; la mauvaise, celle qui est la plus généralement pratiquée, consiste à les couper en rond, c'est-à-dire d'en abattre avec des ciseaux les parties latérales, ce qui facilite la pénétration de l'ongle dans les chairs. Cette affection, connue sous le nom d'*ongle incarné,* s'observe surtout chez les jeunes gens dont les ongles sont mal coupés et qui portent des chaussures trop étroites ou trop courtes (215). Elle est très douloureuse et ne peut guère être guérie que par l'arrachement partiel ou total de l'ongle.

CHAPITRE VI

VÊTEMENTS

> Il y a plus de rhumes engendrés par l'abus des vêtements que par le froid.
> Fonssagrives.

> Les vêtements des enfants semblent être moins faits pour leur bien-être que pour la coquetterie de leurs mères.
> Fonssagrives.

198. **Rôle des vêtements.** — Les vêtements des enfants, destinés qu'ils sont à maintenir la peau à une

température convenable, à l'abriter contre l'influence des agents atmosphériques et à absorber les produits de la transpiration cutanée, doivent être l'objet d'une attention toute spéciale de la part des mères, car de leur application raisonnable et judicieuse dépend en grande partie la santé des enfants.

Trop souvent les enfants sont vêtus au rebours du bon sens. S'il en est quelques-uns qui sont trop peu couverts et qui courent en hiver les jambes et les bras nus, on en voit beaucoup d'autres qui, en toute saison, étouffent sous l'épaisseur de leurs vêtements, au risque de se refroidir au premier courant d'air qui les atteint. Ces deux systèmes (endurcissement et précautions excessives) sont aussi dangereux l'un que l'autre. Si les mères, abandonnant la routine, se laissaient un peu plus guider par le bon sens et l'expérience et apprenaient à modifier l'habillement de leurs enfants, non seulement suivant l'âge, suivant la saison, suivant le climat, mais encore suivant les variations de température dans une même journée, on ne verrait pas chaque année la bronchite, la pleurésie, la fluxion de poitrine, et même la phtisie faire tant d'innocentes victimes.

Nous allons donc indiquer aux mères les règles qui, suivant nous, doivent présider à l'habillement des enfants et les précautions qu'elles doivent prendre dans les diverses circonstances qui peuvent se présenter.

Nous parlerons d'abord des vêtements des nouveau-nés.

I. *Habillement des nouveau-nés.*

199. **Conditions essentielles des vêtements d'enfants.** — La première condition que doivent remplir

les vêtements des nouveau-nés, c'est d'être chauds ; la seconde, — tout aussi importante que la première, — c'est d'être amples et de ne gêner en aucune façon leurs mouvements.

Les vêtements des nouveau-nés doivent être amples autour de la poitrine et de la taille, de façon que les poumons et le cœur ne soient pas gênés dans leurs mouvements d'expansion ; ils doivent être amples au niveau de l'estomac, de manière à ne pas entraver la digestion ; autour de l'abdomen, pour ne pas mettre obstacle au mouvement des intestins et ne pas favoriser la production des hernies ; il est nécessaire également qu'ils soient amples des manches et des entournures, de manière à permettre le cours du sang au travers des veines et des artères et laisser aux articulations le plus de liberté possible. Il faut donc, en résumé, qu'ils soient amples de partout, si l'on veut n'entraver le fonctionnement d'aucun organe.

Le caprice de la mode, qui change à chaque instant la forme des vêtements des adultes, n'a pas épargné complètement les vêtements des nouveau-nés. Autrefois tous les enfants étaient emmaillottés ; de nos jours, il existe des différences notables dans la manière d'habiller les petits enfants, non seulement d'un pays à l'autre, mais encore dans un même pays. A cet égard, on peut distinguer trois méthodes principales pour habiller les enfants : l'*ancien maillot,* le *maillot moderne* et l'*habillement à l'anglaise.*

200. **Ancien maillot.** — Nous désignons sous ce nom le mode d'emmaillottement qui était en usage chez nous du temps de J.-J. Rousseau, et contre lequel il s'est élevé avec tant de force et d'ironie dans son *Émile.* Comme il est presque complètement abandonné dans notre pays, nous nous dispenserions même d'en

parler, s'il n'était malheureusement encore en faveur dans plusieurs départements de la France.

Voici comment on l'applique : On prend l'enfant, l'étend sur le dos, puis, mettant les jambes bien droites et lui appliquant les bras le long du corps, on l'enveloppe tout entier (bras compris) dans un premier, puis dans un second lange, enfin dans une petite couverture. Pour donner au maillot plus de solidité, on y ajoute même souvent une bande qu'on roule étroitement autour des langes. Le nouveau-né ainsi emprisonné, incapable qu'il est de faire le moindre mouvement, ressemble à beaucoup d'égards à un petit homme en pain d'épices ou, mieux encore, à une petite momie d'Égypte. Dans certaines contrées même, pour compléter l'analogie, on a l'habitude d'immobiliser la tête de l'enfant au moyen d'un linge, nommé têtière, qu'on fixe au lange de chaque côté du cou, et l'enfant ainsi ficelé, garrotté, est suspendu à un clou le long de la muraille. Est-il nécessaire d'ajouter que lorsqu'on déshabille le pauvre petit être, on trouve son corps tout sillonné des empreintes faites par les linges et les ficelles qui l'enlaçaient ?

« L'enfant doit être ainsi emmaillotté, » écrivait Mauriceau, illustre accoucheur du XVIIme siècle, « afin de donner à son petit corps la figure droite, qui est la plus décente et la plus convenable à l'homme et pour l'accoutumer à se tenir sur ses deux pieds ; car, sans cela, il marcherait peut-être à quatre pattes comme la plupart des animaux. » On ne comprend pas, de nos jours, comment un homme intelligent a pu émettre une pareille opinion.

Lorsqu'on laisse un moment les petits enfants tout nus dans leur berceau, on les voit immédiatement agiter leurs petits bras et leurs petites jambes, en même temps que leur figure s'épanouit et exprime le bonheur. Aussi est-il difficile de comprendre qu'on puisse encore dans quelques contrées emmaillotter les enfants de cette façon, sans s'apercevoir qu'on les fait souffrir et les expose à des maladies et à des infirmités. Ne pouvant remuer ni bras ni jambes, ils font des efforts incessants pour se dégager de cette étreinte. De cette lutte résulte le frottement continuel des deux jambes l'une contre l'autre, ce qui amène d'autant plus facilement des ulcérations et des plaies, que cette manière d'habiller les enfants étant très longue, les nourrices, par paresse de changer les couches, laissent souvent le pauvre petit être croupir plusieurs heures de suite dans son urine et ses déjections. Si nous ajoutons que rien ne favorise plus la production des hernies que la rectitude forcée des jambes, on en conclura que l'ancien maillot est antihygiénique, dangereux et doit être absolument proscrit.

201. **Maillot moderne.** — Le maillot, tel qu'il est actuellement appliqué dans la plupart des départements de la France, n'a pas les inconvénients que nous venons d'indiquer. Bien appliqué, il ne comprime pas le corps et ne gêne que fort peu les mouvements de l'enfant ; mais mal appliqué, comme cela arrive trop souvent par le fait de l'ignorance des gardes, des nourrices et même des mamans, il mérite presque tous les reproches qu'on a faits à l'ancien maillot. Malgré tout, il est encore si généralement usité, qu'on peut dire qu'il constitue le vêtement national des bébés français.

Voici en quelques mots sa composition et son mode d'application : On met à l'enfant, directement sur la peau, une petite chemise de toile fine, à coulisses, ne dépassant pas le bas du ventre et à manches descendant jusqu'aux poignets ; par-dessus, deux petites brassières également à manches, l'une de laine, l'autre de piqué, toutes deux s'ouvrant et s'attachant par derrière et recouvrant avec un petit fichu les bras, le cou et la poitrine de l'enfant. Voilà pour le haut du corps. Reste l'application des couches et des langes, destinés plus particulièrement à recouvrir la moitié inférieure du corps. On commence par appliquer la couche, pièce de toile qui doit avoir environ 70 centim. de longueur sur 70 centim. de largeur. On la fixe autour des reins, la rabat sur le siège, puis l'enroule soigneusement autour de chaque jambe séparément, de manière à éviter qu'elles frottent l'une contre l'autre. Vient le tour des langes ; en laine ou en coton suivant la saison, ils doivent envelopper tout le corps de l'enfant (sauf les bras qui doivent toujours rester absolument libres) et s'appliquer par-dessus la chemise et la brassière, et non pas par-dessous comme le font quelques nourrices désireuses de protéger cette partie du vêtement contre les souillures de l'enfant. Les langes, quand ils sont appliqués directement sur la peau, glissent si facilement qu'ils ne peuvent tenir en place qu'à condition d'être fortement serrés, ce qui, nous l'avons démontré il y a un instant (199), est essentiellement mauvais pour le développement de la poitrine.

Il faut éviter aussi de faire monter les langes jusque sous les aisselles ; ils doivent être placés à deux travers de doigt au-dessous, de façon à ne pas comprimer les gros vaisseaux qui passent dans cette région et ne pas gêner la circulation des bras. Trop souvent on voit des petites mains d'enfants enflées, froides et bleuâtres par oubli de cette simple précaution.

Quant à la partie du maillot qui dépasse les pieds, elle doit être tenue très lâche, de manière à laisser à l'enfant pleine liberté pour mouvoir ses jambes, puis, rabattue sur le ventre et fixée au moyen d'une petite bande roulée lâchement autour du corps.

Comme on le voit, une bonne application du maillot n'est pas chose très facile, les langes ne devant être ni trop serrés, pour ne pas gêner la respiration, ni trop libres, sous peine de ne pouvoir tenir en place. Il y a, à cet égard, un juste milieu à prendre et pour lequel une certaine habitude est nécessaire.

202. **Habillement à l'anglaise.** — Avec la méthode anglaise, point de langes, pas d'emmaillottement. Une couche de toile carrée, mais pliée en triangle, est appliquée autour des reins, et ses trois extrémités, dont l'inférieure passe entre les cuisses, sont ramenées en avant et maintenues en place par une seconde couche en flanelle, coupée en forme de triangle ou de culotte, qu'on fixe à la brassière au moyen de cordons ou de boutonnières. Il faut faire attention que les couches ne fassent pas un paquet trop volumineux entre les jambes de l'enfant et ne le gênent pas dans ses mouvements. Une petite chemise de toile ouverte par derrière, une brassière de laine ou de piqué suivant la saison, et une longue robe de flanelle constituent, avec des petites chaussettes et des chaussons de laine, les parties essentielles du costume. De plus, il est assez habituel, en Angleterre, d'enrouler lâchement autour du corps de l'enfant, par-dessus la robe de flanelle, une bande de tricot de la largeur de la main. Cette bande a pour but de soutenir les reins de l'enfant et de permettre de le saisir plus commodément pour le soulever, le remuer et le porter sans crainte de le blesser. Cette bande de tricot, appliquée par-dessus la robe, ne doit pas être confondue avec la petite bande de flanelle qu'on a l'habitude d'appliquer directement sur le ventre de l'enfant, pendant les deux ou trois premiers

mois, dans le but de soutenir l'ombilic et de prévenir les hernies qui pourraient s'y faire jour (52, 59).

La robe de flanelle est souvent recouverte d'une longue robe blanche, généralement à manches courtes, mais qui, soit dit en passant, devrait, au moins en hiver, être à manches longues. Il est assez commun de voir de pauvres petits êtres avec des mains bleuies par le froid, parce qu'ils ont les bras nus. Croit-on qu'ils ne souffrent pas de cette mode détestable, inventée par la coquetterie des mères? Faites donc en hiver des manches longues aux robes de vos enfants, ou bien mettez-leur des petites manchettes de laine autour des avant-bras.

Les robes des bébés ne doivent jamais se boutonner en avant; elles doivent s'ouvrir en arrière ou sur les épaules, de manière à ne pas être obligé de leur tordre les bras pour les leur mettre ou les leur ôter. Ces tiraillements sont non seulement pénibles pour l'enfant, mais encore dangereux pour ses articulations délicates. Pour la même raison et pour ne pas gêner la circulation du sang, les manches doivent être larges, sans poignet, et les entournures grandes.

203. Choix à faire entre les diverses manières d'habiller les enfants nouveau-nés. — Nous avons vu que l'ancien maillot est, à juste raison, presque complètement abandonné et que la faveur du public se partage, de nos jours, entre l'habillement à l'anglaise et le maillot modifié de façon à ne pas comprimer l'enfant. A laquelle de ces deux méthodes faut-il donner la préférence? Question un peu délicate à résoudre, car chacune a ses avantages et ses inconvénients.

Le *maillot* enveloppe mieux l'enfant et, par la chaleur uniforme qu'il entretient autour de son corps, le met mieux à l'abri des causes de refroidissement; par contre, étant plus long à faire et à défaire, il induit facilement les nourrices à laisser l'enfant séjourner dans ses déjections. L'*habillement à l'anglaise* laisse plus de liberté à l'enfant et permet à l'air de circuler librement autour de son corps, ce qu'il ne peut absolument pas faire au travers des langes du maillot. C'est cette facilité du renouvellement de l'air qui fait rejeter la méthode anglaise par un grand nombre de médecins français. Ils craignent que cette circulation de l'air, autour des bas et des couches souillées par l'urine, expose les enfants à des refroidissements. Nous croyons cette crainte exagérée, car il suffit, pour éviter ces inconvénients, de surveiller l'enfant et de lui changer ses couches aussi souvent que cela est nécessaire.

On peut donc conclure que la méthode anglaise, si elle donne un peu plus de peine à la mère ou à la nourrice, si elle entraîne peut-être, même, des dépenses de blanchissage un peu plus considérables que le maillot, comprend beaucoup mieux que lui les intérêts de l'enfant et doit être, par conséquent, préférée par toutes les familles qui sont dans une position de fortune suffisante, pour ne pas être obligées de faire des économies sur le bien-être de leur enfant.

204. Danger des épingles dans l'habillement des enfants. — Nous recommandons beaucoup de ne pas se servir d'épingles dans l'habillement des nouveau-nés, car il arrive assez souvent que leur pointe, mal arrêtée, les pique à chacun de leurs mouvements. Les pauvres petits malheureux crient alors sans cesse, jusqu'à ce qu'on les ait déshabillés. M. le Dr Bouchut rapporte « qu'il en a vu un, qui avait la peau du dos traversée de part en part, en même temps que sa chemisette et sa brassière. Ce pauvre petit être poussait des cris horribles. Il resta trois heures dans cette position, eut une convulsion assez forte, et ce ne fut qu'en le déshabillant qu'on découvrit la cause du mal.»

Pour éviter ces accidents, il est bon de mettre complètement les épingles de côté et de relier les différentes pièces de vêtement entre elles au moyen de boutons et de boutonnières ou, plus simplement encore, au moyen de rubans solides, réunis les uns aux autres par un simple nœud en rosette. Mais ayez soin que ces rubans ou ces cordons ne soient jamais assez longs pour faire le tour du corps de l'enfant; la constriction qu'ils exerceraient serait aussi nuisible que les piqûres d'épingles. En tout cas, si vous vous trouviez accidentellement obligées d'avoir recours à des épingles, servez-vous toujours des *épingles* dites *de sûreté,* connues aussi sous le nom d'épingles de nourrice.

205. **Des bonnets.** — Jusqu'ici nous n'avons rien dit des bonnets. C'est un préjugé des plus répandus de croire que les nouveau-nés ont besoin d'avoir la tête très couverte. Suivant nous, les bonnets sont inutiles; ils ne font qu'échauffer la tête, la mettre en transpiration et rendre les enfants plus impressionnables au froid. «*La tête au frais, les pieds au chaud*» est un précepte des plus sages. Si l'enfant vient au monde avec peu de cheveux et que, pour cette raison, l'on croie nécessaire de lui mettre un bonnet pendant quelque temps, que ce soit seulement pendant le premier mois en été, et pendant les deux ou trois premiers mois en hiver. De plus, que l'on ait soin de lui en mettre successivement de plus en plus légers, de manière à l'en déshabituer peu à peu et à ne pas l'exposer à un refroidissement lorsqu'on voudra les supprimer complètement. Mais, nous le répétons, le mieux est d'accoutumer les enfants à se passer de bonnet dès le début, la nuit comme le jour. C'est le meilleur moyen de les pré-

server des maladies du cuir chevelu et de leur ménager pour l'avenir une belle et épaisse chevelure.

206. Des baverons. — Quant au baveron, il est assez inutile pendant les premiers mois, sauf peut-être à l'heure des tetées. Il ne devient réellement nécessaire qu'à l'époque où l'enfant, commençant à mettre ses dents, bave d'une manière presque continue. Le baveron sert alors à empêcher l'enfant de se mouiller le devant de la poitrine. Pendant la dentition, il est même nécessaire d'avoir plusieurs baverons de rechange, de façon à pouvoir les changer chaque fois qu'ils sont humides; on évitera ainsi bien des rhumes.

207. Des vêtements de nuit. — Les personnes qui emmaillottent leur enfant se contentent le plus souvent de le poser tout habillé dans son berceau et tout est dit. Cette habitude est mauvaise. Il vaut beaucoup mieux déshabiller l'enfant complètement, en lui conservant sa couche, et le revêtir, comme dans la méthode anglaise, d'une longue robe de flanelle et d'une brassière, en laine ou en coton, suivant la saison. Ces vêtements, suffisamment chauds, ont l'avantage de ne pas gêner les mouvements de l'enfant et de prévenir les refroidissements dans les cas où l'on est obligé, la nuit, de prendre l'enfant dans ses bras (**222**).

208. Des vêtements pour la promenade. — Si l'on est en été, il ne faut rien ajouter aux articles de vêtements dont nous avons parlé plus haut (**201**, **202**), sauf un petit chapeau léger, pour garantir l'enfant des rayons du soleil. En hiver, au contraire, il faut soigneusement envelopper l'enfant dans un manteau de laine très ample et lui bien couvrir la tête. Ce manteau, tout en étant chaud, doit être léger pour ne pas fatiguer l'enfant par son poids.

On fait généralement les manteaux beaucoup trop

longs et beaucoup trop embarrassants. Le même reproche pourrait être adressé aux robes, car souvent elles dépassent les jambes de plusieurs pieds et traînent presque jusques à terre quand l'enfant est dans les bras de sa nourrice. Rien n'est plus absurde. Il est bon évidemment que les nouveau-nés soient couverts, bien couverts ; il est même nécessaire que les robes et les manteaux leur couvrent entièrement les pieds, mais il est absolument ridicule d'accabler un enfant sous le poids de vêtements trop longs et de lui enlever toute faculté de remuer ses pieds et ses jambes, si bon lui semble. C'est le seul mode d'exercice qui lui soit possible ; ne le lui enlevez pas ! Dites-vous bien que des vêtements trop longs immobilisent les jambes aussi bien que le maillot serré, contre lequel on a tant crié.

Il y a également lieu de s'élever contre la tendance qu'on observe de plus en plus dans nos mœurs, de transformer les bébés en véritables étalages de lingerie luxueuse. Pour beaucoup de mères, il importe peu que le manteau de leur enfant soit commode et chaud, pourvu qu'il soit beau, et l'on rencontre à chaque pas, dans nos promenades, de pauvres petits êtres qui, dès leur berceau, font la douloureuse épreuve de la vanité humaine. Les bonnes et les nourrices considèrent volontiers le manteau garni de ses broderies, comme une sorte d'ornement sacré qui mérite beaucoup plus d'attention que l'enfant qu'il est destiné à couvrir. Aussi les voit-on, par crainte de froisser le précieux vêtement, passer leur bras par-dessous et l'étaler à tous les yeux, sans s'apercevoir qu'il tire de tout son poids sur le cou de l'enfant, lui impose un malaise affreux et ne donne pas le quart de la chaleur qu'il est censé donner. On les voit même, pour peu que la robe soit encore plus belle que le manteau, rejeter celui-ci complètement en arrière et laisser, de parti pris, l'enfant grelotter de froid. Si le sentiment peut excuser la coquetterie des mères pour leur enfant, très souvent l'hygiène la réprouve. Aussi demandons-nous à tous les parents sensés de veiller à ce que la destination d'un vêtement ne soit jamais sacrifiée à son apparence. Peu importe qu'un manteau soit garni de plus ou moins de broderies ; l'important, c'est qu'il ne gêne pas l'enfant et maintienne autour de son corps une bonne et douce chaleur. Souvent un châle de laine le protégera beaucoup mieux du froid qu'un beau manteau. Malheureusement, il est peu de mères qui aient le courage moral de sacrifier l'élégance de leur enfant à son bien-être.

209. **Des voiles.** — Quant aux voiles dont on couvre si souvent la figure des enfants à la promenade, il faut les éviter autant que possible, car, emprisonnant l'acide carbonique exhalé par les poumons de l'enfant à chaque expiration, ils n'ont pas d'autre résultat que de faire absorber au nouveau-né un air déjà vicié par sa propre respiration. On sort les enfants pour leur faire respirer un air pur ; mieux vaut donc les garder à la maison que de les sortir la figure couverte d'un voile. Celui-ci n'a de raison d'être que quand il est momentanément nécessaire de protéger les yeux de l'enfant contre un gros vent et la poussière.

210. **Modifications à apporter aux vêtements des enfants à partir du troisième ou du quatrième mois.** — A mesure que les petits enfants grandissent, la chaleur artificielle que leur procurent les vêtements leur devient moins nécessaire ; aussi les mères qui emmaillottent leurs bébés doivent-elles cesser ce mode d'habillement vers trois ou quatre mois, un peu plus tôt ou un peu plus tard, suivant la saison et suivant la force de leur enfant.

On couvre alors les jambes de bas de laine montant jusqu'aux genoux, et on met aux pieds des petits chaussons tricotés. De plus, on donne à la couche la forme triangulaire d'un fichu, dont deux angles sont ramenés en ceinture autour du tronc et dont la troisième pointe passe entre les jambes, pour s'attacher sur le ventre avec les deux autres ; ou bien, on maintient la couche en place, au moyen d'une sorte de petite culotte de flanelle munie de boutonnières et de boutons. On se sert des mêmes brassières, mais on ajoute un jupon de laine, fixé à la taille et qui descend jusqu'aux pieds. Enfin, par-dessus le tout, on met à l'enfant une robe longue à corps et à manches larges.

Si le nouveau-né a été, dès le début, habillé à l'anglaise, les modifications à faire subir à l'habillement sont moins considérables. La chemise et le corsage restent courts, pour éviter qu'ils soient salis par les déjections. Mais la robe, toujours large et flottante, n'a plus besoin d'être maintenue par une bande de tricot ; l'enfant est, en effet, assez fort pour se passer d'avoir les reins soutenus.

Lorsque l'enfant commence à se traîner par terre ou s'essaie à marcher à quatre pattes, il est nécessaire de tenir plus courts jupons et robes. Ces vêtements doivent alors ne pas descendre plus bas que les chevilles, de manière que l'enfant ne s'embarrasse pas les pieds dedans. Dès ce moment, il faut remplacer les chaussons de laine par de petits souliers à semelle légère. Les souliers deviennent encore plus indispensables lorsque l'enfant commence à se tenir debout contre les chaises et à circuler en se servant de tous les points d'appui qui se trouvent à sa portée. Ces petits souliers doivent être faits de cuir souple et être pourvus de semelles plutôt larges, de manière à augmenter la base de sustentation de l'enfant et lui permettre de conserver son équilibre plus facilement.

II. *Vêtements de la seconde enfance.*

211. Quelques règles relatives aux vêtements d'enfants. — A tout âge, les vêtements des enfants doivent être larges et ne les serrer nulle part, mais une fois qu'ils marchent, cette ampleur est encore plus nécessaire que chez les nouveau-nés. Il faut, en effet, qu'ils puissent respirer, jouer, courir, sauter, danser et mettre leur corps dans toutes les attitudes possibles, sans être gênés dans aucune de leurs articulations. La nature des enfants ne s'accommode pas d'accoutrements embarrassants et, si l'on ne se hâte pas de rendre la liberté à tous leurs mouvements, ils peuvent devenir difformes ou malades.

Il faut éviter de leur faire porter des *ceintures* qui, en leur serrant la taille, peuvent diminuer l'ampleur des mouvements respiratoires et déformer la poitrine. Souvenez-vous, en effet, que les côtes, chez les jeunes enfants, sont encore en grande partie composées de cartilage, c'est-à-dire d'une substance qui ne s'est pas encore transformée en os et qui, molle comme l'argile dans la main du potier, peut prendre toutes les formes qu'on veut lui donner. Les côtes lorsqu'elles sont comprimées dans le jeune âge, peuvent, une fois transformées en os, conserver la forme qui leur a été imprimée lorsqu'elles étaient encore à l'état de cartilage.

Été comme hiver, faites porter des *pantalons* à vos enfants et faites-les soutenir, comme les jupes, par un petit corsage en coutil muni de boutons. Ayez le soin, comme vous le faites pour les autres vêtements qui sont en contact direct avec la peau, de les changer souvent et de les entretenir dans la plus grande propreté.

Que les *bas* et les *chaussettes* soient faits d'après la forme du pied ; qu'ils ne soient ni trop petits, ni trop grands ; trop petits, ils brident les orteils et les font chevaucher les uns sur les autres ; trop grands, ils obligent la mère à renverser leur extrémité au-dessus ou au-dessous des orteils, d'où résulte leur compression et des sensations pénibles dans la marche. Évitez les bas et les chaussettes dont le bout se termine en pointe ; prenez-les à bout carré ou, mieux, légèrement arrondi, de manière que les orteils aient toute la place qui leur est nécessaire pour reposer à plat sur le sol et remplir leur rôle dans la marche.

Par les temps froids, mettez à vos enfants des petits bas de laine, que vous maintiendrez en place par un cordon élastique s'attachant à la taille. Les *jarretières* doivent être rejetées ; elles ne font que gêner la circulation, affaiblir les muscles et entraver la marche. Par contre, en été, de petites chaussettes de coton sont parfaitement suffisantes ; mais ayez soin, aussitôt que la température se rafraîchit, d'en revenir à l'usage des bas montant au-dessus des genoux (212).

Tenez leurs pieds au chaud, et maintenez toujours leur tête dans un état convenable de fraîcheur. Pour cela, ne leur faites jamais porter de *bonnet*, ni aucune autre espèce de *coiffure* dans la maison. Lorsqu'en été vous sortez au soleil, couvrez la tête de vos enfants de chapeaux de paille légers et munis de larges ailes, pour protéger leurs yeux et éviter les coups de soleil sur la figure ou la nuque.

En hiver, mettez-leur pour sortir un manteau chaud, de drap ou de laine, mais, par contre, évitez soigneusement les *cache-nez* et les *fourrures*, qui entretiennent la transpiration autour du cou et prédisposent aux coups de froid. Si l'on habituait de bonne heure les enfants à toujours avoir le cou découvert, on leur éviterait bien des maux de gorge et bien des bronchites.

212. **Mode des bras et des jambes nus.** — C'est à partir de la seconde enfance que l'habillement commence à subir les vicissitudes de la mode et que les préjugés et l'esprit de système se donnent libre carrière. Tandis que certains enfants sont vêtus en hiver beaucoup trop légèrement, d'autres, et c'est le plus grand nombre, sont continuellement en moiteur et étouffent de chaleur sous l'épaisseur de leurs vêtements. Les deux systèmes sont aussi mauvais l'un que l'autre.

On entend souvent vanter et admirer cette mode importée d'Angleterre, qui consiste à faire sortir les enfants bras et jambes nus, non seulement pendant les grosses chaleurs de l'été, mais encore pendant la saison froide. Bien que par l'habitude on soit arrivé peu à peu à considérer cette mode comme n'ayant pas d'inconvénients, nous trouvons cruel, barbare et dangereux d'exposer au froid des êtres aussi délicats que les enfants, alors que leurs parents, forts et robustes, n'osent pas seulement mettre le nez dehors sans se couvrir de fourrures des pieds à la tête.

C'est une grande erreur de croire qu'en couvrant peu les enfants on les endurcit contre le froid et renforce leur constitution. Ce qui est vrai pour les végétaux est vrai pour les enfants, et nous savons combien il serait ridicule d'exposer au froid certaines plantes délicates, sous prétexte de leur donner de la vigueur. Qu'en résulterait-il, sinon leur dépérissement rapide et leur mort?

Quant à cette autre coutume, presque aussi répandue, de faire porter aux enfants des robes échancrées autour de la poitrine et des épaules, elle prête encore bien plus le flanc à la critique. Beaucoup d'affections pulmonaires n'ont pas d'autre origine que ces exhibitions intempestives, ces habitudes ridicules, si contraires au simple bon sens. C'est, en effet, dans la partie supérieure des poumons, c'est-à-dire celle qui est directement en rapport avec les épaules, que se montrent en premier lieu les lésions propres à la phtisie pulmonaire.

Couvrez donc comme il faut vos enfants en hiver, et ne conservez la mode des jambes et des bras nus, que pour les jours d'été, où la température est élevée. Mais gardez-vous de découvrir la poitrine de vos enfants; cette partie du corps demande à être continuellement protégée contre les influences atmosphériques. La poitrine des enfants doit être couverte, même en été; couvrez-la d'une étoffe très légère, si vous voulez, quand il fait très chaud, mais du moins ne la laissez jamais exposée dans toute sa nudité aux variations de température, si fréquentes dans notre climat.

213. Dangers de l'abus des vêtements. — Si quelques parents vêtissent trop peu leurs enfants et les exposent à grelotter de froid dès qu'ils sont dehors, il en est d'autres, beaucoup plus nombreux, qui les couvrent à l'excès. N'en est-il pas, en effet, qui entassent sur eux robes, guêtres, voiles et cache-nez, et mettent par-dessus le tout un énorme manteau, qui à lui seul est déjà plus que suffisant pour préserver du froid le plus rigoureux ? Sans doute, la chaleur est nécessaire aux enfants, mais il ne faut pas non plus, sous ce prétexte, se croire obligé de les tenir dans un bain de vapeur continuel. L'enfant qui a trop chaud est non-seulement mal à son aise, mais encore est beaucoup plus exposé aux refroidissements que s'il était couvert modérément ; en effet, il ne peut jouer ou courir, sans être immédiatement en transpiration, de sorte que lorsqu'il s'arrête pour causer ou s'amuser à des jeux moins bruyants et qu'il se trouve par hasard dans un courant d'air, il ressent l'impression du froid, sa transpiration se glace, et le voilà enrhumé.

Une chose qu'il faut bien savoir, c'est que les enfants s'enrhument aussi bien en restant à la maison qu'en sortant au grand air. C'est tous les jours que les médecins entendent dire dans les familles : c'est étonnant que mon enfant se soit enrhumé, il n'est pas sorti et il est si chaudement vêtu ! Rien d'étonnant à cela, car ce qui enrhume les enfants n'est pas tant l'air froid qu'ils respirent, que le contact d'un courant d'air sur leur corps en sueur. Il n'est pas besoin de sortir pour se refroidir ; une fenêtre, une porte ouverte suffisent. Et même, sachez-le bien, les courants d'air existent dans les chambres les mieux closes ; ils sont même d'autant plus intenses, qu'un feu plus clair brûle dans la cheminée. Vous n'avez, pour vous en convaincre, qu'à explorer attentivement une chambre bien chauffée ; vous ne tarderez pas à vous apercevoir qu'à travers tous les jours qui existent entre les portes et le parquet et au niveau des fenêtres filtrent des lames d'air froid, qui se dirigent vers la cheminée en rasant le plancher. Ces courants d'air sont justement les plus dangereux pour les enfants, qui passent volontiers une partie de leur journée à jouer à terre. Si un enfant peut ressentir l'impression du froid sans quitter la maison, il le peut, à plus forte raison, lorsqu'il y rentre après une promenade durant laquelle il a joué, couru et s'est surexcité de mille manières. A peine entré, on s'empresse de le dépouiller de tous les chapeaux, châles et manteaux dont on l'avait couvert pour sortir, et sous lesquels son corps est encore tout en moiteur. Si, dans ces conditions, il entre dans une pièce froide, qu'y a-t-il d'étonnant à ce que sa température s'abaisse et qu'il s'enrhume ?

Ainsi donc, sans chercher à élever vos enfants à la dure, en les faisant sortir par tous les temps bras et jambes nus, ne tombez pas dans l'excès contraire et ne les couvrez pas de vêtements trop épais. Trop vêtir les enfants est une tendance qui part d'un bon sentiment, mais qui va malheureusement à l'encontre des véritables besoins de l'enfant ; loin de préserver des coups de froid, elle les favorise ; loin de fortifier l'enfant, elle l'affaiblit et fait de lui une victime facile des maladies. C'est avec juste raison que Fonssagrives, qui s'est tant occupé des questions relatives à l'hygiène de l'enfance, a dit : « *Il y a plus de rhumes engendrés par l'abus des vêtements, que par le froid.* »

Les mères doivent s'attacher à couvrir leurs enfants, juste ce qu'il est nécessaire pour les empêcher d'avoir froid. Pour cela, il faut qu'elles se guident non seulement d'après les saisons, mais encore et surtout, d'après les variations de la température dans une même journée. Il faut, quelle que soit la saison, qu'elles sachent ôter une pièce de vêtement à leur enfant quand il fait chaud, et lui en ajouter une lorsque le temps se rafraîchit.

214. De la flanelle. — L'usage de la flanelle entre de plus en plus dans nos mœurs et il est, de nos jours, bien peu de mères qui n'en fassent porter à leurs enfants, sous le prétexte le plus futile ou pour la plus légère disposition aux rhumes; souvent même, elles n'ont pas cette excuse et imposent à leurs enfants la servitude de la flanelle, en prévision de maladies futures ou sans autre raison que l'esprit d'imitation. Il y a là un abus véritable, contre lequel il est nécessaire de s'élever.

Faire porter de la flanelle sur la peau à un enfant bien développé, qui n'inspire aucune crainte sous le rapport de la constitution, est une précaution non seulement inutile, mais encore pernicieuse à sa santé; c'est rendre l'enfant susceptible au froid et entretenir sa peau dans un état de moiteur, qui devient pour lui une cause d'affaiblissement.

C'est tout au plus si la flanelle est utile à certains enfants délicats, sujets aux refroidissements brusques, qui toussent pour un rien et qui ne sortent à peine d'un rhume, que pour retomber dans un autre. Dans la plupart de ces cas, on comprendrait beaucoup mieux leur intérêt, si au lieu de les couvrir de flanelle, on les soumettait tous les matins, au sortir du lit, à des lavages à l'eau froide sur tout le corps, pour les rendre moins sensibles aux variations de température, et si, pour terminer, on leur frictionnait rapidement la peau avec des linges chauds bien secs pour activer la circulation. Ce système suivi, si possible, d'une longue course en plein air, réussirait beaucoup mieux à renforcer leur santé et à les garantir des rhumes, que toutes les flanelles du monde et tous les sirops reconstituants vantés à la quatrième page des journaux. Selon nous, il faut réserver la flanelle pour certains cas bien déterminés, dans lesquels une faiblesse de poitrine, héréditaire ou acquise, fait craindre l'éclosion d'une affection chronique des poumons.

Ajoutons que tout enfant qui porte une flanelle doit en changer souvent, parce que la laine s'imprègne facilement de sueur et détermine rapidement de vives démangeaisons par l'irritation qu'elle produit sur la peau. Rappelons, enfin, qu'on exagère beaucoup le danger qu'il y a à mettre de côté la flanelle, une fois qu'on a commencé à en porter. Si l'on a soin de quitter la flanelle en été, on n'a à craindre aucun accident provenant de cette suppression, quel que soit le nombre d'années depuis lequel on s'y est habitué.

215. **Des chaussures.** — Les chaussures doivent non seulement protéger les extrémités inférieures contre les aspérités du sol, le froid et l'humidité, mais encore reproduire la forme du pied, de façon à se mouler sur lui sans le gêner, sans le tourmenter et à lui permettre de s'étaler à l'aise dans tous les sens. Or, de nos jours, la forme de la chaussure a si peu de rapport avec la conformation normale du pied, qu'on peut dire qu'au lieu d'imposer leur forme aux souliers, ce sont généralement les pieds qui subissent celle de la chaussure. C'est à tel point vrai, que tous les pieds des adultes, sans exception, sont plus ou moins déformés et que la plupart sont affectés de cors, d'oignons, de durillons, etc., tous agréments aussi douloureux qu'inutiles.

Ces déformations commencent dès le jeune âge; aussi pour prévenir ces tristes infirmités, faut-il s'y prendre de très bonne heure, en veillant à ce que les enfants n'aient jamais de chaussures trop étroites, ni trop courtes. A cause de l'allongement que subit le pied pendant les mouvements de la marche, il faut que les chaussures soient d'un à deux centimètres plus longues que le pied. Sans cette précaution, les orteils se replient et se blessent en buttant contre l'extrémité des souliers.

Quant aux chaussures trop étroites, non seulement elles gênent la circulation dans les vaisseaux des orteils, entretiennent le froid aux pieds et prédisposent aux engelures, mais encore imposent leur forme au pied, le compriment, gênent ses mouvements et, forçant souvent même les orteils à monter les uns sur les autres, produisent des déformations qui, d'abord peu marquées, s'accusent de plus en plus et peuvent dégénérer en véritables difformités. Or, il est à remarquer que les chaussures des enfants qu'on achète toutes faites sont généralement trop étroites. On n'a, pour s'en assurer, qu'à appliquer la semelle sur la plante du pied, on verra de suite que toujours la plante du pied déborde de beaucoup la semelle. C'est dire que toujours le pied est comprimé et que les orteils ne peuvent jamais reposer à terre par toute leur étendue. C'est là un grave défaut, car il empêche la marche de s'effectuer convenablement. Remarquez combien les pauvres petits malheureux qui courent pieds nus dans la campagne ont le pied généralement mieux fait, mieux conformé que les enfants des villes. A quoi cela tient-il, si ce n'est qu'ils n'ont pas eu les pieds serrés dans leur enfance et que ces parties se sont développées d'après les lois de la nature ?

Mises en garde contre le danger des chaussures trop étroites, ne tombez pas dans l'excès contraire ; les chaussures trop grandes, surtout quand elles sont trop larges au niveau des talons, blessent souvent les pieds par les frottements qu'elles entraînent.

Inutile de vous dire que les chaussures à talons élevés doivent être sévèrement interdites aux enfants ; elles les exposent à des chutes et à des entorses graves et sont des plus fatigantes pour la marche.

Choisissez des chaussures bien ajustées au niveau

des talons, mais souples et carrées du bout pour permettre aux orteils de s'étendre librement. Autant que possible, faites-les faire sur mesure, car il est tout aussi important, — si ce n'est plus important, — pour les enfants que pour les grandes personnes, d'avoir des chaussures qui reproduisent exactement la forme de leur pied. Exigez enfin que le cordonnier prenne ses mesures, l'enfant étant debout, bien d'aplomb, les jarrets tendus, afin que sous le poids du corps la voûte du pied s'affaisse et oblige ainsi la plante du pied à prendre ses véritables dimensions.

Dès que les chaussures de vos enfants deviennent trop courtes, mettez-les de côté sans hésitation. Ce serait, en effet, une bien triste économie que d'estropier votre enfant, dans l'idée qu'il est sage d'attendre pour lui donner des chaussures neuves que les vieilles soient complètement usées.

Souvenez-vous enfin que vous devez couper les ongles de vos enfants au moins une fois par semaine, si vous ne voulez pas risquer que leurs chaussures ne les blessent (197).

Les avis sont très partagés sur la question de savoir si l'on doit faire porter aux enfants des *souliers* ou des *bottines*. Les souliers sont moins chauds et laissent plus de liberté aux mouvements du pied ; les bottines protègent mieux les extrémités inférieures contre le froid et l'humidité, mais, par la pression qu'elles exercent sur le cou-de-pied, elles peuvent affaiblir les chevilles, de la même façon que les corsets serrés affaiblissent la colonne vertébrale. Les bottines, en effet, maintiennent solidement le bas de la jambe ; il en résulte que les ligaments du pied s'habituent à être comprimés et soutenus et qu'ils finissent par perdre de leur puissance. Nous pensons donc que ce qui convient le mieux pour les enfants dans la maison et dehors chaque fois que le temps est beau, ce sont les souliers, et qu'il est sage de réserver les bottines montantes, pour les promenades lorsqu'il fait froid ou que les chemins sont humides.

Quant au choix à faire entre les *bottines lacées* sur le cou-de-pied et les *bottines à côtés élastiques*, nous donnons la préférence aux premières, parce qu'on peut les serrer ou les desserrer suivant les besoins et qu'elles s'adaptent généralement beaucoup mieux à la forme véritable du pied. Les *bottines à boutons* sont également assez avantageuses.

Lorsqu'il pleut ou que les rues sont humides, il est absolument nécessaire de mettre aux enfants des chaussures montantes et munies de fortes semelles, de manière à mettre leurs pieds complètement à l'abri de l'humidité. De fortes semelles valent beaucoup mieux que des caoutchoucs, parce que ces derniers, comme tous les tissus imperméables, ont l'inconvénient de s'opposer à l'évaporation cutanée et de maintenir ainsi les parties qu'ils recouvrent dans un état de moiteur pernicieux à la santé. Si vous veillez à ce que vos enfants aient toujours les pieds bien au sec, vous leur épargnerez bien des indispositions et bien des maladies. Il serait moins mauvais pour leur santé de marcher pieds nus par la pluie, que de garder des bottines humides quand ils s'arrêtent de marcher.

Dès que l'enfant est rentré à la maison, il faut avoir soin de lui mettre des souliers ou des pantoufles et de faire sécher de suite les bottines humides, pour qu'elles soient prêtes à être remises sans danger à la première occasion. Comme, à cet égard, on ne peut guère s'en rapporter aux domestiques, la mère doit veiller elle-même à ces détails, sinon il arrivera souvent que les bottines seront mises encore tout humides dans l'armoire et ne seront pas sèches quand l'enfant sera appelé à les remettre. Qu'en résultera-t-il sinon un rhume ou peut-être une maladie plus sérieuse encore?

Excusez ces conseils qui peuvent vous paraître bien minutieux, mais il y a tant de personnes qui portent peu d'attention à ces détails, qu'il est nécessaire de chercher à leur ouvrir les yeux sur les dangers de leur négligence. L'expérience a prouvé qu'un grand nombre de maladies, en particulier de bronchites et de rhumatismes chez les enfants, n'ont pas d'autre origine que des chaussures humides. Or, lorsqu'on connaît les dangers que souvent les bronchites font courir aux enfants, lorsqu'on sait avec quelle facilité le rhumatisme se porte sur le cœur dans le jeune âge et combien, une fois cet organe atteint, la santé générale se trouve compromise, on comprend qu'il est de la plus haute importance de ne pas les exposer à ces dangers. Le plus sûr moyen de les éviter, c'est d'avoir toujours trois ou quatre paires de bottines de rechange. De cette façon, les domestiques n'ont plus d'excuse à faire valoir pour ne pas mettre à l'enfant des chaussures sèches chaque fois qu'il sort.

216. **Du luxe des vêtements au point de vue de l'éducation morale des enfants.** — La mode actuelle est absurde, ridicule. On a une tendance beaucoup trop grande à couvrir les enfants de rubans et de broderies, de chapeaux à plumes, à les habiller de velours, de soie et de satin. Trop souvent la mère pare son enfant, non point pour le préserver du froid, mais pour le montrer avec orgueil aux autres mères. C'est entre elles une lutte de vanité dont le pauvre petit être devient actuellement le théâtre et plus tard la victime. Cette tendance est pernicieuse, non seulement à la santé des enfants, mais encore à leur caractère, car en

habituant les enfants, surtout les petites filles, dès leur âge le plus tendre, à un âge où toutes les impressions sont si fortes, à regarder leur toilette comme une chose des plus importantes, on les rend de bonne heure vaines et frivoles. Elles admirent leur personne, comme le geai de la fable ; plus tard la toilette devient leur amusement, leur occupation, leur conversation, tout en un mot, leurs pensées du jour et leurs rêves de la nuit.

Élevez donc vos enfants dans la modestie et dans l'humilité, habillez-les comme des enfants et non comme des hommes et des femmes, et enseignez-leur que la toilette est une chose d'une importance tout à fait secondaire.

Du reste, à quoi servent les vêtements luxueux pour les enfants ? Leur beauté naturelle a-t-elle besoin d'ornement ? — Non. La propreté est le seul luxe nécessaire pour eux. Les enfants ne sont jamais si beaux que lorsqu'ils sont habillés simplement et proprement. Que la santé, et non la mode, tienne la première place et nous aurons de beaux enfants, qui seront plus tard la gloire et l'orgueil de notre pays.

CHAPITRE VII.

COUCHER ET SOMMEIL

> Le sommeil est le plus excellent cordial
> que la nature ait préparé pour l'homme.
> LOCKE.

De toutes les questions relatives à l'hygiène de l'enfance, il en est peu d'aussi importantes à étudier que le sommeil et les conditions susceptibles de le rendre aussi salutaire que possible.

Nous nous occuperons d'abord de tout ce qui a rapport au berceau et à la literie, et ce n'est qu'après avoir indiqué les conditions matérielles propres à favoriser le repos des enfants, que nous aborderons les questions relatives au sommeil proprement dit et que nous signalerons les précautions à prendre, pour qu'ils en retirent tous les bienfaits qui y sont attachés.

I. *Le coucher.*

217. Du berceau. — Le berceau est la première demeure de l'homme; c'est là qu'il commence à se développer et à vivre d'une vie individuelle. Aussi faut-il apporter à la composition du berceau l'attention la plus judicieuse et les soins les plus scrupuleux. Or, le choix d'un berceau n'est pas chose aussi facile que beaucoup de personnes le pensent. Ce n'est pas tout, en effet, qu'il soit gracieux, élégant et qu'il meuble comme il faut la chambre à coucher de la jeune mère, il faut encore qu'il remplisse certaines conditions hygiéniques indispensables. Il y a, en effet, de bons et de mauvais berceaux.

Dans certaines contrées de la France, le coucher des enfants laisse encore beaucoup à désirer; on y rencontre encore beaucoup de ces *berceaux en bois* et sans pieds, qui présentent tant de ressemblance avec les auges dans lesquelles on fait boire les chevaux, constitués qu'ils sont par des espèces de caisses en bois, dont l'intérieur est garni de paillasses sur lesquelles on étend l'enfant. Inutile de dire que ces berceaux pleins et sans pieds, à part le bien maigre avantage de pouvoir, en raison de leur légèreté relative, être portés par la mère où bon lui semble, et de pouvoir être placés, à volonté, sur un meuble ou simplement par terre, selon les circonstances, ces berceaux, disons-nous, sont des plus mal commodes et des plus défectueux à tous les égards. Leur plus grand défaut est d'être massifs, c'est-à-dire d'empêcher la libre circulation de l'air entre les paillasses et les couvertures, d'emprisonner dans leur intérieur les miasmes des déjections, de rester constamment imprégnés d'urine, d'exhaler continuellement de mauvaises odeurs, d'être facilement envahis par les punaises, en résumé de ne pouvoir être tenus propres qu'avec une extrême difficulté. A ces défauts graves viennent encore s'ajouter d'autres inconvénients. Posés par terre, ces berceaux exposent le nouveau-né aux courants d'air, à l'humidité du sol et à l'atteinte des animaux domestiques. N'a-t-on pas vu, dans les campagnes, des porcs s'introduire dans les maisons et dévorer le nouveau-né dans son berceau ? Il est vrai que ces accidents ne sont pas à craindre chez nous, où nous ne faisons pas volontiers de ces animaux les hôtes de nos appartements. Mais n'avons-nous pas des chiens et des chats ? Un de ces animaux ne peut-il pas venir se coucher dans le berceau et étouffer l'enfant ? D'autre part, si l'on pose le berceau sur un meuble, un mouvement un peu brusque de l'enfant ou un choc accidentel ne peut-il pas le faire tomber à terre et blesser grièvement le petit être qu'il contient, ou même l'étouffer entre la paillasse et le plancher ?

En somme, les berceaux massifs doivent être complètement abandonnés et faire place partout à des couchettes qui, percées à jour sur les côtés, sous forme de claire-voie, permettent aux émanations de se dissiper aussi vite et aussi complètement que possible. La claire-voie est, en effet, une condition indispensable pour la salubrité du coucher des petits enfants. Il importe même que les *berceaux à claire-voie*, qu'ils soient en bois, en osier ou en fer, ne soient pas recouverts en dedans d'une étoffe qui s'oppose au passage de l'air et à l'évaporation de l'humidité. Le coup d'œil y perd peut-être, mais la propreté y gagne. Cependant il peut être permis de les garnir intérieurement d'un filet, si c'est nécessaire pour maintenir en place la paillasse, les draps et les couvertures.

Une autre qualité essentielle pour un berceau, c'est d'être supporté à hauteur convenable sur des pieds solides. Evitez donc avec soin ces bercelonnettes, comme on en voit tant, qui, mobiles sur deux minces supports, sont incapables de résister au moindre choc extérieur ou au plus léger mouvement un peu brusque de l'enfant. Ce sont des instruments dangereux.

Les *berceaux à bascule*, encore si répandus chez nous, ont de nombreux inconvénients, comme nous chercherons à le démontrer dans un instant en parlant du berçage des enfants (227); le mieux est de les proscrire complètement de votre chambre à coucher, de manière qu'il ne vienne à l'idée de personne chez vous, grand'maman, tante, bonne ou nourrice, de bercer votre enfant et de lui faire contracter ainsi une habitude déplorable à tous égards, puisqu'elle peut altérer sa santé, et que, sans aucune utilité, elle fait perdre du temps à toutes les personnes qui entourent le nouveau-né.

Du reste, si l'on met de côté les bercelonnettes

à bascule, les berceaux tels qu'on les fait aujourd'hui sont généralement assez bien compris et répondent d'une manière suffisante aux exigences de l'hygiène; ils ne laissent surtout rien à désirer sous le rapport de la propreté, de l'élégance et de la commodité.

Les *berceaux* et les *couchettes en fer* sont les meilleurs, parce que ce sont les plus solides et ceux qui mettent le plus sûrement à l'abri des punaises. Seulement il faut avoir soin d'en garnir et matelasser les bords, pour que les enfants dans leurs mouvements ne soient pas exposés à se faire du mal. On peut aussi, sans nuire à leur solidité, leur adapter des roulettes, ce qui rend leur déplacement d'une chambre à l'autre beaucoup plus facile.

Les simples *berceaux en osier* conviennent parfaitement, à condition d'être munis de pieds solides. Ils sont, par la modicité de leur prix, à la portée des mères les plus pauvres, et même, recouverts d'une petite housse flottante, ils sont presque aussi gracieux que les plus riches bercelonnettes qui ornent la chambre à coucher de quelques jeunes femmes élégantes.

218. **Literie du berceau.** — Nous devons examiner maintenant quel doit être le contenu du berceau, c'est-à-dire la *literie*. Elle se compose le plus souvent d'une paillasse, de draps et de couvertures.

La *paillasse* doit être faite d'un sac de toile renfermant des graines d'épeautre, de la balle d'avoine, du varech ou de la bruyère fine, ou, ce qui est mieux encore, des feuilles de fougère sèches. Toutes ces matières donnent peu de poussière, conservent très peu les mauvaises odeurs et constituent un coucher excellent pour l'enfant. La paillasse doit être relativement peu bourrée, de manière à ne pas tenir trop de place dans le berceau et à ne pas permettre à l'enfant de rouler à droite et à gauche dès qu'il remue ou s'agite un peu. Elle doit toujours présenter dans son centre une fente longitudinale qui permette d'introduire la main pour remuer et aérer le contenu tous les jours, et même le faire sécher s'il a été mouillé par l'enfant. Il est même nécessaire d'avoir chez soi une provision de l'une ou de l'autre des substances que nous avons indiquées, de manière à pouvoir renouveler le contenu de la paillasse au moins une fois par mois. Quant à la laine et à la plume, elles ne doivent jamais entrer dans un berceau, parce qu'elles conservent trop facilement l'odeur de l'urine et entretiennent l'enfant dans un état de moiteur qui l'affaiblit et l'expose à des refroidissements.

L'*oreiller* doit être rempli de crin ou de balle d'avoine, pour maintenir la tête dans un état convenable de fraîcheur, et n'avoir que juste l'épaisseur nécessaire pour que le corps de l'enfant soit légèrement incliné de haut en bas. Quand l'oreiller est trop haut, il force le menton à se mettre en contact avec la poitrine et donne des attitudes vicieuses au corps de l'enfant. Veillez donc à ce que l'oreiller soit peu épais et à ce qu'il soit rempli de varech, de balle d'avoine ou de crin. Un oreiller de plume tiendrait la tête de l'enfant trop au chaud.

Pour préserver la paillasse du contact de l'urine, beaucoup de mamans et de nourrices se servent de *toile cirée*, de *caoutchouc*, ou de diverses autres substances imperméables. C'est une habitude très mauvaise, parce que ces substances entretiennent une humidité pernicieuse autour du corps de l'enfant et que la peau, continuellement en contact avec l'urine, ne tarde pas à se couvrir de rougeurs et d'excoriations douloureuses, quelquefois difficiles à guérir. Les toiles de caoutchouc ont, en outre, l'inconvénient de conserver pendant assez longtemps une odeur de sulfure de carbone et de ne pouvoir être employées qu'après avoir longtemps séjourné dans l'eau tiède. Du reste, les toiles imperméables sont, depuis quelques années, assez généralement remplacées par des *feutres absorbants*, et l'on a raison. Ces feutres, placés dans le lit de façon à préserver la paillasse, sont, en effet, infiniment préférables aux tissus imperméables qu'on employait autrefois, parce qu'ils absorbent l'humidité et qu'on n'a qu'à les faire sécher pour s'en servir de nouveau. Ils donnent ainsi une grande facilité pour entretenir la propreté dans le berceau. Cependant, il ne faut pas se le dissimuler, les feutres absorbants, quel que soit le progrès qu'ils aient réalisé, demandent encore une grande surveillance, car, s'il est vrai qu'ils absorbent, il est également vrai qu'ils conservent par cela même les mauvaises odeurs. Aussi faut-il en avoir de rechange et les soumettre de temps en temps à des lavages sérieux.

Un petit *drap*, une ou deux *couvertures* de laine ou de coton, suivant la saison, et, s'il fait très froid, un couvre-pieds chaud et léger, doivent, suivant les circonstances, compléter la garniture du lit des petits enfants. Les édredons sont nuisibles.

Tout le contenu du berceau doit être exposé chaque jour au grand air le plus longtemps possible.

219. **Rideaux**. — Faut-il que le berceau soit muni de rideaux ? — C'est là une question très controversée. Les uns les regardent comme nécessaires, les autres comme nuisibles à la santé de l'enfant. De quel côté est la vérité ? Nous répondons volontiers : Ni d'un côté, ni de l'autre, les deux opinions étant empreintes

d'exagération. Nous pensons que les rideaux sont utiles, dans les circonstances où il est nécessaire de préserver l'enfant contre l'action d'un courant d'air ou d'une lumière trop vive; par contre, ils sont très pernicieux, s'ils servent à emprisonner les enfants dans leur berceau et à les priver de l'air de la chambre. Fermer hermétiquement les rideaux est une pratique déplorable; l'air se vicie peu à peu à l'intérieur du berceau et les poumons ne peuvent plus accomplir leurs fonctions d'une manière régulière. Rappelez-vous que les enfants, pendant leur sommeil, n'ont jamais trop d'air pur à respirer, et qu'en conséquence il faut leur laisser le libre emploi de l'air de toute la chambre. Nous nous souvenons avoir lu quelque part, que si l'on enferme toute une nuit un petit oiseau dans une cage, à l'intérieur des rideaux fermés d'un lit où dort quelqu'un, il y a bien des chances pour qu'on trouve le lendemain matin l'oiseau mort par asphyxie. Cet exemple démontre combien il est anti-hygiénique et même dangereux de dormir dans un lit dont les rideaux sont fermés.

En résumé, si vous mettez des rideaux au berceau de votre enfant, faites en sorte qu'ils soient disposés de façon à pouvoir être relevés sur la tringle qui les supporte et à pouvoir disparaître à volonté. Non seulement ne vous en servez que dans les circonstances tout à fait spéciales où il est nécessaire de préserver les yeux de l'enfant d'une lumière trop vive ou d'un courant d'air, mais encore faites en sorte qu'ils ne recouvrent jamais le berceau que d'un côté à la fois, de façon que l'enfant ait toujours à sa disposition le plus d'air pur possible.

Quant à cette habitude, chère aux jeunes mères, qui consiste à abriter le berceau de leur enfant, sous l'un des rideaux de leur propre lit, le sentiment l'excuse, mais l'hygiène l'interdit. L'enfant a besoin d'une *autre* atmosphère que celle qui est déjà altérée dans sa pureté par la respiration d'une personne, fût-ce celle de sa propre mère.

Évitez les rideaux à dessins trop réguliers, car ils peuvent être une cause de fatigue pour la vue délicate des nouveau-nés. N'employez jamais des rideaux en laine ou en coton, comme cela se fait trop souvent, sous prétexte de maintenir une atmosphère chaude autour de l'enfant. Ils doivent être faits de mousseline, de gaze ou de toute autre étoffe légère, afin que l'air puisse les traverser facilement et se renouveler. Mais prenez garde de ne pas vous en approcher avec une lumière, le feu pourrait prendre à ces étoffes légères avec une extrême rapidité et entraîner un effroyable malheur. Aussi est-il on ne peut plus prudent de rendre les rideaux ininflammables, en les plongeant, après le lavage, dans une solution de sulfate d'ammoniaque (20 gr. pour un litre d'eau).

Si les mouches incommodent votre enfant pendant son sommeil, couvrez-lui la figure d'une gaze très légère ou d'un petit filet à travers lequel il puisse respirer facilement; ne vous servez jamais d'un mouchoir pour cet usage.

Enfin, si vous pouvez en faire la dépense, ajoutez au berceau un *filet parachute*; cela préservera l'enfant de bien des accidents, pour peu qu'il ait de la tendance à s'asseoir ou à se lever dans son lit.

220. **Le coucher dans la seconde enfance.** — Jusqu'à présent, nous avons eu surtout en vue le coucher des nouveau-nés; il nous reste à dire quelques mots du coucher des enfants plus âgés.

Le berceau doit être remplacé par une couchette en

fer. En effet, les lits en fer sont à tous égards préférables aux lits en bois. Sans compter qu'ils sont beaucoup plus faciles à tenir propres et à l'abri des punaises, ils sont plus solides, plus légers et, ce qui ne gâte rien, meilleur marché. Ajoutons que les lits en fer sont beaucoup plus sains que les lits en bois, parce qu'ils permettent à l'air de circuler librement entre les divers articles qui composent la literie, et parce que le fer ne s'imprègne pas si facilement que le bois de miasmes malsains.

A partir de l'âge d'un an, et surtout à partir du moment où l'enfant cesse de mouiller son lit — ce qu'on peut obtenir de bonne heure si l'on veut s'en donner la peine (186) — la paillasse garnie de fougère, de varech ou de balle d'avoine, doit faire place à un coucher plus résistant, en rapport avec l'augmentation de poids de l'enfant. Un petit matelas de crin, et même un sommier élastique, deviennent nécessaires. Ils offrent, en effet, à l'enfant un moyen de sustentation plus convenable et plus propre.

221. Position à donner aux enfants dans leur lit. — Il n'y a pas de règle sur la position à donner aux enfants dans leur berceau; cette position doit varier. Certaines mamans et certaines nourrices ont l'habitude de coucher l'enfant invariablement sur le même côté. Cette pratique est mauvaise, car on a vu des cas où il en était résulté des déviations de la taille et certaines déformations du crâne. Le décubitus sur le dos est la position qui favorise le mieux le développement de la poitrine.

Évitez surtout avec soin les oreillers trop épais, qui fléchissent la tête en avant et donnent à l'enfant des attitudes vicieuses. Un oreiller n'est même pas nécessaire et l'on peut se contenter de soulever, par un coussin plat, la partie du matelas qui doit correspondre à la tête. Si beaucoup de jeunes filles ont la poitrine déjetée en avant, elles le doivent à l'abus des coussins pendant le sommeil.

Chaque fois que vous mettez coucher votre enfant, assurez-vous que ses vêtements de nuit ne le serrent pas trop, ne présentent aucun lien capable de le tourmenter, et que tous ses mouvements restent parfaitement libres. L'enfant, la nuit comme le jour, doit avoir liberté pleine et entière de ses mouvements; c'est le plus sûr moyen de permettre à tous ses organes de se développer d'une façon convenable et conforme à la nature.

En hiver, veillez à ce que les mains soient couvertes par les draps du lit; en été, vous pouvez permettre à l'enfant de laisser les mains dehors. Faites attention surtout que pendant son sommeil il n'enfouisse pas sa tête sous les draps et ne respire pas un air vicié par sa propre haleine. Il vous faut savoir, en effet, que par la respiration on dégage constamment de l'acide carbonique, et que ce gaz, lorsqu'il est absorbé, agit sur l'organisme comme un poison.

222. **Moyens d'empêcher les enfants de se découvrir la nuit.** — Toutes les mères savent avec quelle facilité les enfants se découvrent la nuit, en se retournant dans leur lit et en agitant leurs membres. Ne les trouve-t-on pas souvent étendus tout nus sur les draps? C'est là qu'ils prennent froid, qu'ils s'enrhument et contractent des maux de gorge ou des bronchites dont on ignore souvent l'origine, en raison de la surveillance et des soins auxquels on les soumet pendant le jour.

En couchant les enfants, on les couvre bien de couvertures, mais celles-ci ne restent pas une heure en place et l'enfant découvert a froid. On peut remédier à cet inconvénient de deux manières différentes. Un moyen très simple consiste, une fois l'enfant couché, à attacher la couverture aux barreaux de la couchette, au moyen de cordons, ou à la fixer au matelas au moyen d'épingles de nourrice. Le second moyen, plus efficace encore, consiste à revêtir les enfants d'une longue chemise de nuit dépassant beaucoup les pieds, et munie d'une coulisse à sa partie inférieure. Il est même bon que cette chemise de nuit, qui doit être de toile ou de coton, soit munie de longues manches dépassant les mains de vingt centimètres. En hiver, vous pouvez recouvrir la chemise de coton d'une longue robe de flanelle, de manière que si vous êtes appelée à prendre l'enfant dans vos bras au milieu de la nuit, il ne soit pas exposé à se refroidir. Une fois l'enfant dans sa robe, on la boutonne autour du cou et la ferme au-dessous des pieds, au moyen de la coulisse et de ses cordons. De cette façon, l'enfant est comme enfermé dans un sac, et l'on peut être assuré qu'il ne pourra pas se découvrir. Il aura beau remuer bras et jambes, se tourner et se retourner dans son lit, rejeter même loin de lui les couvertures, il aura toujours sur le corps, quoi qu'il fasse, ses chemises de coton et de flanelle. Vous pourrez alors vous-même dormir sur vos deux oreilles, sans avoir à craindre de trouver votre enfant enrhumé le lendemain matin.

Il est bon d'habituer les enfants, dès le berceau, à coucher la tête découverte; c'est aussi utile pour les petites filles que pour les petits garçons (205).

223. Dangers qu'il y a à trop couvrir les enfants la nuit. — Ne couvrez pas trop votre enfant pendant son sommeil, ne le surchargez pas de couvertures, sous prétexte de le garantir des impressions de l'air. Nous avons souvent vu, à la campagne et dans la classe ouvrière, couvrir les enfants de plusieurs couvertures de laine et d'un édredon, puis les enfermer dans leur berceau sous d'épais rideaux de laine. On ne réussit, en agissant ainsi, qu'à les inonder de sueur, les affaiblir et les enrhumer dès qu'on les découvre. De plus, on les expose à des rougeurs, des éruptions sudorales, qui peuvent être prises pour une maladie sérieuse, alors qu'elles ne sont que le simple résultat d'un excès de chaleur. Ces éruptions disparaissent dès qu'on cesse de trop couvrir les enfants.

Cependant ne tombez pas dans l'excès contraire, et si, en mettant au lit votre enfant, vous trouvez qu'il a froid et qu'il est nécessaire de le réchauffer, mettez-lui aux pieds une boule d'étain ou une cruche de grès remplie d'eau chaude. Par contre, souvenez-vous qu'il ne faut jamais mettre dans un lit des briques ou des fers chauffés au feu. Un petit tison peut y rester attaché et mettre le feu aux linges dans lesquels on les enveloppe. On a vu des enfants être brûlés vifs, à la suite d'une pareille imprudence (126).

Du reste, dès que votre enfant est en âge de marcher, il est un moyen bien plus simple et plus hygiénique de lui réchauffer les pieds, c'est de le faire courir par la maison avant de le mettre au lit, fussiez-vous même obligée, pour l'y engager, de courir avec lui et de vous prêter à des jeux un peu bruyants peut-être, mais en tout cas des plus salutaires.

224. **Dangers de coucher l'enfant à côté de sa mère.** — Puisque nous parlons des moyens propres à réchauffer l'enfant, nous croyons devoir dire quelques mots de l'habitude encore très répandue, surtout dans les villages et la classe ouvrière, qui consiste à cou-

14*

cher l'enfant à côté de sa mère, pendant toute ou une partie de la nuit. Bien que cet usage ait comme excuse le dévouement et la tendresse des mères, c'est une habitude contre laquelle on ne saurait trop s'élever; car, quels que soient les avantages de chaleur qu'un enfant trouve auprès de sa mère, quelque grande que soit la commodité d'avoir l'enfant directement à sa portée pour lui donner le sein au milieu de la nuit, on doit toujours avoir devant les yeux les conséquences funestes que peut entraîner cette habitude, pour la vie de l'enfant. Non seulement il peut tomber à terre, se fracturer les membres, se contusionner la tête et rester idiot, mais encore, ce qui n'arrive malheureusement que trop souvent, il peut se trouver étouffé au milieu de la nuit. N'a-t-on pas vu souvent une mère ou une nourrice s'endormir en donnant le sein à son enfant? Qu'arrive-t-il? Bientôt le bébé lâche le mamelon et enfouit sa tête sous les couvertures. La mère peut même pendant la nuit, en se tournant dans le lit, se coucher sur son enfant. Lorsqu'elle se réveille, elle est glacée d'horreur, en ne trouvant à ses côtés qu'un cadavre, le nez aplati, la figure bleuâtre et une écume sanguinolente sur les lèvres. Du reste, à supposer que ces accidents soient évités, n'en résulte-t-il pas pour l'enfant une mauvaise habitude et des cris chaque fois qu'on veut le remettre dans son berceau?

Que les mères ne couchent donc jamais leur enfant avec elles, et, si elles le confient la nuit à une bonne ou à une nourrice, qu'elles aient soin de lui faire les défenses les plus expresses à cet égard; il ne suffit même pas de donner cet ordre, il faut veiller à son exécution. Du reste, d'une manière générale, on ne doit confier les enfants qu'à des personnes sur la vigilance et le dévouement desquelles on puisse compter comme sur soi-même. Évitez, autant que possible, de les confier à des bonnes trop jeunes ; les jeunes filles ont généralement le sommeil si profond, qu'elles sont incapables, une fois endormies, d'entendre les vagissements et les plaintes de l'enfant confié à leur garde.

225. **Place du berceau dans la chambre à coucher.** — Choisissez comme chambre à coucher, une chambre spacieuse, haute de plafond, bien aérée et non pas, comme on le fait si souvent, la chambre la plus petite et la plus obscure de l'appartement. Qu'elle donne, non pas sur une cour, mais sur la rue, de manière que le soleil y ait accès. Rien n'assainit mieux une chambre que les rayons du soleil ; non seulement ils réchauffent l'air, mais encore ils le sèchent et le purifient. Les chambres pourvues de cheminées sont toujours mieux aérées et, par conséquent, plus saines que celles qui en sont dépourvues, à condition, bien entendu, qu'hiver comme été, la bascule reste ouverte.

Dans la chambre à coucher, c'est au berceau que doit être réservée la place d'honneur ; tous les autres meubles doivent s'effacer, pour permettre à la couchette d'occuper l'endroit le plus propice à la santé de l'enfant. Disposez le berceau par rapport aux fenêtres, de façon que l'enfant ne reçoive le jour ni de face, ni de côté ; cela l'habituerait à tourner ses regards vers la lumière, lui fatiguerait la vue et lui donnerait peut-être une disposition au strabisme (255). Le jour doit lui arriver autant que possible par derrière la tête. Pour les mêmes raisons évitez que les lampes et les bougies se trouvent directement devant les yeux de l'enfant. Ne placez jamais la couchette entre une porte et une fenêtre, susceptibles d'être ouvertes et de donner lieu à un courant d'air. Évitez encore de placer le berceau devant une cheminée où brûle un feu vif; le tirage qui appelle l'air des portes et des fenêtres, plongerait l'enfant dans des courants d'air froid; il serait grillé d'un côté et gèlerait de l'autre.

Inutile de vous dire que le berceau ne doit jamais être placé au fond d'une alcôve et, encore moins, entre le lit de la mère et la muraille, comme on le fait quelquefois pour avoir l'enfant à sa portée. Un enfant qui dort dans un espace insuffisamment ventilé ne peut avoir qu'un sommeil agité. L'air pur pendant la nuit est une chose aussi indispensable, — même plus indispensable — que pendant le jour. Que l'on ne perde pas de vue, en effet, que l'homme ne passe nulle part plus de temps qu'à l'endroit où il dort et que, par conséquent, les conditions de salubrité et d'insalubrité du coucher ont une influence capitale sur son bien-être. L'air pur — pour les enfants et pour tout le monde — est comme une nourriture saine, une des nécessités de la vie. On ne peut avoir le sang pur, que si l'on respire un air pur, puisque ce sont les poumons qui purifient le sang par l'air qui les pénètre.

Pendant la nuit, le berceau doit être placé près du lit de la mère, mais du côté le plus aéré de la chambre. Pendant le jour, il est bon, si on le peut, de transporter le berceau dans une autre pièce. Pour cela, les berceaux à roulettes sont très commodes. Il est même avantageux d'avoir une couchette ou un second berceau, qui permette d'aérer pendant le jour celui qui a servi la nuit.

II. *Le sommeil.*

226. L'enfant doit dormir dans son berceau. — Le sommeil est pour l'enfant une chose essentiellement nécessaire à sa santé, à sa prospérité. Généralement, plus un enfant est jeune, plus il dort; aussi les nouveau-nés, dans leurs premières semaines, sont-ils rarement éveillés et ne tiennent-ils guère les yeux ouverts que lorsqu'ils sont au sein.

Ce n'est ni sur les genoux, ni dans les bras de sa mère ou de sa nourrice qu'un enfant doit dormir, mais dans son berceau. Il est mieux dans son berceau que partout ailleurs et, conséquemment, il ne faut pas céder à ses caprices. Nous disons « ses caprices, » car vous devez savoir que, par excès de tendresse ou par faiblesse, beaucoup de mères endorment leur enfant sur leurs genoux ou en le promenant dans la chambre, et que bientôt elles ne peuvent plus le poser tout éveillé dans son berceau sans lui faire pousser des cris. On cède volontiers à cette exigence les premiers temps, mais, plus tard, on s'aperçoit que ce qu'on considérait au début comme une chose de peu d'importance, comme une fantaisie due peut-être à un léger malaise, est devenu une habitude invétérée. Si l'on n'y veille pas de bonne heure, les enfants deviennent capricieux, volontaires, exigeants, et plus tard ce n'est que par des rigueurs et une sévérité excessive qu'on arrive à les corriger. Mieux vaut former leur caractère dès le début. Aussi n'est-ce pas sans raison que J.-J. Rousseau a pu dire : « *La seule habitude à donner aux enfants est de n'en contracter aucune.* »

Qui n'a pas vu des mères, pleines de dévouement et de tendresse, s'astreindre à promener leur enfant dans leurs bras, sous prétexte qu'il ne pouvait pas s'endormir dans son berceau, et cela tous les soirs, pendant des années, et même la nuit chaque fois que leur enfant se réveillait? Ces pauvres mères donnent pour excuse de leur faiblesse et de l'esclavage ridicule auquel elles se sont soumises, la crainte qu'elles ont, en luttant contre ces caprices et ces pleurs, de compromettre la santé de leur bébé. Nous avons récemment vu une enfant qui ne voulait pas s'endormir si sa mère n'était pas près de son berceau, lui tenant la main. Pendant plus d'un an, cette dame qui ne voulait pas qu'on fît pleurer sa petite fille, n'a jamais pu, le soir, sortir de chez elle.

Pauvres mères, ne soyez donc pas si faibles et ne craignez pas tant de laisser pleurer un peu vos enfants, quand il s'agit de leur intérêt bien entendu et de leur avenir. Pleurer un peu ne leur fait aucun mal; c'est une erreur de croire que cela les expose à des maladies ou peut produire des hernies. Du reste, il n'y a que les enfants gâtés qui pleurent beaucoup, et la première condition pour ne pas avoir un enfant pleureur est de ne pas le rendre capricieux.

Habituez donc, dès le début, vos enfants à rester tout éveillés dans leur berceau, jusqu'à ce que le sommeil vienne les trouver. S'ils commencent à s'agiter, à pleurer, regardez s'ils sont mouillés, si quelque chose les incommode, en un mot si leurs cris sont le fait d'un besoin ou d'une souffrance réels, ou s'ils sont le simple effet d'un caprice. Si c'est souffrance, portez-y remède de suite; mais si c'est caprice, résistez à leurs pleurs et ne permettez pas qu'une tendresse aveugle de votre part devienne l'occasion d'habitudes mauvaises et nuisibles à leur santé.

Si la mauvaise habitude est déjà prise, il vous faut avoir le courage de la combattre, et le plus tôt sera le mieux. Rappelez-vous que les enfants sont comme une cire molle, qui prend toutes les empreintes qu'on veut lui donner, et qu'il vous suffit d'avoir la ferme volonté de déraciner une mauvaise habitude ou d'en faire contracter une bonne, pour y réussir. Avez-vous un enfant qui ne veut s'endormir que dans vos bras? Placez-le résolument dans son berceau, avec la ferme volonté de le laisser crier jusqu'à ce qu'il s'endorme. Vous serez tout étonnée de voir que son désespoir ne sera pas de bien longue durée et qu'il finira par s'endormir. La première nuit sera peut-être orageuse, mais la seconde sera meilleure et la troisième excellente. Cela, nous vous le certifions, non pas pour avoir vu ce procédé réussir une fois, mais toutes les fois qu'ayant été appelé à donner des conseils à cet égard, on a bien voulu nous écouter. Mais, nous dira-t-on, ce n'est pas une qualité donnée à toutes les mères, de savoir résister aux pleurs de leur enfant. Aussi, pour ne pas avoir à corriger de mauvaises habitudes, le mieux est-il de n'en donner, autant que possible, que des bonnes dès le début.

N'imitez jamais certaines femmes de la campagne ou de la classe ouvrière qui, pour endormir leur nourrisson ou pour apaiser ses cris, lui mettent dans la bouche le bout de caoutchouc de leur biberon, qu'il s'épuise à teter à vide, ou lui donnent à sucer un nouet de linge ou de mousseline contenant de la mie de pain trempée dans du lait. Quelquefois même, elles humectent cet abominable suçon d'une décoction de pavots, au risque de ruiner la santé de leur enfant.

Beaucoup d'enfants ne veulent s'endormir que sous les caresses de leur mère, comme le contact de sa main chaude sur leur tête ou leur joue. Cette exigence a sa poésie et ses douceurs, mais elle est une servitude. Comme tout est habitude chez les enfants, et comme ils n'ont nullement besoin de ces caresses pour s'endormir, c'est ridicule aux mères et aux nourrices de se créer un embarras et un assujettissement qu'elles pourront regretter vivement à un moment donné.

227. Inconvénients du berçage et des chansons pour endormir les enfants. — Il est une autre habitude très répandue et dont on devrait bien se défaire définitivement : c'est celle de bercer les enfants pour les endormir. Un bercement très léger n'a pas, il est vrai, de grands inconvénients, mais cela devient une habitude pour l'enfant, et bientôt il ne peut plus s'en passer. Au bout de quelque temps, un balancement modéré ne réussit plus à calmer l'enfant, qui crie de nouveau dès qu'on le suspend ; alors on recommence la même manœuvre, mais pour réussir à apaiser ses cris, on est obligé d'agiter le berceau violemment, et c'est cela qui est mauvais. Du reste, quelle est l'impression produite sur le nouveau-né par le berçage? Cette impression lui est-elle agréable? — Lui seul le sait, et malheureusement il ne le dit pas. Son apaisement n'est pas une réponse. Est-il satisfait ou est-il dompté? — Nous penchons pour la seconde hypothèse. En effet, essayez de tourner brusquement et plusieurs fois de suite la tête de droite à gauche. L'étourdissement que vous occasionnera ce simple exercice, vous permettra d'apprécier les sensations que doit éprouver un enfant qu'on berce un peu fort. Nous pensons que le berçage n'endort les enfants que parce que cela les étourdit et congestionne leur cerveau. Si vous essayez de bercer un enfant d'un an à dix-huit mois qui n'y soit pas habitué, vous verrez que loin de le calmer, vous le ferez pleurer.

Nous sommes intimement persuadé que le berçage est nuisible aux enfants, qu'il trouble leurs digestions et leur procure moins un vrai sommeil, c'est-à-dire un sommeil calme et tranquille, qu'une sorte d'ivresse et d'engourdissement déterminés par la grande quantité de sang qui se porte au cerveau. Nous ne serions même pas étonné que les enfants qu'on a beaucoup bercés fussent, dans une certaine mesure, plus exposés, soit aux convulsions, soit aux affections cérébrales.

Un autre mode d'endormir les enfants consiste à leur chanter une ritournelle monotone dont on baisse le ton insensiblement. Cette pratique, sans être aussi blâmable, est tout aussi inutile que le berçage. Du reste, n'y aurait-il dans cette pratique qu'une perte de temps pour la mère ou la nourrice, il faudrait s'en dispenser.

Cessez donc d'obéir à une routine aveugle et puisque les caresses, le berçage et les chansons sont au moins inutiles, mettez-les complètement de côté. Le plus tôt vous le ferez, le mieux ce sera pour le bien-être de l'enfant.

228. **Habituer les enfants à dormir sans lumière et au milieu du bruit de la maison.** — Vous devez habituer vos enfants à s'endormir non seulement tout seuls, mais encore sans lumière dans la chambre. Ce n'est qu'ainsi que vous pourrez éviter ces frayeurs nocturnes (302), auxquelles sont sujets tant d'enfants habitués à ne s'endormir qu'avec une lumière ou une personne auprès d'eux.

Enfin il est encore une habitude à faire prendre aux enfants dès leur naissance, c'est de dormir au milieu du bruit de la maison. Il est en effet triste de voir des enfants se réveiller en sursaut pour le moindre bruit insolite qui se passe dans leur voisinage. Il y a tout avantage à leur rendre le sommeil un peu profond. Dans ce but, nous vous engageons à ne pas craindre d'aller et venir par la maison, d'ouvrir et fermer les portes, de causer à haute voix; vous verrez que l'enfant, une fois qu'il y sera accoutumé, n'en dormira d'un sommeil ni moins calme ni moins profond. En évitant de remuer, de causer, de vaquer à vos occupations, par crainte de réveiller votre enfant, vous vous rendez esclave de son sommeil, sans aucun profit pour lui.

229. Importance du sommeil chez les enfants. — L'enfant a besoin de sommeil, non seulement pour son repos, mais encore pour son accroissement. Rien ne le fait plus prospérer qu'un sommeil régulier alternant avec une bonne nourriture. C'est, en effet, pendant le sommeil qu'il utilise les matériaux fournis au sang par le lait, qu'il les digère, les assimile et les transforme en sang, muscles et os. Le sommeil est donc aussi important pour lui qu'une bonne nourriture. Aussi est-ce une extrême folie que de réveiller un enfant, le prendre pour l'embrasser, le caresser, le dandiner ou le faire admirer à toutes ses connaissances. Du reste un nouveau-né n'est jamais plus à son avantage que lorsqu'il dort.

Certains parents ont un singulier préjugé, ils craignent que leur enfant ne dorme trop longtemps et vont jusqu'à interrompre son sommeil. Un enfant qui dort beaucoup est généralement un enfant prospère ; un enfant qui dort peu et crie est, au contraire, un enfant qui souffre et qui présente un trouble du côté de quelqu'une de ses fonctions.

En fait de sommeil, il faut laisser le nouveau-né se satisfaire le plus complètement possible, car rien plus que le sommeil ne contribue à son accroissement et à sa santé. Il est indispensable de l'habituer de bonne heure à se passer du sein la nuit, de façon qu'il dorme d'un seul trait, du soir jusqu'au matin (102). Cela n'est pas si difficile à obtenir qu'on le pense généralement. Il est à remarquer, en effet, qu'il y a toujours dans les vingt-quatre heures, chez les petits enfants, un moment où ils dorment quatre ou cinq heures de suite. Ce long sommeil se montre pour les uns dans la matinée, pour les autres dans l'après-midi. Eh bien, la mère doit amener peu à peu son bébé à faire ce long sommeil la nuit, en ne le laissant jamais dormir plus de deux ou trois heures de suite pendant la journée, et en espaçant au contraire, le plus possible, les tetées de la nuit. On a remarqué aussi que les petits enfants dorment souvent plus longtemps après leur bain ; aussi peut-on utiliser ce fait en leur donnant de préférence leur bain le soir, au moins pendant les premières semaines.

230. **Des heures de sommeil suivant l'âge des enfants.** — Les tout jeunes enfants ne doivent faire pour ainsi dire que teter et dormir. Cependant, quelque salutaire que soit le sommeil, il est évident qu'il ne serait pas profitable au nouveau-né de rester des journées entières dans son berceau sans être levé. Les enfants ont besoin d'exercice et de grand air et doivent, en conséquence, être conduits à la promenade tous les jours que le temps le permet (236). Du reste, les enfants dorment très bien à la promenade. Eh bien, il est des misérables, surtout parmi les nourrices mercenaires, qui pour s'épargner la peine de tenir leur nourrisson sur les bras, le laissent croupir et crier des journées entières dans son berceau, au milieu des langes sales et des ordures. Faut-il s'étonner si les enfants ainsi voués à l'horrible supplice du couchage forcé reviennent de nourrice blêmes, étiolés et rachitiques ?

Ce n'est guère que vers l'âge de six mois, alors que l'organisme de l'enfant s'est fortifié et que la faculté et le besoin de veiller sont devenus plus prononcés, qu'on doit commencer à régler les heures du sommeil. A cet âge, l'enfant doit continuer à dormir la nuit entière et, en outre, quelques heures tant avant qu'après midi. Plus tard encore, il peut se passer de dormir dans la matinée, mais un sommeil dans le milieu du jour doit lui être conservé, au moins jusqu'à l'âge de deux ans.

Le meilleur moment pour le sommeil du milieu du jour est de onze heures du matin à une heure de l'après-midi, ou de midi à deux heures, de façon à ne pas empêcher la promenade quotidienne, surtout en hiver où l'on ne peut sortir l'enfant qu'aux moments les moins froids de la journée. Ne craignez pas de poser l'enfant tout éveillé sur son lit — jamais sur un sofa ou sur vos genoux ; — il pleurera peut-être un peu les premières fois, mais, avec de la persévérance, il s'endormira bientôt sans difficulté à l'heure que vous aurez choisie.

A partir de deux ans et demi, et au plus tard à trois ans, il est sage de ne plus faire dormir l'enfant dans le milieu du jour ; ce qui lui convient alors, par-dessus tout, c'est de passer le plus de temps possible dehors, au grand air (246), et de réserver tout son sommeil pour la nuit.

Jusqu'à l'âge de cinq ou six ans, les enfants doivent encore dormir au moins douze heures par jour. Cette durée du sommeil diminue ensuite d'une heure environ chaque année et, vers huit ou neuf ans l'enfant ne dort plus que neuf ou dix heures.

231. Moyens de combattre la mauvaise habitude qu'ont certains enfants de se réveiller dans la nuit. — Beaucoup d'enfants prennent l'habitude de se réveiller au milieu de la nuit et d'appeler leur maman. Malheur aux parents s'ils obéissent au premier mouvement et s'empressent autour de leur bébé pour le prendre dans leurs bras, lui donner à boire ou contenter tout autre caprice. Ils seront sûrs qu'il leur jouera le même tour la nuit suivante. Lorsque l'enfant crie la nuit, la mère doit examiner avec soin s'il n'est pas malade et, une fois qu'elle sera sûre qu'il ne souffre pas, elle fera bien de retourner se coucher et de le laisser crier s'il veut, sans plus faire attention à ses exigences. Gardez-vous surtout, si votre bébé ne s'endort pas facilement ou se réveille fréquemment la nuit, de lui administrer un remède quelconque, dans le but de le faire dormir, à moins que vous n'ayez préalablement consulté un médecin à cet égard. Les sirops calmants, maniés mal à propos et par une main inexpérimentée, sont très dangereux. Ce que vous pouvez essayer, c'est de donner à l'enfant un bain tiède avant de le coucher. Si ce moyen ne réussit pas à calmer son agitation et à lui rendre le sommeil, vous pouvez être assurée qu'il est malade et vous ferez bien de vous adresser de suite à un médecin, qui découvrira sans doute la cause de cette insomnie et vous indiquera les moyens propres à la combattre.

232. **Heure à laquelle il convient de coucher les enfants.** — Prenez l'habitude invariable de coucher vos enfants de très bonne heure, qu'ils le désirent ou non. Pour cela, ayez de la fermeté et une grande régularité. On ne doit, sous aucun prétexte, faire veiller un enfant soit à la maison, soit au dehors.

Il est ridicule de faire assister des enfants trop jeunes à de longs dîners, de les conduire à des soirées, au théâtre où ils se mettent à pleurer de sommeil au grand déplaisir des parents.

A 7 heures, jusqu'à l'âge de trois ou quatre ans, et à 8 heures, jusqu'à six ou sept ans, les enfants doivent être couchés. Sachez pour cela vous priver de plaisirs et de distractions s'il le faut, car la santé des enfants doit passer avant toute chose. Avant de les mettre au lit, laissez-les courir par la maison et prendre de l'exercice, et même joignez-vous à leurs jeux si c'est nécessaire pour les y engager, car rien comme l'exercice ne procure un bon sommeil. Si c'est en hiver, cette pratique aura de plus l'avantage de leur réchauffer les pieds et de prévenir les engelures.

Enfin, la mère, avant d'aller se coucher, ira ellemême jeter un dernier coup d'œil sur son enfant et le prendre dans ses bras pour le faire uriner. C'est là le meilleur moyen de lui donner de bonnes habitudes, des habitudes de propreté. Si cette méthode était plus généralement suivie, on n'entendrait pas autant parler d'enfants qui mouillent leur lit. Lorsque les enfants ont cette habitude, ce n'est pas le plus souvent l'enfant qui est à blâmer, mais bien sa mère, car il est évident que si elle ne lui fait pas faire assez tôt, il mouillera son lit ; il ne pourra pas s'en empêcher. N'est-on pas forcé d'obéir aux lois de la nature ?

Nous disons donc qu'une mère avant de se coucher doit faire sa ronde ; elle doit la faire, non pas seulement pour voir son plus jeune enfant, mais tous ses enfants, de manière à s'assurer que tous vont bien. Rien ne doit l'empêcher de remplir ce devoir, et ce devoir ne doit jamais être remis à des serviteurs. Si cette habitude était plus répandue, on sauverait de la mort bien des enfants. Un grand nombre d'affections manifestent leurs premiers symptômes pendant la nuit. Si la mère fait sa ronde avant de se coucher, elle peut découvrir de suite la maladie qui se prépare et appliquer immédiatement les remèdes nécessaires. Sans cette préaution, la maladie n'est découverte que le lendemain matin, peut-être trop tard pour qu'on puisse réussir à sauver l'enfant.

233. Conduite à tenir au réveil de l'enfant. — Si un matin votre enfant tarde un peu plus que d'habitude à se réveiller, ne le tirez pas trop vite de son assoupissement. Il est très mauvais de réveiller un enfant brusquement, que ce soit pour l'habiller, lui donner une potion ou dans tout autre but. Le passage de l'état de sommeil à celui de veille doit être graduel, sous peine d'impressionner fâcheusement son système nerveux si délicat, de lui imprimer une secousse qui pourrait être l'origine de spasmes et de convulsions. Vous devez éviter, de même, que l'enfant ait dès son réveil les yeux frappés par une lumière trop vive ; cette impression subite pourrait lui offenser les yeux et lui affaiblir la vue (255). Commencez par l'appeler d'une voix douce et ne le touchez que d'une manière fort délicate, afin de le tirer peu à peu de son assoupissement. Attendez pour le lever qu'il soit bien réveillé. Alors, hâtez-vous de le tirer du lit, de lui faire sa toilette, de l'habiller et n'imitez pas certaines mamans qui, par paresse de s'occuper de leur enfant, le laissent éveillé et désœuvré dans son lit, au risque de lui laisser contracter des habitudes honteuses.

Dès que l'enfant est levé, rejetez les draps sur le pied du lit, secouez toutes les pièces du couchage et laissez-les exposées à l'air, au moins pendant une heure, avant de faire le lit. Dès que l'enfant sort de sa chambre, ayez soin, hiver comme été, d'ouvrir largement portes et fenêtres pour changer l'air qui a été vicié pendant la nuit.

CHAPITRE VIII

PROMENADES. PREMIERS PAS. EXERCICE

On ne peut jamais compenser le manque d'air par le régime ou les remèdes. PRINGLE.

234. Influence de la vie au grand air sur la santé. — L'air, le grand air, est comme la nourriture, un aliment qui entretient la vie. On ne peut pas se bien porter si l'on respire continuellement l'air confiné d'une chambre. Voyez plutôt ce que deviennent les plantes dans nos appartements : elles jaunissent, s'étiolent et périssent misérablement. Il en est de même des enfants qu'on laisse à la maison ou qu'on sort d'une manière insuffisante ; ils sont pâles, froids, indolents et deviennent des victimes faciles des maladies ; au contraire, en les sortant, en leur faisant respirer le grand air, un air pur et vivifiant, on leur communique la vie, la chaleur et la santé. Nul régime, nul remède ne peuvent compenser le manque d'air. C'est avec raison que Michelet a dit : « De toutes les fleurs, la fleur humaine est celle qui a le plus besoin de soleil. » Pour s'en convaincre, il suffit de comparer les enfants de la campagne avec ceux de la ville ou, ce qui revient au même, les enfants qui vivent au grand air avec ceux qu'on élève dans les appartements. N'est-ce pas à l'air pur qu'ils respirent à pleins poumons que les premiers sont redevables de leur teint coloré, de leur santé florissante, de leurs forces plus développées et de leur plus grande résistance aux maladies ?

Le seul moyen de suppléer au désavantage qu'il y a pour les enfants des villes, à ne pas être élevés à la campagne, est donc de les conduire au grand air et d'y passer avec eux, si possible, la plus grande partie de la journée.

I. *Promenades des enfants en bas âge.*

235. **Première sortie des nouveau-nés.** — Quelque bienfaisante que soit l'influence de l'air sur les enfants, il y a, dans les premiers jours de leur existence, des précautions à prendre pour les préserver des injures du temps. Les petits enfants qui viennent de naître sont trop délicats et ont trop peu de chaleur naturelle pour résister au froid extérieur. Comme ils ne prennent que peu de nourriture et ne se livrent presque à aucun mouvement, ils se refroidissent avec la plus grande facilité, quelque soin qu'on mette à les garantir par des vêtements. Il est donc nécessaire, dans les jours qui suivent la naissance des enfants, de prendre certaines précautions et c'est avec raison que les médecins conseillent d'attendre quelque temps avant de leur faire sentir l'air extérieur.

A cet égard les enfants nés dans la belle saison ont un grand avantage sur ceux qui naissent en hiver. Comme on n'a pas à craindre pour eux un refroidissement trop prononcé, on peut commencer de bonne heure à les promener dehors. Si le temps est beau, il n'y a aucun inconvénient à les sortir dès le deuxième ou le troisième jour de leur existence.

Pour ceux qui naissent en hiver, une plus grande circonspection est nécessaire. L'époque de la première sortie doit alors varier selon la température et le temps qu'il fait; il n'est pas possible d'établir une règle à cet égard, les climats n'étant pas partout les mêmes et, dans un même pays, l'hiver étant plus ou moins rigoureux d'une année à l'autre. Si dans quelques cas de température très favorable, il peut être permis de sortir un nouveau-né dès la chute du cordon, c'est-à-dire vers le cinquième ou le sixième jour, souvent aussi, quand la saison est rigoureuse ou le temps pluvieux, il est raisonnable d'attendre quinze jours, trois semaines et même davantage.

On choisira toujours, pour cette première sortie, la plus belle heure de la journée, mais peu à peu, les promenades deviendront plus fréquentes et plus longues, jusqu'à ce que l'enfant, étant suffisamment habitué à l'impression de l'air, puisse rester dehors la plus grande partie du jour. En effet, dès l'âge de trois ou quatre mois, si l'on a soin de bien envelopper l'enfant, une température froide, surtout si elle est sèche, n'est plus un obstacle aux sorties du nouveau-né, car elle active sa circulation, lui donne de l'appétit et fortifie sa constitution.

236. Nécessité de sortir les enfants tous les jours et en toute saison. — Dans les villes on tient les petits enfants beaucoup trop renfermés; on dirait qu'on a peur de leur faire sentir l'influence de l'air. D'autre part, beaucoup de personnes, lorsqu'il s'agit de les sortir, ne pensent qu'au plaisir de la promenade. On ne se dit pas que ce qui est essentiel, ce n'est pas tant la beauté ou les agréments du temps, que le grand air en lui-même, abstraction faite de toutes ses qualités accessoires, et, comme il arrive souvent au temps de ne pas être très beau, on commet la faute impardonnable de laisser des petits êtres renfermés dans la chambre pendant des semaines entières. Rien n'est plus funeste aux enfants que cette éducation en serre chaude ; elle les rend douillets, les énerve, les étiole et les rend sensibles aux moindres intempéries de la saison.

Du reste, l'enfant exprime lui-même le besoin qu'il ressent d'aller au grand air et la satisfaction qu'il y trouve. Combien de bébés qui pleurent à la maison et qui reprennent leur calme et leur gaîté à la promenade ! Bien qu'ils ne puissent parler, leurs pleurs ne sont-ils pas l'expression du besoin qu'ils éprouvent ?

Beaucoup de mères ne sortent pas assez leur enfant, retenues qu'elles sont par la crainte chimérique de l'exposer à des refroidissements ; d'autres fois, ce sont les occupations d'un ménage ou d'un commerce qui paraissent ne pas permettre une absence trop prolongée ; d'autres fois encore, l'obstacle réside dans les bonnes ou les nourrices qui ont toujours mille prétextes à avancer pour ne pas s'acquitter de la tâche qui leur incombe. La santé des enfants doit primer toute autre question ; aussi les mères doivent-elles s'imposer la règle de faire sortir leur enfant tous les jours, coûte que coûte, devraient-elles sacrifier quelques-unes de leurs occupations favorites et passer par-dessus l'ennui qu'il peut y avoir pour elles à rester plusieurs heures par jour à la promenade.

Même *en hiver,* on doit trouver le temps de faire respirer le grand air aux enfants pendant les trois ou quatre plus belles heures de la journée. Il ne doit y avoir d'exception que pour les jours de pluie abondante, de tempête ou de brouillards épais, et encore, il est bien rare qu'on ne puisse pas trouver dans la journée un moment favorable. Si on ne fait sortir le nouveau-né que de temps en temps, il devient délicat et s'enrhume à la moindre brise. S'il ne pleut ou ne neige pas, peu importe que la terre soit humide, puisque le nouveau-né est porté dans les bras de sa bonne ou de sa nourrice.

Au *printemps*, les journées sont déjà plus belles, plus longues, souvent un soleil radieux vient illuminer et égayer la promenade de l'enfant ; aussi devra-t-il faire de plus fréquentes et plus longues sorties qu'en hiver. Il devra déjà passer chaque jour quatre ou cinq heures à la promenade ; mais rappelez-vous aussi qu'il n'est pas de saison qui présente plus de changements de température d'un jour à l'autre et même souvent dans une même journée. Un jour le soleil brille de tout son éclat, il fait chaud ; le lendemain le vent change et il fait froid. Rien ne favorise les refroidissements comme ces variations incessantes de la température.

En *été*, les jours sont longs et la température suffisamment élevée pour que l'enfant n'ait plus rien à craindre des injures du temps. Aussi doit-il faire si possible une première promenade d'une heure ou deux dans la matinée, puis être sorti de nouveau dans l'après-midi et, si le temps le permet, rester dehors jusqu'au soir. Vous le voyez, en été, la règle est de laisser l'enfant jouir du grand air le plus souvent et le plus longtemps possible ; chose facile, nous dira-t-on, pour les personnes qui ont le bonheur de vivre à la campagne, mais bien difficile pour celles qui habitent les grandes villes, où les soins de la maison absorbent une grande partie du temps dont on peut disposer ; puis, habiller l'enfant pour sortir, s'habiller soi-même fait perdre un temps précieux et les heures s'écoulent sans qu'on sache bien comment. Tout cela est vrai, mais ce qui est également vrai, c'est qu'une mère intelligente doit toujours savoir s'arranger pour que la santé de son enfant ne soit pas subordonnée à des questions d'un intérêt secondaire.

Quelques précautions spéciales sont nécessaires en été. Lorsqu'il fait très chaud, il faut avoir soin de préserver la tête du nouveau-né contre l'action trop vive des rayons du soleil, au moyen d'un chapeau à larges ailes ou d'un parasol. Dans certains jours d'été, dans ceux où la température est excessive, il est même préférable de garder l'enfant à la maison dans le milieu de la journée ; le sortir au moment où le soleil darde ses rayons les plus ardents, ne lui ferait certainement aucun bien et pourrait même lui faire du mal. Beaucoup de diarrhées graves, si communes chez les nouveau-nés pendant la saison chaude, n'ont pas d'autre origine.

Il nous reste à parler de l'*automne*, cette saison qui par faveur singulière réservée à notre climat, continue si souvent la série des belles journées d'été. Il y a souvent, au début de l'automne, encore bien des beaux jours dont l'enfant peut profiter et doit profiter comme dans le milieu de l'été ; mais lorsque les jours diminuent, que le froid commence à se faire sentir, que les brouillards surtout commencent à se montrer, il faut de nouveau préserver l'enfant contre le froid humide qui, de toutes les températures, est la plus défavorable à la santé. Les refroidissements, en effet, sont plus faciles au printemps et en automne qu'en hiver. Aussi faut-il, dans ces saisons, réserver la promenade pour le milieu du jour et éviter de sortir les enfants nouveau-nés, trop tôt le matin ou trop tard dans la soirée. Mais, nous le répétons, que les enfants une fois accoutumés à l'air ne manquent pas un jour d'en sentir l'influence bienfaisante, ne fut-ce qu'une heure ou deux. C'est nécessaire à leur santé, à leur développement régulier.

Du reste, la promenade n'est pas seulement essentielle à l'enfant, elle est aussi des plus salutaires à la nourrice. C'est, en effet, pour une femme, qui s'est trouvée subitement transplantée de la campagne à la ville, le seul moyen de retrouver un peu du grand air auquel elle est habituée depuis sa naissance et d'entretenir l'équilibre et le jeu régulier de toutes les fonctions nécessaires à la réussite de l'allaitement qu'elle a entrepris.

237. Manière de porter les enfants. — A la promenade, les enfants doivent être portés dans les bras de leur mère ou d'une bonne. L'exercice qu'ils prennent ainsi est nécessairement un exercice passif, mais il n'en a pas moins une réelle utilité pour leur développement. On les porte sur les bras, horizontalement couchés, en ayant soin de leur tenir la tête un peu élevée et de leur soutenir les reins. Rien ne réchauffe un enfant comme d'être tenu dans les bras, car il participe ainsi à la propre chaleur de sa nourrice.

Un moyen simple et peu coûteux de porter les nouveau-nés commodément, sans les fatiguer et sans les exposer à des positions vicieuses, est de les tenir étendus sur un petit oreiller. Ils s'y trouvent beaucoup mieux à leur aise que dans cette espèce de fourreau résistant qui est en faveur depuis quelques années pour porter les enfants. Ces *promeneuses*, comme on les appelle, enlèvent à l'enfant la liberté de ses jambes et doivent être rejetées. Il ne faut abandonner l'oreiller que lorsque le nouveau-né a un mois ou six semaines et qu'il a pris assez de force. Il faut alors le porter, tantôt sur un bras, tantôt sur l'autre, afin de ne pas le laisser continuellement dans la même position. L'oubli de cette précaution peut incurver les membres et la colonne vertébrale et être le point de départ d'une difformité. A cet âge, en effet, les os sont encore à l'état de cartilage, ce qui les rend susceptibles de se déformer avec la plus grande facilité.

238. Inconvénients des chars d'enfants. — Que penser des petits chars, tant à la mode aujourd'hui, sinon qu'on en fait un véritable abus ! S'ils sont avantageux pour les bonnes et les nourrices, qui voient dans leur emploi un moyen commode de s'éviter de la peine, il faut bien savoir qu'ils sont pernicieux au bien-être et au développement régulier des enfants, tant que ceux-ci n'ont pas acquis une force suffisante pour s'y maintenir assis et éveillés.

On ne devrait jamais mettre un enfant dans un char avant qu'il soit, dans une certaine mesure, capable de changer de position à volonté. Il est triste de voir un enfant de quelques mois, qui n'a pas encore la force de soutenir sa tête et ses reins, être secoué, ballotté et déjeté de droite et de gauche à chaque tressautement de la voiture sur le pavé des rues ou le sol inégal et raboteux d'une grande route. Si, encore, ces chars étaient conduits par des bonnes attentives et intelligentes, mais non, la plupart poussent ces petits chars devant elles, sans s'occuper de l'enfant qui est dedans, sans même bien regarder où elles vont, au risque de le renverser. Quelle est la femme qui n'a pas éprouvé des serrements de cœur à la vue de pauvres petits êtres courbés en deux dans leur char, la tête reposant sur le tablier ou sur le rebord en osier de la voiture? Et même quand le dos de l'enfant est bien appuyé, ne voit-on pas souvent sa pauvre petite figure exposée à un soleil ardent ou perdue dans un épais nuage de poussière, sans que la bonne y prenne garde un seul moment, tant elle considère que son seul devoir est de pousser la voiture ?

Un autre inconvénient des petits chars, et peut-être le plus grand, surtout en hiver, c'est que souvent les enfants s'y endorment profondément, au risque de s'y refroidir. Combien ne voit-on pas de pauvres enfants brouettés le soir par leur mère ou leur bonne, une fois la nuit venue ? Est-il étonnant qu'ils prennent des rhumes, des bronchites et des fluxions de poitrine, en dépit des vêtements les plus épais et de la boule d'eau chaude qu'on met à leurs pieds ?

On peut, en outre, faire remarquer qu'à l'époque, pas encore bien éloignée de nous, où les petits chars étaient chose fort rare dans les familles et où les mamans, plus courageuses que maintenant, portaient volontiers leurs enfants ou les faisaient porter par une bonne, ceux-ci marchaient presque tous à leur année. Actuellement il est exceptionnel de voir des enfants marcher avant quinze ou seize mois (244). A quoi cela tient-il ? — Tout simplement à ce que les enfants étendus dans un char, tout le temps de la promenade, n'exercent pas leurs muscles au même degré que ceux qui sont portés sur les bras. Ces derniers, en effet, par les efforts continuels qn'ils font pour se maintenir assis, se fortifient les reins et acquièrent beaucoup plus vite les forces qui leur sont nécessaires pour se soutenir sur leurs petites jambes.

Nous pensons donc que les petits enfants doivent être portés ; nulle part mieux que dans les bras de leur mère ou de leur nourrice, ils ne trouvent la chaleur qui leur est nécessaire, en même temps que des positions variées en rapport avec la faiblesse de leurs membres. Employés trop tôt, les chars font prendre aux enfants des positions vicieuses et ébranlent dangereusement leur cerveau délicat.

239. **Emploi rationnel des chars d'enfants.** — Ce n'est qu'une fois que l'enfant sera devenu trop lourd pour être porté par sa mère pendant un long trajet et qu'en même temps il sera devenu assez fort pour se tenir assis sans difficulté, sans fatigue et supporter convenablement le poids de sa tête, qu'il pourra être mis de temps en temps dans un petit char. Ce mode de transport sera alors d'un grand secours, surtout pour les mères qui ont plusieurs enfants et qui sont obligées de les conduire respirer le grand air en dehors de la ville.

Dans son char, l'enfant, cela va sans dire, doit toujours être maintenu solidement par une courroie destinée à prévenir les chutes et les accidents. Quand le temps sera frais, on le couvrira comme il faut et lui mettra si c'est nécessaire une boule d'eau chaude aux pieds. Enfin, aussitôt arrivée à destination, la bonne doit prendre l'enfant dans ses bras, afin de ne pas le laisser séjourner immobile, trop longtemps de suite, dans ce véhicule, réceptacle de rhumes et de bronchites plus ou moins graves.

240. **Choix d'un char d'enfant.** — Nous n'avons pas grand'chose à dire de la forme des chars ; ceux à trois roues ont avantageusement remplacé ceux à quatre roues dont on se servait autrefois. Actuellement la plupart des voitures d'enfants sont en osier et ne laissent pas grand'chose à désirer sous le rapport de la légèreté, de l'élégance et de la commodité. Nous aimerions cependant qu'ils fussent construits de façon que l'enfant ne tournât pas le dos à sa mère, comme c'est

habituellement le cas ; celle-ci aurait tout avantage à voir la figure de son bébé et non pas le derrière de sa tête ; non seulement elle serait à même de mieux surveiller ses actions et de profiter de ses sourires, mais encore l'enfant serait moins exposé à recevoir le vent et la poussière dans les yeux.

Nous demandons aussi que, pour maintenir la capote relevée on supprime le ruban qui, fixé vers son milieu, passe juste devant les yeux de l'enfant, au risque de le le faire loucher en attirant constamment ses regards. Beaucoup de strabismes n'ont pas d'autre origine (255). La capote relevée doit être fixée par des cordons s'attachant sur les côtés du char. Nous aimerions encore qu'on se servît autant que possible des petits chars à roues matelassées de bandes de caoutchouc, car ils ont l'avantage, sur ceux qui sont simplement cerclés de fer, de cahoter beaucoup moins l'enfant et d'être beaucoup moins bruyants.

II. — *Premiers pas. Marche.*

241. **Moyens propres à développer les muscles des enfants et à les préparer à la marche.** — Les enfants de quelques mois, quelque incapables qu'ils soient de se tenir debout et de supporter leur corps, ne doivent pas pour cela passer tout le temps qu'ils sont à la maison dans leur berceau ou dans les bras de leur mère et de leur bonne. Comme le dit Brochard : « Le besoin d'exercice est tellement instinctif chez le nouveau-né, qu'aussitôt qu'il est délangé il agite vivement les bras et les jambes et accompagne ces mouvements des signes de la plus grande joie. » Ce besoin

d'exercice doit être satisfait, sous peine de souffrance. Aussi, jeunes mères, ne laissez pas votre enfant séjourner trop longtemps de suite dans son berceau, ne le tenez pas non plus continuellement dans vos bras ; c'est une grande erreur de croire que c'est lui faire prendre un exercice bien salutaire que de le promener d'une chambre à l'autre ou de le sauter sur vos genoux. Il agite la tête et les bras, c'est vrai, mais le corps et les jambes que font-ils ? — Rien ; ils restent dans une inaction complète. Aussi, dès que votre bébé sera assez fort pour se tenir assis et supporter sa tête sans fatigue, ne craignez pas de le poser, le plus souvent possible, au milieu de la chambre sur un tapis, sur une couverture et même sur le parquet. De cette façon, il pourra étendre ses jambes, les remuer dans tous les sens, se servir de ses bras, s'appuyer par terre, chercher à soulever son corps, et tout cela à son plus grand profit et son plus grand bonheur. Libre de tous ses muscles, il les exercera tous. Comme ses efforts seront en raison directe de ses forces, jamais il ne dépassera les limites de ce qu'il peut faire et, comme en même temps ses efforts seront constants, il acquerra rapidement plus de vigueur et plus de sûreté dans ses mouvements. Il deviendra ainsi plus fort et plus précoce que les enfants qu'on tient continuellement dans les bras. Pendant ces exercices, ayez soin de desserrer ses langes, s'il en porte encore, de manière qu'il ne soit pas gêné dans ses mouvements et qu'il ait la liberté entière de ses membres.

Cette manière de faire est avantageuse à tous les points de vue ; elle est avantageuse non seulement à la mère qui, n'étant pas obligée de tenir son bébé dans ses bras chaque fois qu'il est éveillé, peut vaquer à ses occupations dans la maison, mais elle est avantageuse surtout à l'enfant qui, en cherchant à se traîner sur ses quatre membres et en faisant des efforts pour se relever, renforce ses reins, développe ses muscles et, une fois habitué à être abandonné à lui-même, trouve beaucoup de plaisir à se livrer à cette petite gymnastique.

242. Premiers pas des enfants. — Y a-t-il quelque chose de plus gracieux et de plus joli qu'un bébé jouant sur le plancher et cherchant à saisir les objets qu'on lui présente? Veut-il s'emparer d'un objet éloigné, c'est d'abord en rampant, en se traînant à plat ventre, à quatre pattes ou en se roulant sur lui-même qu'il ira l'atteindre; puis, plus tard, ses forces augmentant, il finira par se mettre sur ses genoux, s'accrocher aux meubles et se soulever. Bientôt il se tiendra debout et, se servant de tous les points d'appui à sa portée, il circulera d'un meuble à l'autre jusqu'au jour, jour fortuné pour les parents, où il abandonnera ce point d'appui et, tout fier, s'élancera en trébuchant vers sa mère qui lui tend les bras. Ses premiers pas seront chancelants, hésitants, mais enfin il se tiendra debout. Dans les commencements, il trébuchera, se heurtera et tombera souvent avant d'arriver au but qu'il désire atteindre, mais il ne se rebutera pas pour si peu, il se relèvera tout joyeux et recommencera ses tentatives à la première occasion.

Rien n'est plus délicieux à observer que ces premiers pas des enfants. Avec quelle impatience les mères attendent ce moment, avec quelle joie elles accueillent les premiers pas de leur bébé! « Dès que l'enfant commence à sourire, sa mère n'a plus qu'un désir, le voir lui tendre les bras; dès qu'il lui tend les bras, elle n'a plus qu'une pensée, le voir marcher. Ce désir de voir les enfants se tenir sur leurs petites jambes est souvent de la part des mères et des nourrices la source d'imprudences ou de mauvaises habitudes, dont je dois ici faire connaître tous les dangers » (Brochard).

243. **Dangers qu'il y a à vouloir apprendre aux enfants à marcher. Inconvénients des lisières, des ceintures à bretelles et des chariots roulants.** — Beaucoup de mères veulent à toute force apprendre à marcher à leur enfant. Pour cela, elles lui font poser les pieds par terre, en le soutenant sous les bras, et essaient de le faire marcher avant que ses membres et sa colonne vertébrale aient acquis la force nécessaire pour supporter le poids du corps. Cet amour-propre mal entendu peut avoir pour conséquence d'incurver la colonne vertébrale et les membres inférieurs et de rendre l'enfant difforme pour le reste de sa vie. Quel reproche vivant pour la mère !

Si, dans les classes pauvres surtout, on voit tant d'enfants avec les jambes torses, cela tient d'une part au manque de bon lait pour l'alimentation ou à un sevrage prématuré (167), d'autre part à l'habitude ridicule de vouloir faire marcher les enfants avant que leurs os aient acquis une résistance suffisante.

Aux mères qui demandent à quel âge on doit apprendre à marcher aux enfants, on doit répondre : Il est complètement inutile, il est même absurde de vouloir leur apprendre à marcher. Les enfants ont un désir assez vif d'aller où bon leur semble, pour partir dès qu'ils s'en sentent la force. Dès qu'ils sont capables de se tenir debout, sans être soutenus, leur instinct les pousse tout naturellement à se servir de leurs jambes, et il n'est pas besoin pour cela de leur donner des leçons.

Nous proscrivons donc complètement les *lisières* et

les *ceintures à bretelles* destinées à apprendre à marcher aux enfants ; elles ont, en effet, le grave inconvénient de les inviter à se pencher en avant, de comprimer leur poitrine, de leur exhausser les épaules et de les fatiguer. Nous n'en donnerons pour preuve que la lassitude rapide que l'on ressent soi-même, lorsqu'on a recours à ces moyens factices pour aider les enfants dans leurs premiers pas.

Les *chariots roulants* sont heureusement fort peu connus dans notre pays ; comme les lisières, ils ont pour but d'aider l'enfant à marcher en le soutenant sous les aisselles. Ils méritent les mêmes reproches.

Tous ces moyens destinés à permettre à l'enfant de se tenir debout avant qu'il en ait la force sont non seulement préjudiciables à son développement normal et régulier, mais encore, loin de le faire marcher plus tôt, produisent souvent un effet contraire en le rendant maladroit et inhabile dès qu'il marche sans être soutenu. L'enfant qui a appris tout seul à marcher étudie mieux ses pas, les terrains et tombe avec souplesse, tandis que celui qui a été dressé à la locomotion se laisse choir lourdement comme une masse inerte.

244. Age de la marche. — L'âge normal de la marche varie dans des limites assez étendues. Chez les petites filles la marche s'établit le plus souvent de 10 à 16 mois ; chez les petits garçons de 12 à 16 mois. Quelques enfants marchent de bonne heure, à 9, 10 ou 11 mois ; on cite même le cas d'une petite fille qui marchait déjà à sept mois. Par contre, on voit souvent des enfants de 18 à 20 mois qui ne marchent pas encore. Ces différences tiennent à la constitution, au poids, à la force de l'enfant, à son caractère timide ou hardi, mais plus encore au mode d'éducation. Si, de bonne heure, on a un peu laissé l'enfant livré à lui-même ; si de bonne heure, on l'a posé par terre pour qu'il s'amuse tout seul et exerce ses muscles en toute liberté, de bonne heure aussi, selon toutes probabilités, il marchera. D'un autre côté, s'il y a des enfants qui tombent chaque fois qu'ils essayent de marcher, tandis que d'autres ne tombent presque jamais, cela tient beaucoup à l'éducation. Le bébé qui s'est longtemps exercé à se traîner par terre, à marcher à quatre pattes, à saisir les objets à sa portée, sera généralement beaucoup plus adroit et plus agile pour marcher, lorsqu'il en aura la force, que celui qui aura été presque continuellement tenu sur les genoux de sa mère ou de sa nourrice.

Laissez donc un peu d'initiative à vos enfants dès le début de leur vie ; ils ne s'en trouveront que mieux. La confiance en eux-mêmes ne peut leur être enseignée trop tôt; c'est une erreur de vouloir tout guider et tout régler. La nature fait mieux les choses que la main des hommes.

245. **Précautions à prendre avec les enfants qui commencent à marcher.** — Dès que les enfants commencent à marcher, il faut, si l'on veut éviter les chutes et les accidents, tenir les robes très courtes de manière qu'ils ne s'embarrassent pas les pieds dedans. Elles ne doivent pas descendre plus bas qu'à mi-jambe. C'est dès ce moment aussi qu'il faut chausser leurs pieds de petits souliers en cuir souple, pourvus de semelles plutôt larges, de manière à augmenter leur base de sustentation et leur permettre de conserver leur équilibre plus facilement. Une autre précaution des plus nécessaire, c'est d'éloigner d'eux tout objet dangereux qu'ils pourraient saisir (armes, couteaux, substances nuisibles ou vénéneuses), d'écar-

ter les meubles contre lesquels ils risqueraient de se blesser, de mettre des barrières aux escaliers et aux fenêtres, d'entourer les poêles et les cheminées de grilles, assez hautes pour qu'ils ne puissent toucher au feu.

Lorsque, à la promenade, il est nécessaire d'aider l'enfant à monter des escaliers, un trottoir ou à sauter un ruisseau, il faut faire grande attention à ne pas le soulever par la main ou l'avant-bras. Les ligaments des articulations sont si faibles chez les enfants, que cette manière de faire, malheureusement fort répandue, est une cause fréquente d'entorse ou de luxation. Quand on veut soulever un enfant, il faut toujours le prendre à pleines mains, par-dessous les aisselles.

Si votre bébé tombe de sa propre hauteur, en marchant ou en courant, ne vous précipitez pas pour le relever. Souvenez-vous que les enfants ont une telle souplesse dans leurs membres, qu'il est fort rare qu'ils se fassent du mal dans leurs chutes. Si vous courez de suite à lui, en jetant des cris, vous l'effrayez par l'expression de votre propre terreur et ses larmes ne tardent pas à couler. Soyez assurées que la plupart des enfants ne pleurent que par habitude ou pour se rendre intéressants et se faire plaindre. Quelque mal qu'un enfant se fasse, il est très rare qu'il pleure quand il est seul, à moins qu'il n'ait l'espoir d'être entendu. Vous devez vous habituer à juger, d'un coup d'œil calme et rapide, s'il s'est véritablement fait du mal, et prendre sur vous la force de n'aller à lui pour le relever, le consoler et le plaindre, que si le coup ou la blessure est de quelque importance. Dans tous les autres cas, accueillez sa chute en riant et ne vous occupez plus de lui; vous le verrez bientôt se mettre lui-même à rire, presque chaque fois qu'il tombera et ne pleurer que lorsqu'il se sera véritablement fait du mal. Il est très avantageux d'habituer les enfants à ne pleurer que quand ils souffrent, car alors on sait à point nommé quand ils ont besoin de secours. Se montrer effrayée de la moindre chute d'un enfant, c'est le rendre pusillanime, sans pour cela diminuer en rien l'intensité de la douleur qu'il peut ressentir. Du reste, vous le savez, c'est bien moins le coup que la crainte qui tourmente, quand on s'est blessé. Inutile d'ajouter qu'il est absurde de chercher à calmer les pleurs des enfants, en battant le meuble ou tout autre objet qui a été la cause de leur chute; c'est leur donner, sans raison, l'idée d'une vengeance ridicule et injuste.

Quelques personnes couvrent la tête de leur bébé d'un *bourrelet* destiné à la préserver des coups et des bosses. Ces coiffures, gênantes et disgracieuses, doivent être rejetées, car outre que ces bourrelets ne protègent la tête que d'une manière très incomplète, ils sont une cause d'échauffement pour cette partie du corps, ne protègent nullement le nez dans une chute et rendent les enfants maladroits et inattentifs à éviter les accidents.

III. *Exercice et Jeux.*

246. **Nécessité des promenades quotidiennes dans la seconde enfance.** — Rien mieux que la vie en plein air n'est capable de former des enfants sains et vigoureux. Aussi les personnes qui n'ont pas le bonheur de vivre à la campagne, comprendront-elles sans peine, qu'il est au moins de leur devoir de conduire leurs enfants à la promenade le plus possible et de ne pas les laisser s'étioler dans un appartement.

Sortez vos enfants le plus souvent que vous pourrez ; le froid, surtout le froid sec, ne doit pas vous arrêter, car s'ils se donnent du mouvement, s'ils marchent, s'ils courent, il n'y a aucune crainte de les voir s'enrhumer. Le froid est le meilleur tonique qui existe au monde, il active la circulation et renforce tous les organes, à condition, bien entendu, que l'enfant soit vêtu d'une manière suffisante. A supposer même que vos enfants soient douillets et impressionnables au froid, le meilleur moyen de diminuer cette susceptibilité et de les rendre forts, c'est de les faire vivre au grand air le plus possible et par tous les temps. C'est un fait depuis fort longtemps constaté, que les enfants bien vêtus, bien nourris, qu'on lave tous les matins à l'eau froide de la tête aux pieds et auxquels on fait prendre beaucoup d'exercice, peuvent braver, sans crainte de se refroidir, les températures les plus rigoureuses, tandis qu'au contraire les enfants dorlotés, choyés, lavés à moitié, non seulement s'enrhument à la moindre brise qui souffle, mais encore deviennent chétifs, faibles et délicats.

Faites donc prendre beaucoup d'exercice à vos enfants ; l'usure de beaucoup de paires de bottines sauve de l'usure précoce bien des constitutions. Ne vous laissez pas arrêter par les mille petites indispositions auxquelles les enfants sont sujets. Sachez bien qu'une toux légère, qui ne s'accompagne ni de fièvre, ni d'abattement, ni de perte d'appétit, ne constitue pas une raison suffisante pour priver l'enfant de la promenade. Disons même que la réclusion est un moyen de la prolonger. Un peu de toux, chez un enfant qui n'a pas de mauvais antécédents héréditaires, ne mérite d'occuper véritablement l'attention que lorsqu'elle s'accompagne de fièvre.

247. Ce que doit être la promenade d'un enfant. — La mère doit autant que possible accompagner ses enfants à la promenade, car tout le monde sait combien est forte la tendance de la plupart des bonnes à s'arrêter à causer avec des connaissances, en plein courant d'air d'une porte cochère, ou d'aller passer leurs après-midi chez une amie, au lieu de conduire l'enfant respirer l'air pur de la campagne.

Mais ce n'est pas tout de sortir beaucoup les enfants, il faut encore savoir rendre la promenade le plus profitable possible à leur santé. La promenade ne doit nullement consister à parcourir les rues d'une ville, car celles-ci sont toujours plus ou moins contaminées par des émanations délétères. Quand on sort les enfants, on doit autant que possible leur faire faire une bonne promenade en dehors de la ville, à la campagne ou dans un jardin, de façon à leur faire respirer un air pur qui vivifie leurs organes et fortifie leur constitution. Il faut que les mères de famille ne considèrent pas la promenade comme une occasion de montrer les toilettes de leurs enfants ; elles doivent les habiller assez simplement pour qu'ils puissent jouer, courir et gambader sans songer à leurs vêtements. De même, c'est mal comprendre le besoin de mouvement incessant des enfants, que d'être toujours après eux pour les faire tenir tranquilles. Une simple promenade hygiénique, c'est-à-dire tranquille et compassée, est fort peu profitable à leur santé et ne les amuse pas du tout. Quoi de plus triste et de plus étrange à voir que des enfants suivre leur mère ou leur bonne, muets et silencieux, comme s'ils allaient à un enterrement. Cherchez au contraire à leur rendre la promenade le plus agréable possible. Ce qu'il faut aux enfants, ce sont des jeux, du mouvement, de la gaieté, des rires ; laissez-les s'ébattre à leur aise, courir et sauter autant qu'ils veulent; encouragez même ces exercices en leur donnant un ballon, un cerceau, une petite brouette ou tout autre objet qui les engage au mouvement. S'il s'agit d'une petite fille, laissez-la sauter à la corde, pousser un petit char de poupée; en un mot favorisez tous les jeux qui peuvent en quelque manière servir au développement des muscles de vos enfants; ils sauront bien s'arrêter d'eux-mêmes, quand la fatigue se montrera. Que la mère sache même, au besoin, si ses forces le lui permettent, se joindre aux jeux de ses enfants pour les engager à courir. Elle les rendra non seulement joyeux et heureux, mais elle y trouvera elle-même un plaisir extrême, car rien n'est plus contagieux que le bonheur, surtout entre une mère et son enfant.

Si vous vivez à la campagne, laissez vos enfants cultiver un petit coin du jardin; laissez-les s'amuser avec le sable des avenues, creuser des trous dans le sol, débiter en pâtés des monceaux de terre et ne faites pas trop attention s'ils salissent un peu leurs mains ou leurs vêtements.

Permettez aux enfants de s'amuser aux jeux qu'ils préfèrent, pourvu qu'ils ne soient pas contraires à leur santé. Ce qui nous amuse, ne les amuserait guère. Rappelez-vous que lorsqu'un enfant joue, ce n'est pas pour faire plaisir à ses parents, mais pour se faire plaisir à lui-même, et que les jeux qui lui procurent du plaisir, lui donnent en même temps la santé et le bonheur, les deux choses les plus importantes au monde. Laissez-les se rouler dans l'herbe, faire des culbutes, sauter, rien ne les amuse comme cela. Laissez-les prendre toutes les attitudes imaginables; ne craignez même pas de les voir la tête en bas, les pieds en haut, cette position est sans inconvénient dans le jeune âge.

Ne soyez pas toujours sur le qui-vive et dans la crainte que vos enfants se fassent du mal. Ils ont tant de souplesse dans les membres, que leurs chutes n'ont que très exceptionnellement des suites fâcheuses. Si votre enfant tombe, tant mieux, il n'en apprendra que mieux à se relever. La conséquence d'une de ces chutes serait bien une bosse, une contusion! Qu'en résulterait-il pour lui, si ce n'est qu'il ferait probablement plus attention à l'avenir et deviendrait moins maladroit? Du reste, il est bon que votre garçon se blesse de temps en temps et apprenne à supporter le mal, si vous ne voulez pas qu'il soit pusillanime et efféminé, qu'il se croie mort à la première piqûre et s'évanouisse en voyant la première goutte de son sang. Les petits accidents sont moins à craindre chez les enfants que les émotions morales. Ce sont elles qu'il faut éviter avec le plus grand soin, bien plus encore que les chutes et les coups; ceux-ci guérissent généralement vite, tandis que les émotions morales vives laissent souvent des traces ineffaçables sur la constitution et sur le caractère de l'enfant.

Tout cela ne veut pas dire que les enfants ne doivent pas être surveillés dans leurs jeux et qu'on doive les laisser faire tout ce qui leur passe par la tête. Non; ayez toujours un œil sur eux, mais ne leur faites pas trop sentir cette surveillance, sinon vous ne découvrirez jamais ni leur véritable caractère ni leurs goûts.

248. L'exercice est aussi nécessaire aux petites filles qu'aux garçons. — Il n'est pas inutile de rappeler que les filles ont autant besoin d'exercice que les garçons. Cependant, combien il y a de choses qu'on permet aux garçons et qu'on défend aux filles!

Que de différences entre les jeux des deux sexes! Pourquoi? La dissemblance du caractère et des goûts n'en est pas la cause unique, soyez-en sûres. Le mode d'éducation actuel des petites filles y entre certainement pour la plus large part.

Les exercices qui développent et renforcent la constitution sont aussi nécessaires aux filles qu'aux garçons. Les filles n'ont-elles pas, comme les garçons, des muscles à développer, des nerfs à fortifier, des poumons à dilater, du sang à faire circuler dans leurs artères? Voyez ces petites filles comme elles sont efflanquées et pâles, comme elles ont la figure étirée! Tâtez leurs bras, comme ils sont minces et flasques! Quelles mères robustes pourront-elles faire, quand elles auront grandi?

Nous disons donc que c'est une erreur de nos mœurs actuelles d'empêcher les petites filles de courir, sauter, faire des culbutes comme les garçons. Elles y trouveraient le même plaisir et le même profit pour leur santé. Ces exercices seraient on ne peut plus profitables à leur tournure et à leur développement; on ne les verrait pas anémiques à douze ou treize ans, essoufflées dès qu'elles marchent un peu vite ou montent des escaliers; on ne les verrait pas courbées et incapables de faire le moindre effort sans fatigue. Elles auraient tout à gagner à ce que l'on prît un peu plus de soin de leur santé et un peu moins de ce qu'on est convenu d'appeler leur gentillesse. Vrai! elles seraient un peu plus naturelles, ce ne serait pas de trop!

Mais, nous dira-t-on, laisser les jeunes filles courir, sauter, faire du bruit comme des garçons, c'est leur laisser prendre des habitudes qui ne conviennent pas à des femmes bien élevées. Cette crainte est tout à fait sans fondement. Comme le fait observer Spencer : « Si les jeux actifs permis aux garçons n'empêchent point ceux-ci de devenir plus tard des hommes de bonnes manières, pourquoi ces mêmes jeux empêcheraient-ils les filles de devenir aussi des femmes du monde? Si rudes qu'aient pu être leurs jeux d'écoliers, les jeunes gens qui ont quitté l'école ne s'amuseront pas à faire des culbutes dans la rue ou à sauter à cloche-pied dans un salon. En quittant leurs jaquettes, ils quittent du même coup les jeux des garçons, et ils montrent un soin extrême, souvent même un soin risible, à éviter tout ce qui leur semble ne pas convenir à un homme fait. Si en arrivant à un certain âge, le sentiment de la dignité de l'homme met fin aux jeux des jeunes garçons, le sentiment de la modestie féminine ne mettra-t-il pas fin, de même, lorsqu'il se fortifiera par degrés avec l'âge, aux jeux des petites filles? Les femmes n'ont-elles pas, plus encore que les hommes, le respect des apparences? Et, par conséquent, ne seront-elles pas plus portées qu'eux encore à éviter les manières rudes et bruyantes? »

249. **Jeux et jouets.** — Lorsqu'il pleut et que les enfants ne peuvent sortir, vous devez compenser le défaut de promenade en les faisant jouer dans une grande chambre, bien aérée. Ne les forcez pas à rester trop longtemps de suite accoudés sur une table à regarder des livres d'images ou s'occuper à tout autre jeu tranquille. La vie des enfants, c'est le mouvement, c'est le bruit. Aussi, laissez-les s'agiter, crier, souffler dans des sifflets ou des trompettes, si c'est leur bon plaisir. Si ce système d'éducation offusque les oreilles délicates et gêne les occupations de quelque personne de la famille, ayez pour vos enfants une chambre spéciale, un peu écartée, où ils puissent se livrer à

leurs ébats en toute sécurité, en toute liberté (251). Il y a tout avantage à conserver aux enfants leur naturel et à les laisser choisir les jeux qui les amusent. Ne cherchez pas continuellement à contrecarrer leurs goûts et à les trouver en faute. Ne mettez pas un fol orgueil à faire d'eux des modèles de sagesse ; avec ce système, vous ne réussirez qu'à les rendre sournois et dissimulés. Encouragez, au contraire, les jeux bruyants qui conviennent si bien à leur âge. Pour notre part, nous aimons bien mieux les enfants qui font un peu les démons, que ceux qui sont toujours sages comme des images.

Nous conseillons cependant d'écarter de la main des enfants tout ce qui peut les blesser. Interdisez-leur complètement tous les jouets avec lesquels ils peuvent faire du mal à eux-mêmes ou aux personnes qui les approchent. Défendez les sabres, les canons, les arcs et les flèches, les marteaux, les ciseaux, les couteaux, etc., etc. ; car tous ces jouets et bien d'autres encore, sont dangereux non seulement pour vos enfants, mais encore pour votre mobilier. Ce conseil a de l'importance, car ce sont justement ces jouets-là que les enfants réclament avec le plus d'insistance à leurs mères, qui sont souvent trop faibles ou trop indulgentes pour les leur refuser.

Nous désirons attirer votre attention spéciale sur les boîtes de couleurs. Comme vous le savez sans doute, la plupart des couleurs sont vénéneuses. Celles qui contiennent de l'arsenic, du plomb, de la gomme-gute sont particulièrement dangereuses pour les enfants, car lorsqu'ils s'en servent et que leur mère n'est pas là pour les surveiller, ils portent volontiers le pinceau chargé de couleur à leur bouche. De toutes les couleurs, la couleur verte est la plus dangereuse, car elle est le plus souvent fabriquée avec de l'arsénite de cuivre, qui est un composé d'arsenic et de cuivre, deux poisons mortels. Que les mamans qui veulent passer à leur enfant la fantaisie d'une boîte de couleurs, exigent toujours du marchand la garantie qu'elles ne contiennent aucune substance vénéneuse.

Beaucoup de jouets coloriés sont également dangereux, particulièrement ceux qui sont peints en vert; c'est pour cette raison que nous conseillons de s'en tenir autant que possible aux jouets en bois blanc. Il n'en manque pas et même de très jolis, pour amuser les enfants. L'arche de Noé, les chars, les wagons, les boîtes de construction, sont des jouets inoffensifs, très instructifs et généralement très goûtés des enfants.

Donnez aux petites filles autant de poupées qu'elles veulent; donnez-leur en des grandes et des petites; rien ne leur fait plus de plaisir et ne les prépare mieux au rôle qu'elles rempliront plus tard dans la société. Habiller et déshabiller leur poupée les rend adroites et soigneuses; couper, ajuster et coudre leurs petites robes, leur apprend de bonne heure à manier l'aiguille; les soins qu'elles donnent à leur poupée les initient à la manière de tenir et dorloter un bébé. L'amour des poupées est chez beaucoup de petites filles une véritable passion, qui doit être encouragée, car elle portera ses fruits pour l'avenir. Par contre, n'apprenez pas à votre fille à battre et à punir sa poupée. Pour lui former le cœur, apprenez-lui plutôt à la traiter comme un être sensible, qui a besoin de ménagements, de bonté et de douceur. Ces conseils peuvent paraître peu importants, mais c'est par les détails que se fait l'éducation des enfants.

Enfin, si vous donnez à vos enfants des jouets, ne vous préoccupez pas tant de leur manière de s'en servir; s'ils les cassent, peu importe; cela prouve qu'ils sont curieux et désirent savoir comment ils sont faits. Bien plus, en agissant ainsi, d'un seul jouet ils en font plusieurs, et trouvent encore du plaisir à s'amuser avec les débris. Ce qui est nécessaire pour eux, ce ne sont pas des jouets riches, mais des jouets de peu de valeur, avec lesquels ils puissent s'amuser à leur idée. Rendez vos enfants heureux, le plus que vous pourrez; l'enfance tant qu'elle dure, doit être étincelante de joie et de bonheur, car hélas, elle est bien trop courte!

CHAPITRE IX

HABITATION

Où le soleil n'entre pas, le médecin entre souvent.
Proverbe italien.

250. Choix d'un logement. — C'est aux mauvaises conditions hygiéniques du logement, qu'on doit attribuer en grande partie les nombreuses maladies qui étiolent l'enfant dès le berceau. Aussi le choix d'une bonne habitation est-il de la plus haute importance.

Si vous devez habiter la campagne, évitez avec le plus grand soin les contrées marécageuses; choisissez une maison bâtie sur un terrain sec et qui ne soit pas ombragée par de grands arbres; ceux-ci, en interceptant la lumière vivifiante du soleil, donneraient de l'humidité dans les chambres.

Si vous habitez la ville, choisissez un quartier sain, propre et éloigné de la fumée des usines ; les maisons situées sur les quais, les places publiques, dans les rues larges et droites sont celles qui conviennent le mieux, parce que l'air s'y renouvelle avec plus de facilité. Évitez, par contre, les rues basses, étroites et tortueuses, où le soleil ne pénètre pas ou ne pénètre qu'avec peine.

L'orientation de la maison a une certaine importance. Choisissez de préférence, toutes les fois que cela vous sera possible, une habitation dont l'une des faces soit tournée à l'est ou au sud-est et l'autre à l'ouest ou au nord-ouest, de telle façon que, le soir ou le matin, vous soyez favorisés des rayons du soleil. Les logements en plein midi sont trop chauds en été ; ceux qui sont exposés au nord, ne recevant jamais de soleil, sont humides et froids.

Assurez-vous, surtout, des bonnes qualités de l'eau potable, ainsi que de la bonne canalisation de la maison et du voisinage. Les eaux des cabinets d'aisance et celles qui ont servi aux usages domestiques doivent trouver leur facile écoulement hors de l'appartement et de la maison, en raison des détritus de toute nature qu'elles contiennent et qui, en répandant leurs émanations méphitiques dans l'atmosphère, ou, en s'infiltrant dans le sol et jusque dans les puits qui renferment l'eau potable, peuvent être cause de fièvre typhoïde, de diarrhée, de dysenterie, etc. Les cabinets d'aisance doivent être abondamment approvisionnés d'eau, bien aérés et éloignés autant que possible des chambres à coucher ; les sièges doivent être garnis de cuvettes à l'anglaise fermées par des soupapes à bascule.

251. **Aération et propreté.** — L'air, l'air pur, est

une des nécessités de l'existence, car c'est lui qui vivifie le sang et le rend apte à entretenir la vie. L'air qui pénètre dans la poitrine à chaque mouvement respiratoire, est absorbé en partie et se combine avec le sang; le reste est expulsé au dehors par l'expiration et entraîne avec lui une certaine quantité d'acide carbonique, gaz impropre à la vie. C'est cet acide carbonique qui, lorsqu'on respire dans un endroit trop resserré, vicie peu à peu l'atmosphère, au point de la rendre nuisible à la santé.

Les chambres petites, basses de plafond sont antihygiéniques; il faudrait pour y vivre sans danger, garder les portes et les fenêtres constamment ouvertes. La respiration habituelle d'un air confiné détermine une sorte d'empoisonnement lent, qui aboutit à la chlorose et à l'anémie et prédispose d'une façon puissante aux atteintes de la phtisie pulmonaire. De là, la nécessité de renouveler fréquemment l'air dans les chambres, si l'on veut qu'il reste pur et conserve ses qualités vivifiantes. Les cheminées rendent à ce point de vue un immense service par le courant d'air qu'elles établissent avec l'extérieur, à condition, bien entendu, qu'hiver comme été, la bascule reste ouverte.

Évitez les rez-de-chaussée, surtout ceux qui sont en contre-bas; ne craignez pas de loger au cinquième étage, car l'air y est généralement beaucoup plus pur et la lumière plus vive que dans les étages inférieurs, deux conditions essentiellement favorables au développement régulier des enfants.

Choisissez pour chambre à coucher, celle qui est la plus grande, celle qui a le plus de fenêtres et où le soleil pénètre le mieux. Choisissez dans cette pièce, bien propre et bien aérée, l'endroit le plus convenable pour la couchette. C'est à elle d'occuper la place d'honneur. Point d'alcôves fermées, points de cabinets obscurs, pas de rideaux au lit ; laissez l'air circuler librement autour de la couche pendant le sommeil.

En hiver, ouvrez largement les fenêtres, au moins une fois par jour, de préférence le matin, afin de renouveler l'air. En été, laissez-les ouvertes toute la journée, en prenant soin cependant que les enfants ne soient pas exposés à des courants d'air. Elles seront par contre toujours fermées le soir et la nuit.

Si la maison est assez vaste, ayez soin de réserver une grande pièce où les enfants puissent jouer et s'ébattre tout à leur aise. N'ayez dans cette chambre que les meubles strictement nécessaires ; des meubles trop nombreux gênent la circulation, empêchent l'enfant de s'amuser à son aise et l'exposent à des coups et à des chutes. Les tentures et les tapis sont complètement inutiles ; ce sont des réceptacles de poussière qui nuisent à la pureté de l'air nécessaire à la respiration.

Ne décorez jamais les murs des chambres avec du papier vert, car ces papiers sont souvent coloriés avec du vert de Scheele, c'est-à-dire de l'arsénite de cuivre, poison dangereux, qui peut être respiré sous forme de poussière très fine répandue dans l'atmosphère de la chambre et donner lieu à des accidents graves. Les papiers verts présentent encore un autre danger ; des fragments peuvent se décoller du mur et être arrachés par les enfants qui ne trouvent rien de mieux que de vite les porter à la bouche. Pour des raisons analogues, vous devez prohiber tous les jouets peints en vert et en particulier les boîtes de couleurs (249).

Que l'on n'oublie jamais que la santé dépend beaucoup de la propreté de l'habitation. Enlevez de la chambre tous les objets susceptibles de répandre de mauvaises odeurs et, en particulier, les linges qui sont mouillés et souillés par les matières de l'enfant ; pour le même motif, tenez toujours propres les vases servant aux évacuations. Balayez la pièce avec beaucoup de soin tous les matins et débarrassez le parquet de la poussière qui s'accumule sous les meubles. Si le plancher a besoin d'être lavé, choisissez de préférence pour cette opération une journée chaude et sèche ; puis ouvrez largement les fenêtres et établissez un courant d'air pour faire disparaître promptement l'humidité. Si le nettoyage est fait en hiver et que l'on ne puisse facilement établir un courant d'air, allumez du feu dans le poêle ou la cheminée pour obtenir le résultat voulu.

Enfin, évitez les parfums et les fleurs dans les appartements ; leurs émanations odorantes sont parfois assez intenses pour déterminer du mal de tête, des vertiges et même des syncopes.

252. **Lumière solaire. Éclairage domestique**. — De même que l'air, la lumière a une action manifeste sur tous les êtres organisés. Les plantes placées dans un endroit insuffisamment éclairé pâlissent, se décolorent, s'étiolent et finissent par périr. Il en est de même pour les êtres doués de vie, hommes ou animaux ; l'insuffisance de lumière les rend faibles, chétifs et les prédispose aux maladies. Pour vous en convaincre, observez les enfants qui habitent des quartiers bas, des rues étroites et tortueuses, où tout fait obstacle à la pénétration de la lumière ; voyez comme ils ont le teint blême, blafard, des chairs flasques et bouffies ! Quel contraste ils font avec les enfants des campagnes ; combien ces derniers sont plus colorés, plus forts et plus robustes ! A quoi tiennent ces différences ? Certainement pas à la nourriture, car le régime des

petits paysans est encore plus mauvais que celui des enfants pauvres des villes ; c'est à l'air, à l'air pur qu'ils respirent et à l'abondance de lumière dont ils jouissent.

Le soleil est indispensable aux enfants, non pas seulement par la chaleur qu'il leur procure, que par la belle clarté dont il les inonde. Que les chambres où vos enfants séjournent soient donc très claires, qu'elles soient percées de larges fenêtres munies de carreaux toujours bien propres. Donnez-leur aussi toutes les occasions possibles de s'ébattre à l'air pur et en plein jour, car la lumière favorise la nutrition, la régularité du développement et l'heureuse proportion des formes.

L'éclairage domestique a une influence énorme sur la composition de l'air des habitations, car il en brûle l'oxygène et y verse continuellement des principes nuisibles à la santé. Évitez les huiles minérales de qualités inférieures qui non seulement vicient l'atmosphère de leurs émanations malsaines, mais peuvent encore, le pétrole surtout, en raison de leur facilité à s'enflammer, détoner avec une grande violence et causer des accidents graves. On ne doit employer que l'huile rectifiée qui est moins inflammable ou, mieux encore, l'huile ordinaire.

L'éclairage au gaz ne doit jamais être employé dans les chambres à coucher, non seulement à cause de la viciation rapide de l'atmosphère qu'il entraîne, mais encore à cause des fuites qui peuvent se produire. Soit dit en passant, les enfants ne doivent jamais dormir avec de la lumière, car la plus simple bougie ne brûle qu'en absorbant, au préjudice de l'enfant, une partie de l'oxygène de l'air dont il a besoin pour sa respiration. Dans les cas de nécessité absolue, une toute petite lampe à huile ordinaire, bien éméchée, et, mieux encore, une simple veilleuse, suffiront parfaitement.

253. Température. Chauffage domestique. — Les cheminées, bien qu'on puisse leur reprocher de laisser perdre beaucoup de calorique et d'être peu économiques, constituent le mode de chauffage le plus agréable et le plus hygiénique ; mais il faut avoir soin, pour éviter des accidents, de disposer devant chaque foyer une grille suffisamment élevée pour que les enfants ne puissent pas toucher au feu.

L'égalité de température dans les différentes parties de l'appartement est nécessaire, si l'on veut que les enfants soient à l'abri des refroidissements. De là la nécessité de chauffer le vestibule et le corridor avec un poêle. On a généralement recours, dans ce cas, à des poêles en fonte. Ces appareils chauffent très bien, il est vrai, mais ils dessèchent l'air et laissent parfois dégager une odeur métallique qui porte à la tête, et même, chauffés au rouge, comme on le fait trop souvent, ils laissent passer du gaz — particulièrement de l'oxyde de carbone — susceptible de déterminer des nausées et des vertiges, surtout chez les enfants. Si l'on est obligé d'avoir recours à un de ces poêles en fonte, il faudra qu'il soit revêtu de briques à l'intérieur. On aura également soin de ne pas trop le chauffer et de tenir continuellement dessus un vase rempli d'eau qui, par son évaporation, donnera à l'air un degré d'humidité convenable.

On doit proscrire d'une manière absolue les réchauds au charbon et bien veiller à ne jamais fermer les soupapes des tuyaux de poêle ou de cheminées à la prussienne, pour conserver la chaleur dans les appartements. On s'exposerait aux plus graves dangers, si on n'observait pas rigoureusement cette règle ; bien des petits êtres sont morts asphyxiés, parce que leurs parents l'avaient oubliée.

Quant au degré de température convenable dans l'intérieur des habitations, il ne doit pas être inférieur à 10° centigrades et ne pas dépasser 14 à 16° centigrades. Une trop forte chaleur affaiblit et énerve les enfants. Un thermomètre est très avantageux pour quiconque désire avoir des indications précises sur la température de l'appartement et se mettre en garde contre l'insuffisance et, surtout, contre l'excès de chauffage. Les enfants qui séjournent dans des chambres trop chaudes, où ils jouent et s'excitent de mille manières, sont facilement baignés de transpiration. Il y a là un grand danger, car, s'ils quittent cette chambre pour passer dans une autre plus fraîche, ils sont exposés à se refroidir et à contracter une angine, une bronchite ou même une fluxion de poitrine.

En été, au contraire, on devra s'attacher à conserver la fraicheur dans l'appartement. Pendant le jour, on fermera les volets ou les persiennes du côté du midi et ouvrira portes et fenêtres du côté du nord, de manière à ventiler et abaisser la température dans les limites du possible.

CHAPITRE X

HYGIÈNE ET ÉDUCATION DES SENS

> Exercer les sens n'est pas seulement en faire usage, c'est apprendre à bien juger par eux. J.-J. Rousseau.

254. **Du rôle des sens.** — Un grand anatomiste allemand, Meckel, a dit ingénieusement, que les sens

sont des ponts jetés entre nous et le monde extérieur. Ce sont eux, en effet, qui nous mettent en rapport avec ce qui nous entoure. Ils sont au nombre de cinq : la vue, l'ouïe, l'odorat, le goût et le toucher.

C'est par l'usage de ses sens que peu à peu l'enfant se met en rapport avec tout ce qui l'entoure. L'appréciation des objets dans leur figure, leur forme, leur résistance, leur poids, d'abord confuse, devient peu à peu plus nette et l'enfant, chaque jour, acquiert un peu d'expérience et quelques nouvelles connaissances. Plus tard, il compare les objets entre eux et en saisit les rapports ; c'est comme cela que progressivement il forme son entendement.

Pour que les sens rendent les meilleurs services possibles, il faut donc, par un exercice intelligent, favoriser leur développement dans une bonne direction et les soigner pour qu'ils fassent un bon et long usage.

I. *Vue.*

255. La vue est très indécise dans les premiers jours qui suivent la naissance : elle n'est qu'un éblouissement ; l'enfant aime à se tourner vers la lumière, mais son regard est trouble et ne se fixe sur aucun objet ; il regarde sans rien voir.

Comme on le comprend, la vue est si délicate dans les premiers mois, qu'un des plus grands soucis de la mère doit être de ménager les yeux de son enfant, en écartant avec le plus grand soin tous les agents qui peuvent les fatiguer. Nous avons déjà insisté à plusieurs reprises sur la nécessité qu'il y a à protéger les yeux des nouveau-nés contre les impressions lumineuses trop intenses. Une lumière trop vive ou trop directe est de nature à irriter l'appareil oculaire et peut même, dans certaines conditions, provoquer des accidents nerveux, des vomissements et des troubles plus ou moins durables de la vision. Il convient donc de ménager la susceptibilité de ces organes délicats, en évitant de faire passer les enfants trop brusquement d'un endroit obscur dans un lieu fortement éclairé. La reverbération de la lumière sur la neige, sur un mur blanc ou sur une surface polie est également dangereuse pour les yeux des enfants. Il faudra donc les mettre à l'abri de tout rayon solaire réfléchi par une glace ou par un meuble verni, et les garantir, de même, de la lumière qui pénètre à travers les lames d'une persienne ou les trous d'un volet. Ces impressions peuvent non seulement inviter les enfants à loucher, mais encore affecter leur vue pour l'avenir. Il faut donc veiller avec soin à la position qu'on donne au berceau par rapport aux fenêtres ; on doit autant que possible coucher les enfants de manière que la lumière leur arrive par derrière la tête.

De même, évitez de placer à leurs côtés une lampe ou une veilleuse qui, en attirant longuement leur attention et en les forçant à tourner les yeux de côté, pourrait les exposer à loucher. Cette déviation des yeux, qu'on appelle *strabisme* et vulgairement *loucherie,* peut encore être une conséquence de la mauvaise habitude qu'ont beaucoup de personnes de suspendre à la flèche du berceau des objets brillants et de les laisser descendre à la hauteur des yeux du nourrisson. On doit éviter cette faute avec le plus grand soin.

Il est même bon de ne pas trop se presser à vouloir mettre des jouets entre les mains d'un petit enfant. Il a, en effet, les bras si courts que tout objet qu'il saisit se trouve trop rapproché de ses yeux. Pour l'étudier, il le porte à ses lèvres, puis il le regarde, mais à une distance si petite, que généralement on voit ses yeux converger vers la racine du nez et loucher d'une manière atroce.

Quand l'enfant a un peu grandi, faites attention à ce qu'il ne concentre pas sa vue sur des objets très petits ou trop faiblement éclairés, car cela fatigue les yeux, détermine une dilatation prolongée de la pupille et prédispose à la myopie.

Sans doute la *myopie* peut être héréditaire, mais c'est rare ; elle est presque toujours acquise. Pour éviter cette infirmité, il suffit donc le plus souvent d'habituer de bonne heure l'enfant à examiner les objets à la distance de la vision normale (20 à 30 centimètres). Quand on commencera à lui apprendre à lire, on aura soin de ne lui mettre entre les mains que des ouvrages imprimés en gros caractères, et on ne lui permettra jamais les longues veillées à la lumière du gaz ou à la flamme vacillante d'une bougie.

On a souvent accusé les écoles de produire la myopie, et non sans raison, puisqu'il a été démontré que, dans tout lycée, la proportion des myopes est trois fois plus forte dans la classe la plus élevée que dans la classe la plus inférieure. Il faut en rechercher la cause dans la surcharge de devoirs attachants, le mauvais éclairage des salles d'études, l'usage de livres imprimés en caractères trop petits, l'emploi d'une encre trop claire, etc., toutes conditions qui obligent l'élève à rapprocher de ses yeux le livre ou le cahier sur lequel il travaille. Les ouvrages à l'aiguille trop minutieux ont les mêmes inconvénients pour les petites filles.

On a depuis longtemps remarqué que les habitants de la campagne et les gens qui vivent au bord de la mer ont en général une vue beaucoup plus longue que les citadins, en raison de l'habitude qu'ils ont prise, dès leur enfance, de regarder fixement des objets éloignés. Aussi, tout enfant qui montre une prédisposition à la myopie, doit-il être fréquemment conduit à la campagne et exercé à décrire des objets placés à une assez grande distance. Le jeune paysan, au contraire, qui ne distinguera nettement que les objets un peu éloignés, qui, en un mot, sera presbyte, devra être exercé à regarder fixement et à décrire des objets placés à une petite distance, de façon qu'il acquière autant que possible, une vue dont la portée soit moyenne.

II. *Ouïe.*

256. Le sens de l'ouïe est à peine ébauché dans les jours qui suivent la naissance; l'enfant perçoit bien les bruits, puisqu'il tressaille lorsqu'on ferme brusquement une porte ou qu'on crie à côté de lui, mais ce n'est qu'au bout de quelques semaines qu'il commence à distinguer entre eux les différents sons et qu'il reconnaît la voix de sa mère.

Tout ce qui impressionne doucement l'ouïe a le don d'intéresser les enfants et les mères savent fort bien que les hochets constituent un excellent moyen de les distraire, calmer leurs pleurs et faire une heureuse diversion à leurs chagrins. Mais l'ouïe des petits enfants réclame certains ménagements; ce sens, pour se développer convenablement, a besoin d'un exercice modéré et proportionné à son degré de sensibilité. Autant les sons agréables, harmonieux perfectionnent le sens de l'ouïe, autant des sons aigus, discordants ou trop intenses, surtout lorsqu'ils sont un peu continus, peuvent rendre les enfants irritables et colères et déterminer chez eux un ébranlement pénible du système nerveux, de la pesanteur de tête et même un engourdissement général. De même, un soufflet, un baiser bruyant sur l'oreille, une détonation violente et très rapprochée de cet organe, peuvent amener une déchirure de la membrane du tympan ou la paralysie du nerf auditif, accidents qui entraînent avec eux une diminution plus ou moins considérable de l'acuité de l'ouïe et même la surdité absolue.

Les parents doivent avoir soin de toujours maintenir les oreilles de leurs enfants parfaitement propres (194) au moyen de lavages fréquents et de supprimer, aussitôt que possible, les amas de cerumen (cire) ou les corps étrangers (noyaux, pois, boulettes de papier, etc.) séjournant dans le conduit auditif externe. Le moyen le plus sûr, en même temps que le plus inoffensif, consiste à injecter dans l'oreille de l'eau ou de l'huile tièdes. Enfin, ajoutons qu'on ne saurait porter trop d'attention aux maux d'oreilles, si fréquents chez les enfants, car ils sont très souvent l'origine de surdité incurable.

III. *Odorat.*

257. Le sens de l'odorat a son siège dans la muqueuse qui recouvre l'intérieur du nez. Avant-garde du goût, l'odorat est fort peu actif dans le jeune âge ; il se perfectionne par l'exercice et l'apogée de sa vigueur se montre à une période avancée de la vie. Quelques jeunes enfants, cependant, sont déjà très sensibles aux bonnes et aux mauvaises odeurs.

Sans exposer l'enfant, de parti pris et trop souvent, à des odeurs caustiques, alliacées, nauséeuses, fétides, repoussantes, il est utile de l'habituer à les supporter. On lui évitera ainsi bien des ennuis dans la vie, car il est bien connu que, dans maintes circonstances, l'homme trop impressionnable aux mauvaises odeurs se trouve mal à l'aise et, de ce fait, incapable de rendre service à son prochain.

Dans le rhume de cerveau, la sensibilité de l'odorat ne disparaît que d'une manière passagère; mais lorsque cette affection persiste trop longtemps et passe à l'état chronique, la muqueuse qui revêt l'intérieur des narines s'épaissit et perd d'une manière persistante ses facultés olfactives. Il faut donc combattre une tendance trop grande aux rhumes de cerveau et empêcher les enfants d'introduire les doigts dans leurs narines pour arracher les croûtes qui s'y forment, car ces manœuvres ne font qu'entretenir et augmenter l'irritation dont la muqueuse olfactive est déjà le siège. Il faut enfin veiller à ce que les enfants n'introduisent dans leurs narines aucun corps étranger, pois, haricots, noyaux de fruits, boutons, etc., car des accidents graves pourraient en être la conséquence.

IV. *Goût.*

258. Le sens du goût a son siège dans la cavité buccale; il est faiblement développé dans l'enfance, comparé à la finesse qu'il acquiert plus tard. Quoiqu'ils préfèrent les substances douces et sucrées, les jeunes enfants mangent presque tous les aliments qu'on leur présente, les plus grossiers comme les plus délicats (Longet). On en voit cependant qui repoussent des substances qui n'ont pas mauvais goût. Dans ce cas, nous ne pensons pas qu'il y ait lieu d'user de violence

pour les faire accepter; il vaut généralement mieux avoir recours aux caresses et à la persuasion. Si l'on dit à l'enfant, avec douceur : « Manges-en un peu, rien qu'un peu, » on réussit souvent à lui faire accepter et, même, plus tard, à lui faire aimer ce qu'il refusait d'abord. Malgré tout, il est bon de se souvenir que les répugnances des enfants pour certains aliments ne sont pas toujours l'effet d'un caprice. Il est des cas où ce serait rendre malade un enfant, que de le forcer à manger des aliments pour lesquels il a de la répulsion (173).

V. *Toucher.*

259. La peau tout entière est l'organe du toucher; aussi prendre soin de la peau, est-ce assurer le développement de ce sens. Les mères doivent panser avec soin toutes les irritations ou entamures qui peuvent l'atteindre. Chacun sait, en effet, que la peau privée de son épiderme, mise à vif comme on dit vulgairement, devient très douloureuse au moindre attouchement.

C'est au niveau des mains que le sens du toucher est le plus développé, le plus délicat; aussi doit-on habituer de bonne heure les enfants à se servir avec habileté de leurs doigts. Comme le dit J.-J. Rousseau : « Les jugements du tact sont les plus sûrs, précisément parce qu'ils sont les plus bornés; car, ne s'étendant qu'aussi loin que nos mains peuvent atteindre, ils rectifient l'étourderie des autres sens, qui s'élancent au loin sur des objets qu'ils aperçoivent à peine, au lieu que tout ce qu'aperçoit le toucher, il l'aperçoit bien. »

CHAPITRE XI

DENTITION

Bel enfant jusqu'aux dents.
(PROVERBE).

260. **Dentitions précoces. Dentitions tardives.** — Tout le monde sait avec quelle impatience est attendue la première dent des enfants, avec quelle joie sa sortie est annoncée à toute la famille, avec quel orgueil elle est montrée à qui veut la voir; mais chacun sait aussi que la percée des dents est très souvent la source d'indispositions plus ou moins sérieuses, qui font de la dentition une période à juste titre redoutée des mères. Il est donc intéressant d'étudier la dentition, sa marche normale, ses anomalies et d'indiquer aux parents les précautions hygiéniques à prendre pour prévenir les divers accidents dont elle est trop souvent le point de départ.

La dentition commence généralement entre le sixième et le neuvième mois, mais il y a à cette règle de très nombreuses exceptions. Tout le monde sait, en effet, que certains enfants mettent leurs dents très tard, et que d'autres les mettent de très bonne heure, souvent même dès le troisième mois. On a même vu des enfants venir au monde avec une ou plusieurs dents : Richard III d'Angleterre, Louis XIV, Mazarin et Mirabeau sont, parmi les noms illustres que nous a conservés l'histoire, des exemples de cette précocité extraordinaire. Cependant, n'allez pas conclure de ces citations que votre enfant, s'il est né avec des dents, soit forcément destiné à faire un homme de génie. Soit dit en passant, cette croyance, encore très répandue, ne repose sur aucun fondement scientifique quelconque, et l'on a vu nombre d'idiots ou d'individus qui ne valaient guère plus, naître avec une ou plusieurs dents et avoir cette ressemblance avec les grands hommes que nous venons de citer. Du reste, on dit, à tort ou à raison, que ces petites perles blanches, lorsqu'elles sont très précoces, tombent également de très bonne heure, et qu'en conséquence, les enfants favorisés dans les premiers jours de leur existence se trouvent, par une compensation malheureuse, souvent privés d'une manière prématurée de ces dents qui faisaient leur gloire.

D'un autre côté, avons-nous dit, il est beaucoup d'enfants chez qui l'éruption des premières dents est très tardive et ne se fait qu'à l'âge d'un an, un an et demi, deux ans et quelquefois même trois ans.

Ces dentitions tardives sont très rarement le fait du hasard ou d'une constitution particulière de l'enfant; elles sont presque toujours dues à une mauvaise hygiène et, surtout, à la mauvaise habitude qu'ont non seulement les nourrices, mais aussi les gens du monde, de donner trop prématurément aux nouveau-nés des panades ou des bouillies. Ajoutons que ces retards de dentition sont fréquemment liés au rachitisme.

261. Évolution des dents de la naissance à l'âge mûr. — L'évolution dentaire *complète* est très longue, puisqu'elle commence déjà avant la naissance de l'enfant et ne se termine qu'entre vingt et trente ans, à l'apparition des dents de sagesse. Déjà plusieurs mois avant la naissance, les dents existent à l'état de germe dans l'intérieur des alvéoles, et ce n'est que par un travail de résorption progressive des gencives que les premières arrivent, vers le septième ou le huitième mois de la vie de l'enfant, à se faire jour au dehors.

La *première dentition*, qui se compose de vingt dents, dont huit incisives, quatre canines et huit molaires, n'est complète qu'à l'âge de deux ans à deux ans et demi.

Vers l'âge de cinq ans, quatre nouvelles molaires viennent s'ajouter à celles qui existaient déjà et portent à vingt-quatre le nombre des dents. Ces quatre premières grosses molaires, appelées avec raison *dents de cinq ans* (deux en bas et deux en haut), sont permanentes, c'est-à-dire qu'elles ne sont point destinées à tomber comme les dents primitives ou dents de lait. La sortie des dents de cinq ans passe souvent inaperçue ; elle est même, nous pourrions dire, complètement ignorée de la plupart des mères, bien que souvent elle soit très laborieuse et très longue. La poussée de ces dents est fréquemment accompagnée de malaise, d'appétit capricieux, de pâleur, d'amaigrissement, de troubles nerveux indéfinissables, tous phénomènes qui inquiètent les parents et qu'on ne sait pas toujours à quelle cause rapporter, faute de songer à examiner la bouche de l'enfant. Ajoutons que c'est entre quatre et six ans, époque habituelle de la poussée de ces dents, que se développe le plus souvent la méningite tuberculeuse (hydropisie du cerveau).

Vers l'âge de sept ans, les dents de lait ou dents de la première dentition, ayant rempli leur office, tombent, dans l'ordre suivant lequel elles sont sorties des mâchoires, et sont successivement remplacées par des dents plus longues et plus fortes. Les incisives donnent le signal, puis viennent les premières petites molaires, puis les canines, puis les secondes petites molaires. Les molaires de cinq ans étant permanentes ne sont pas remplacées. Entre douze et quatorze ans, apparaissent pour la première fois les secondes grosses molaires, et ainsi se trouve complété le système dentaire qu'on appelle communément la *seconde dentition.* L'enfant est alors muni de vingt-huit dents permanentes, qu'il doit conserver jusqu'à la mort, si une destruction progressive ne les envahit pas. Il est à remarquer que, tandis que la première dentition est souvent difficile, laborieuse, la seconde est généralement facile et ne s'accompagne d'aucun accident. Nous verrons dans un instant la cause de ces différences.

Bien des personnes se demandent pourquoi l'homme perd ses dents à sept ans et les remplace par d'autres. Fonssagrives répond à cette question de la manière suivante : « L'enfant avait besoin de dents pour se nourrir après le sevrage, mais ses arcs maxillaires ne pouvaient, à raison de leur exiguïté, en recevoir que de petites, inaptes aux efforts vigoureux qu'elles devront exercer plus tard quand il sera devenu absolument omnivore; il fallait donc qu'il y eût deux dentitions, et celle qui aboutit aux dents définitives ne devait se faire que quand les maxillaires auraient acquis assez de développement pour qu'il y eût place pour toutes. »

Enfin, à un âge qui varie entre dix-huit et vingt-cinq et même trente ans, se montrent les troisièmes grosses molaires, dites, à raison de leur éruption tardive, *dents de sagesse,* bien que la sagesse (lorsqu'elle vient) soit encore souvent plus tardive qu'elles. Elles se montrent à la partie la plus reculée des bords alvéolaires. Leur éruption est souvent l'occasion de douleurs et même d'accidents plus ou moins sérieux, dont nous n'avons pas à nous occuper ici. C'est seulement lorsque les quatre dents de sagesse sont sorties que la dentition est terminée et que le nombre des dents est porté à trente-deux.

262. **Époque habituelle d'apparition des dents de lait et leur sortie par groupes.** — Revenons à la première dentition, la seule qui doive nous occuper ici. Elle se compose, avons-nous dit, lorsqu'elle est complète, de vingt dents qu'on appelle *dents de lait*. L'éruption de ces dents, qui débute quelquefois déjà vers le cinquième mois, mais plus fréquemment au septième ou au huitième, se fait non point d'une manière continue, mais par saccades marquées par des intervalles de repos plus ou moins longs. Ces dents poussent d'ordinaire par séries de deux et dans un ordre qui, pour ne pas être toujours exactement le même, ne manque cependant pas d'obéir à certaines règles générales qu'une mère doit connaître.

1° Vers le septième ou huitième mois apparaissent, ensemble ou à quelques jours d'intervalle l'une de l'autre, les deux incisives médianes inférieures (*premier groupe*). Elles mettent de cinq à dix jours à sortir.

2° Deux ou trois mois après, c'est-à-dire vers onze mois, se montrent successivement les deux incisives médianes supérieures; puis, à une époque assez rapprochée, on voit apparaître les deux incisives latérales supérieures (*deuxième groupe*). Comme on le voit, l'enfant d'un an a généralement six dents.

3° Les deux incisives latérales inférieures se montrent environ deux mois plus tard (vers quatorze mois) et sont bientôt suivies des premières petites molaires inférieures (vers quinze mois) et des premières petites molaires supérieures (vers seize mois). C'est le *troisième groupe*. L'enfant a alors douze dents.

4° Il y a généralement alors, entre l'éruption des premières petites molaires et celle des canines, un repos de trois ou quatre mois. Il est bon de savoir que les enfants, pour mettre les canines, souffrent souvent beaucoup plus que pour les autres dents, ce qui tient à la longueur de leurs racines et à ce que l'espace qu'elles doivent venir occuper entre les incisives et les premières petites molaires, se trouve rétréci par la poussée antérieure des dents voisines. Aussi sont-elles généralement longues à sortir et n'arrivent-elles guère à être complètement dehors que vers le vingt-troisième ou le vingt-quatrième mois (*quatrième groupe*). L'enfant a alors seize dents.

5° Après la sortie des canines, il se passe de nouveau trois ou quatre mois pendant lesquels l'enfant est tranquille, et ce n'est que vers le vingt-huitième mois que les quatre secondes petites molaires se montrent (*cinquième groupe*). A trente mois, l'enfant a généralement ses vingt dents.

263. Anomalies dans l'époque d'apparition des diverses dents. — Telle est la marche la plus ordinaire de l'évolution dentaire chez le nouveau-né, mais évidemment on pourrait citer nombre d'enfants qui se sont écartés d'une manière sensible de la règle que nous venons d'établir, tant au point de vue de l'ordre que de l'époque d'apparition des différents groupes dentaires. C'est ainsi que l'on voit assez souvent les incisives latérales inférieures pousser avant les incisives latérales supérieures, et même avant les deux incisives médianes supérieures ; d'un autre côté, ces mêmes incisives latérales inférieures peuvent être retardées dans leur apparition et ne se montrer que lorsqu'une ou deux des premières petites molaires sont sorties. Il ne faut pas s'effrayer de ces anomalies, car elles ne sont pas toujours l'indice d'une dentition difficile.

264. **Intervalles de repos entre la sortie des divers groupes dentaires.** — Vous avez pu remarquer que les dents sortent par groupes de deux, de quatre ou de six, entre lesquels il y a des intervalles de repos plus ou moins longs, des sortes de temps d'arrêt, pendant lesquels le travail de la dentition paraît entièrement suspendu. Ces temps d'arrêt permettent à l'économie de se reposer de l'ébranlement que lui a causé ce travail et de reprendre de nouvelles forces avant de subir une nouvelle épreuve.

Le plus souvent il existe un premier répit d'environ deux mois entre la sortie des deux incisives médianes inférieures et la sortie des quatre incisives supérieures ; puis un second, entre l'éruption de ces incisives supérieures et celle des incisives latérales inférieures et des premières petites molaires. Mais le temps d'arrêt le plus long s'observe entre la sortie des premières petites molaires et celle des canines ; il dure souvent, en effet, trois ou quatre mois. Un autre, également très prononcé, se montre entre la percée des canines et celle des deuxièmes petites molaires.

Ces répits dans le travail de la dentition doivent être connus des mères de familles, car ce sont ces moments-là de l'évolution dentaire qu'elles doivent choisir pour sevrer leur enfant ou apporter une modification quelconque à ses habitudes. Il y aurait, en effet, danger à opérer le sevrage au milieu d'une crise de dentition (159). L'oubli de cette précaution fait mourir chaque année un grand nombre d'enfants. Il faut donc autant que possible attendre pour le sevrage que l'enfant ait six, douze ou seize dents.

Ce qui est vrai pour le sevrage, l'est également pour la vaccination. Si cette opération n'a pas été faite dans les premiers mois de la vie de l'enfant, il faut choisir pour la pratiquer un temps d'arrêt dans l'évolution dentaire, si l'on veut être sûr de n'apporter aucune complication fâcheuse dans le travail de la dentition.

265. **Signes auxquels on reconnaît l'éruption prochaine des dents.** — A quels signes peut-on reconnaître qu'un nouveau-né est sur le point de percer des dents et quels sont les phénomènes qui accompagnent leur éruption? — C'est un fait bien connu des mères, qu'à l'approche de la dentition les enfants éprouvent un besoin très prononcé de porter à leur bouche tous les objets qu'on met entre leurs mains. Elles savent toutes aussi qu'on observe généralement à cette époque une salivation qui, par son abondance, contraste étrangement avec la petite quantité de salive qui humecte habituellement la bouche des enfants pendant les premiers mois de leur existence. Souvent ils sont grognons, irritables; ils crient sans motif apparent et présentent par moments une rougeur inusitée des pommettes. Leur sommeil est agité et parfois traversé par une contraction des muscles de la face simulant le rire; suivant une expression poétique vulgaire, on dit que l'enfant « rit aux anges. » A ces divers signes, qui se montrent déjà plusieurs semaines avant l'apparition de la première dent, s'ajoute bientôt un certain gonflement de la gencive qui, quoique encore rose et pâle, s'élargit et se coiffe d'une espèce de bourrelet sur ses bords. A ce moment la dent est encore assez éloignée, mais elle se rapproche progressivement de la surface, elle use peu à peu la gencive qui s'affaisse, s'amincit et finalement livre passage à la dent. Les mêmes phénomènes se répètent pour chacune des dents.

La dentition étant un travail physiologique et tout à fait naturel doit, quand elle reste normale, s'accomplir sans souffrances, sans orages, sans provoquer d'accidents. C'est à tel point vrai que certains enfants mettent leurs dents sans manifester la moindre douleur, le moindre malaise, si bien que chez certains d'entre eux, nous ne nous apercevons de la sortie d'une ou de plusieurs dents, que d'une manière tout à fait fortuite.

Il n'en est pas moins vrai que presque toujours l'éruption des dents chez les nouveau-nés, même les plus forts et les mieux portants, est accompagnée de sensations pénibles, analogues sans doute à celles que beaucoup de personnes adultes se rappellent avoir éprouvées, lorsqu'elles ont mis leurs dents de sagesse. Tant que ces douleurs ne dépassent pas certaines limites et que, par leur intensité même, elles ne dégénèrent pas en accidents, il n'y à rien à faire pour faciliter la sortie des dents ; aussi, nous vous conseillons de rester spectateurs oisifs et d'attendre patiemment le moment où, la dent ayant percé la gencive, le calme renaîtra de lui-même comme par enchantement.

266. **Sirops de dentition et hochets.** — Il n'a pas manqué de bonnes femmes et de charlatans pour préconiser telle ou telle mixture, ayant soi-disant la vertu de faire sortir les dents sans douleur. Tous ces remèdes prétendus infaillibles sont aussi inutiles qu'innombrables ; ils réussissent presque aussi bien que les pommades destinées à faire pousser les cheveux aux octogénaires. Laissez donc de côté tous ces sirops de dentition et autres drogues qui n'ont aucune action spéciale sur la percée des dents et qui, s'ils peuvent flatter les préjugés de quelques commères, n'ont de

véritable utilité que pour les personnes qui en font le commerce.

Soyez sûre que vous remplacerez avantageusement tous les sirops de dentition, en donnant à votre bébé quelque objet qu'il puisse mordre, de manière à satisfaire son goût et son instinct de porter à la bouche tout ce qui lui tombe sous la main. Ce sera pour vous le moyen le plus efficace, non seulement d'activer la résorption des gencives et de faciliter la sortie des dents, mais encore et surtout, d'amuser votre enfant.

On se sert dans ce but de hochets de formes et de nature très diverses. Il y en a des durs, des résistants, en corne, en fer-blanc, en argent, en vermeil, en corail, munis d'un manche en ivoire ou en verre et garnis de clochettes ou de grelots; d'autres sont formés d'une caisse à jour dans laquelle ont été introduits de petits corps durs, dont l'agitation produit du bruit et charme les oreilles du bébé. Tous ces hochets ne peuvent être permis qu'à condition d'être très simples et unis, c'est-à-dire dépourvus de ces aspérités, ciselures et découpures à l'infini, qui, destinées à les rendre agréables à l'œil, risquent d'écorcher les gencives et la figure de l'enfant; nous pensons même que tous les hochets, sauf ceux en caoutchouc, doivent être rejetés à cause de leur dureté, persuadés que nous sommes que la pression qu'ils exercent sur les gencives ne réussit qu'à les durcir, les rendre calleuses et compliquer la sortie des dents. Souvent on voit mettre une clef entre les mains d'un enfant dans le but de l'amuser. Gardez-vous d'imiter cette manière de faire, car votre bébé pourrait bel et bien, en la portant à sa bouche, se casser une dent à peine sortie. Prenez en cela exemple sur les jeunes animaux. Voyez-vous les petits chiens exercer leurs dents naissantes sur des cailloux ou sur du fer? Non, ce qu'ils aiment à mordiller, c'est du bois, du cuir, des chiffons et autres substances molles, qui se laissent déprimer par les dents et en gardent l'empreinte. Imitez leur instinct et ne mettez entre les mains de votre enfant que des matières un peu molles, telles qu'un morceau de bois de réglisse, une petite lanière de cuir ou un anneau de caoutchouc. Au fond le meilleur des hochets est encore une racine de guimauve sèche, bien blanche, qu'on suspend par un ruban au cou de l'enfant. La racine de guimauve a, sur les autres substances, l'avantage de fournir un liquide émollient qui contribue à ramollir les gencives et à calmer leur irritation. Des frictions pratiquées avec le doigt sur les gencives sont également avantageuses et réussissent souvent à calmer les pleurs des enfants qui souffrent des dents.

Les enfants éprouvent un tel plaisir à porter à leur bouche tout ce qu'on leur donne, qu'il faut faire grande attention à ne pas leur mettre dans les mains des objets qui pourraient leur faire du mal et, en particulier, des jouets coloriés. Dans un précédent paragraphe (**249**), nous avons déjà signalé les dangers des jouets peints en vert ou en toute autre couleur, en raison des substances vénéneuses qui peuvent entrer dans leur composition. C'est à cause de son importance que nous renouvelons ici le conseil de ne donner aux enfants que des jouets en bois blanc, c'est-à-dire non coloriés.

Toujours en raison du plaisir que les enfants éprouvent à avoir quelque chose à la bouche, beaucoup prennent l'habitude de sucer leur pouce. Doit-on s'opposer à cette habitude? Nous ne le pensons pas. Le pouce est pour les enfants le meilleur hochet qu'on puisse imaginer, car il n'est ni trop dur ni trop mou.

De plus, il n'y a pas de hochet qui, mieux que le pouce, ait le volume et la consistance convenables pour faire sécréter les glandes salivaires, humecter la bouche et calmer l'irritation des gencives pendant l'éruption des dents. Le pouce a encore le grand avantage sur beaucoup d'autres objets, de ne pouvoir être avalé et étouffer l'enfant. Permettre à un enfant de sucer son pouce, ce sera souvent le rendre content et heureux et lui donner un sommeil calme et rafraîchissant. Laissez donc les petits enfants sucer leur pouce et si, plus tard, lorsqu'ils auront mis toutes leurs dents, l'habitude persiste, il sera toujours temps de les en guérir, en leur enveloppant la main d'un linge, ou en leur trempant le pouce dans un peu d'eau additionnée de teinture d'aloès. Deux ou trois de ces pansements suffiront à les corriger, car rien qu'à goûter l'amertume de l'aloès, ils prendront du dégoût pour la chose à laquelle ils trouvaient auparavant tant de plaisir.

267. **Soins à donner aux dents de lait pour prévenir leur carie et leur chute prématurée.** — Il nous reste à dire quelques mots des soins à donner aux dents une fois qu'elles sont sorties. Or, la plupart des parents ne se préoccupent pas de cette question, sous prétexte que les dents de lait doivent tomber et être remplacées par d'autres. Ils ont tort. Il faut soigner les dents de la première dentition pour prévenir leur carie et empêcher leur chute prématurée, si l'on veut que celles qui viendront les remplacer à partir de l'âge de sept ans, trouvent la place nécessaire pour s'aligner d'une façon convenable. Et si, malgré tout, il en est quelques-unes qui se gâtent, il faut tant qu'elles ne branlent pas, loin de les arracher, les faire soigner par un dentiste expérimenté.

268. **Soins à donner aux dents de la seconde dentition pour prévenir ou corriger leurs déviations.** — Les dents de remplacement, étant plus larges que les dents de lait, ont souvent une tendance prononcée à pousser de travers, à se dévier, à chevaucher les unes sur les autres, ce qui imprime de suite un cachet disgracieux à la physionomie. Une jolie denture joue un rôle capital dans l'agrément d'une figure. Aussi nous pensons que les parents, s'ils doivent avant tout se préoccuper de la santé de leurs enfants, ne doivent cependant pas se désintéresser de leur beauté. Ils doivent donc surveiller attentivement la dentition de renouvellement, qui commence à sept ans et se termine vers la douzième ou treizième année.

Il n'est pas toujours facile de conseiller les familles sur la conduite à tenir, dans les différents cas de dentition incorrecte qui peuvent se présenter. Aussi, nous bornerons-nous ici à leur conseiller de ne pas se hâter d'arracher les dents de lait, car leur avulsion précoce prédispose aux dentures irrégulières. On n'est autorisé à enlever une dent de lait qui n'est pas ébranlée, que lorsqu'elle gêne manifestement l'issue d'une dent nouvelle et tend à la dévier. Souvent même cette extraction ne corrige pas la déviation, parce que la nouvelle dent, naturellement plus large que celle qu'elle remplace, se trouve en réalité refoulée par sa voisine.

Les dents de renouvellement, chez beaucoup d'enfants, poussent de travers, chevauchent les unes sur les autres ou s'imbriquent à la façon des tuiles d'un toit. Dans ces cas, il faut le savoir, la cause du mal ne réside pas généralement dans l'excès de largeur des nouvelles dents, mais bien dans le défaut de longueur des arcades dentaires. Aussi les différents moyens mécaniques employés pour corriger ces déviations, tels que ligatures métalliques, plaques ou crochets, ne réussissent-ils le plus souvent qu'à faire souffrir l'enfant et à reporter la déviation sur un autre point de la mâchoire.

L'usage de la lime pour séparer les dents trop rapprochées est encore moins recommandable, car cet instrument, en attaquant l'émail, met à nu le tissu de la dent et la voue à une carie précoce.

Le seul moyen vraiment pratique de corriger ces déviations et de donner, au moins aux dents de devant (incisives et canines), la place qui leur manque pour s'aligner, c'est de supprimer la première petite molaire. Cette dent se trouve en effet assez éloignée de l'ouverture des lèvres pour que la brèche qui résultera de son avulsion ne soit pas exposée à la vue.

Il arrive aussi quelquefois que les incisives et les canines se déjettent en avant et soulèvent la lèvre d'une manière très disgracieuse. Cette difformité, qui tient souvent à la pression insensible, mais constante, que les enfants exercent avec leur langue sur les dents d'en haut, peut être corrigée, dans une certaine mesure, par l'application répétée des doigts sur le devant de la bouche, ou par des appareils spéciaux ayant pour effet de refouler graduellement les dents dans leur position régulière.

Quant aux *dents surnuméraires*, elles constituent une difformité peu grave. Cependant, comme elles sont inutiles et détruisent la symétrie de l'arcade dentaire, le mieux est de les arracher. Leur avulsion doit être même considérée comme absolument nécessaire, lorsqu'elles sont assez saillantes pour soulever la lèvre supérieure et porter préjudice à l'agrément des traits.

Tels sont les renseignements que nous pouvons

donner aux parents sur la conduite qu'ils doivent tenir pour diriger la denture de leurs enfants ou redresser ses irrégularités. Mais il est évident que, dans chaque cas particulier, ils devront demander conseil à leur médecin ou à un dentiste expérimenté et consciencieux. Les dents sont trop précieuses pour qu'on ne les ménage pas ou qu'on les mette à la merci d'un charlatan.

269. **Hygiène des dents.** — S'il est important de bien diriger la denture et de corriger autant que possible ses défectuosités, il l'est encore bien plus de soigner les dents pour les conserver et les mettre à l'abri de la carie. Dans ce but, il convient d'empêcher le tartre de se déposer à la base de leur couronne, et de les débarrasser des débris de substances alimentaires, qui peuvent s'être logés dans leurs interstices. Dans ce but, il faut obliger l'enfant à se rincer la bouche après chaque repas avec un peu d'eau fraîche, et à les frotter matin et soir avec une brosse douce imprégnée de bicarbonate de soude. Évitez les brosses trop dures, car à la longue elles usent l'émail, blessent les gencives et déchaussent les dents. Empêchez vos enfants de casser avec les dents des noix, des amandes, des noyaux de fruits ou de mordre des objets métalliques qui, en fracturant l'émail, exposent les dents à une carie précoce. Habituez-les à ne jamais manger trop chaud et à mettre toujours un certain intervalle entre la fin du potage et la première libation ; cette précaution est d'autant plus nécessaire que les boissons sont à une température plus basse. Il est, en effet, probable que la plupart des caries ont pour point de départ les fissures qui se produisent dans l'émail, sous l'influence des variations brusques de température auxquelles les dents sont soumises pendant les repas.

Aussi pensons-nous que l'eau glacée, les glaces, les sorbets, si recherchés de nos jours dans les dîners et les soirées, sont très préjudiciables à l'intégrité des dents.

Enfin, faites fréquemment examiner les dents de vos enfants par un dentiste éclairé, pour qu'il s'assure de leur intégrité et obture de suite celles qui présenteraient la moindre trace de carie. Rappelez-vous que sans bonnes dents, il ne peut y avoir ni vraie beauté, ni bonne digestion.

CHAPITRE XII

VACCINATION

> La vaccination au début de la vie, la revaccination pratiquée tous les dix ans et chaque fois qu'il existe une épidémie de variole, constituent pour l'homme un préservatif assuré contre la petite vérole.
>
> BROCHARD.

270. **Découverte de la vaccine.** — Au siècle dernier, avant la découverte de la vaccine, la petite vérole sévissait en Europe d'une façon presque permanente. C'était un véritable fléau qui décimait les populations, dépeuplait parfois des villages entiers et défigurait pour la vie les personnes qui, quoique atteintes, ne succombaient pas. Pour arrêter les ravages de cette terrible maladie, on avait imaginé de la communiquer directement, en l'inoculant au moyen de piqûres pra-

tiquées avec une lancette chargée du pus d'une pustule variolique. On avait remarqué que, contractée de cette façon, la variole était beaucoup moins dangereuse que lorsqu'elle se développait spontanément. Cette méthode (qu'on désigne sous le nom de *variolation*), n'était malheureusement pas sans danger, car il arrivait parfois qu'une variole grave se déclarait et que la mort en était la conséquence. De plus, cette inoculation directe de la petite vérole, si elle était avantageuse à la plupart des individus qui s'y soumettaient, était dangereuse pour la société en général, car elle entretenait, en tout temps et en tous lieux, une maladie très contagieuse qui, sans cela, ne se serait montrée, comme d'autres affections épidémiques (rougeole, scarlatine, fièvre typhoïde, etc.), qu'à intervalles relativement rares.

Vers la fin du siècle dernier, en 1775, un médecin anglais nommé Edward Jenner, né à Berkeley, comté de Glocester, remarqua que certains individus étaient réfractaires à l'inoculation de la petite vérole et n'étaient jamais atteints de cette affreuse et dangereuse maladie. Il en fut frappé et, rassemblant ses observations, il s'aperçut que tous les gens ainsi réfractaires étaient employés dans des fermes et étaient appelés par leur métier à traire des vaches. Il apprit aussi que ces garçons de ferme avaient eu sur les bras et sur les mains, avant que l'on cherchât à leur inoculer la petite vérole, une éruption analogue à certains boutons qui se développent parfois sur le pis des vaches, boutons qui constituaient une affection depuis longtemps connue en France sous le nom de *picote des vaches* et, en Angleterre, sous le nom de *cow-pox*, de deux mots anglais, *cow* = vache et *pox* = variole *(variole des vaches)*. Il entreprit des expériences à cet égard et s'assura bientôt que le liquide contenu dans ces pustules de la vache, inoculé à l'homme, le met à l'abri de la petite vérole.

A partir de ce moment, la vaccine était découverte; mais ce ne fut qu'en 1798, après douze ou treize ans de pénibles recherches, que Jenner fit connaître le résultat de ses expériences *(An inquiry into the causes and effects of the cow-pox)*. C'est ainsi qu'il immortalisa son nom et devint un des plus grands bienfaiteurs de l'humanité.

La découverte de Jenner eut un immense retentissement. Ce fut le Dr Odier, de Genève, qui fit les premières vaccinations sur le continent. Peu après (en 1800), on vaccina à Paris trente enfants avec du vaccin envoyé de Londres. Cet exemple se répandit rapidement; l'enthousiasme pour la nouvelle découverte fut universel; tous les médecins instruits se mirent à vacciner et les personnages les plus haut placés rendirent hommage à la découverte de Jenner en se soumettant à la vaccination. On vit même le roi Charles IV d'Espagne organiser un voyage autour du monde, pour procurer les bienfaits de la vaccine à toutes les colonies espagnoles et à beaucoup d'autres contrées.

271. **Bienfaits de la vaccine.** — Rien ne peut établir d'une manière plus frappante l'immensité du bienfait qu'a été la vaccine pour la société, que la diminution de la mortalité depuis cette grande découverte. Il est des pays où la vaccination se fit avec tant de zèle, que pendant bien longtemps on n'observa pas un seul cas de mort par la petite vérole, tandis qu'autrefois les ravages qu'elle exerçait étaient tels, qu'on a pu dire sans exagération que la douzième partie des décès étaient dus à cette maladie et que le quart de la population était défiguré par ses cicatrices indélébiles.

Au siècle dernier les gens marqués de la petite vérole, se rencontraient en très grand nombre et beaucoup d'entre eux avaient la bouche, les narines et les paupières tiraillées d'une manière hideuse par des cicatrices difformes. Il en est de même des borgnes et des aveugles : si l'on en voit comparativement si peu maintenant, c'est à la vaccine qu'on le doit.

Mais ce n'est pas encore assez; la vaccine n'a pas encore porté tous les fruits qu'elle est appelée à porter un jour, car nous aimons à croire qu'on arrivera, avec du temps et de la patience, — par la vaccination des enfants en bas âge et par des revaccinations bien faites et suffisamment fréquentes, — à débarrasser complètement l'humanité de ce fléau et à le reléguer dans l'histoire des temps passés. Nous espérons que, peu à peu, la variole disparaîtra comme a disparu la peste, cette maladie de triste mémoire qui, au moyen âge, décimait les populations et qu'avec les progrès de l'hygiène on est arrivé à extirper de tous les pays véritablement civilisés. C'est à souhaiter, car la petite vérole est un fléau pire que la peste, puisque pour une personne tuée par la peste, il y en a des centaines tuées par la petite vérole.

Quoique presque tout le monde ait entendu parler de la petite vérole, il est peu de personnes qui connaissent toute l'horreur de cette affreuse maladie, lorsqu'elle atteint des gens non vaccinés. Le corps, de la tête aux pieds, est couvert de boutons immondes, remplis de pus et si nombreux, si serrés les uns contre les autres, qu'ils ne laissent souvent pas entre eux une place suffisante pour loger la pointe d'une aiguille. Ces gens ressemblent à une masse en corruption; leurs yeux sont fermés, souvent pendant trois semaines et plus, et quelques-uns de ceux qui guérissent restent aveugles pour le reste de leur vie. Aucune description ne peut rendre l'horreur qu'inspirent ces malades, qui répugnent à la fois à la vue et à l'odorat, car outre qu'ils sont hideux, ils émettent une odeur pestilentielle repoussante au dernier degré. Si nous ajoutons que ces malades sont parfois atteints de délire furieux, qu'ils sont comme des fous et cherchent souvent à se jeter par la fenêtre, on aura une idée approximative de ce que peut être la petite vérole.

Est-il nécessaire, nous dira-t-on, de décrire de telles maladies? — Oui, c'est nécessaire, pour que chacun cherche à éviter la possibilité d'un si grand malheur. Nous aimerions même que toutes les mères pussent voir, de leurs propres yeux, cette maladie dans toute son horreur, car nous serions sûr qu'elles comprendraient alors la nécessité et le devoir absolu qu'il y a pour elles de faire vacciner de bonne heure leurs enfants.

La variole est beaucoup plus dangereuse que le choléra, dont on s'effraye tant de nos jours. Avant la découverte de la vaccine, la variole faisait en une année beaucoup plus de victimes que n'en a jamais fait le choléra, car la variole sévissait continuellement et presque partout à la fois, tandis que le choléra ne se montre en Europe qu'à de rares intervalles, n'envahit presque jamais un pays tout entier et disparaît généralement au bout de quelques mois.

La variole jamais ne dort; elle est toujours prête à faire des victimes, jeunes ou vieilles, riches ou pauvres, fortes ou délicates, pourvu qu'elles ne soient pas protégées par la vaccine. Les enfants au-dessous de deux ans qui contractent la petite vérole meurent en grand nombre. Une mère qui perd son enfant de la petite vérole, faute de l'avoir fait vacciner, doit être considérée comme coupable de sa mort. Quelle épouvantable responsabilité et quel remords pour le reste de sa vie ! Et si l'enfant ne meurt pas, mais reste défiguré, quel reproche vivant sera pour elle cette figure toute couturée de cicatrices indélébiles !

Puisse la connaissance de ces dangers faire réfléchir quelques-uns de ces pères, quelques-unes de ces mères qui, imbus de préjugés ridicules, négligent de faire vacciner de bonne heure leurs enfants et les exposent ainsi, de parti pris, à tomber victimes d'une des maladies les plus affreuses dont on puisse être atteint.

272. **Reproches adressés à la vaccine.** — On a bien souvent accusé la vaccine de ne pas mettre sûrement à l'abri de la variole. Nous ne saurions contester que le vaccin n'est pas un préservatif absolu et que l'immunité qu'il confère contre la variole ne dure pas toute la vie. Nous reconnaissons très volontiers que des gens vaccinés peuvent être atteints de petite vérole ; mais ne savons-nous pas aussi, quelque rares qu'en soient les cas, qu'il est des individus chez lesquels une première atteinte de petite vérole est suivie d'une seconde ? Si donc la variole elle-même n'est pas un préservatif *certain* contre une seconde atteinte de la maladie, ne serait-il pas absolument injuste de vouloir exiger davantage de la vaccine ? Du reste, s'il arrive que des adultes contractent la petite vérole, bien qu'ils aient été vaccinés dans leur enfance, il faut bien savoir qu'ils n'ont presque toujours qu'une petite vérole très bénigne, très légère qui ne laisse pas de marques et qui n'entraîne presque jamais la mort. On peut même dire qu'une personne qui a été bien vaccinée dans son enfance — nous disons : *bien vaccinée*, c'est-à-dire *vaccinée avec succès* — et qui prend la pré-

caution de se faire revacciner de temps en temps, ne peut pas mourir de la petite vérole. L'expérience de tous les observateurs consciencieux, de tous les médecins ne laisse à cet égard aucune incertitude. Par contre, s'il est des personnes qui, quoique soumises à la vaccination dans leur enfance, meurent de la petite vérole, on peut presque toujours s'assurer par le nombre restreint ou l'aspect des cicatrices vaccinales, qu'elles ont été mal vaccinées et affirmer d'une manière presque certaine que l'opération a été mal faite ou pratiquée avec du mauvais vaccin, c'est-à-dire du vaccin récolté trop tard ou conservé trop longtemps.

On entend souvent dire aussi que la vaccine expose à de nombreux accidents. Que penser de cette accusation ?

Il est évident qu'on ne doit entendre par accidents de vaccine que les perturbations de la santé qui non seulement en sont les suites apparentes, mais encore les conséquences réelles et qui ne seraient pas survenues si la vaccination n'avait pas eu lieu. Or, combien y a-t-il de gens qui accusent la vaccine de tous les maux dont leurs enfants sont atteints ! A cette occasion, qu'on nous permette de citer la boutade suivante, reproduite dans la *Presse Médicale* (22 juin 1884), parce qu'elle montre bien l'absurdité du raisonnement que tiennent certaines personnes :

« Fiestau ne voulait pas faire vacciner son garçon. Je n'y ai pas foi, disait-il. — Et pourquoi n'y as-tu pas foi ? lui disait sa femme. — Je n'y ai pas foi. Tu ne sais donc pas ce qui est arrivé l'autre jour ? Il y a Teston qui fit vacciner son aîné ; cela n'empêche qu'il mourut trois jours après. — Comment, trois jours après ? — Oui, il voulut prendre un nid ; il tomba de l'arbre et se tua roide. Tu vois bien. Puis, faites vacciner vos enfants ! »

Cela paraît une charge ! Hélas, non, cela se rencontre bel et bien dans la pratique. Pour notre compte, nous avons bien souvent entendu des parents accuser la vaccine d'avoir rendu leur enfant bancal ou bossu, d'avoir été l'origine de telle ou telle affection dont il était atteint ou même d'avoir été la cause de sa mort, alors qu'ils auraient pu accuser avec bien plus de raison les vices de leur propre sang, la ruine de leur constitution par des excès de tout genre ou les négligences qu'ils avaient commises à l'égard de leur progéniture, au point de vue de l'hygiène et du régime. Mais il est si bon de se disculper de ses propres fautes et si commode d'attaquer la médecine et les médecins. Tous les docteurs n'ont-ils pas vu des parents manifestement scrofuleux venir leur faire des recommandations sur le choix du vaccin, refusant celui de telle ou telle famille qui cependant était d'une constitution incomparablement plus saine que la leur ?

Quelques adversaires de la vaccine, dans leur ardeur à combattre cette belle découverte, vont jusqu'à l'accuser — sans preuves à l'appui, il est vrai — d'être l'origine de la plupart des maux qui affligent l'humanité. A les en croire, l'introduction du vaccin dans le sang prédispose à la fièvre typhoïde, aux éruptions cutanées, au rachitisme, à la scrofule, à la phtisie, etc. Est-il nécessaire d'affirmer que jamais la vaccine n'a donné naissance à l'une quelconque de ces maladies ? Du reste, ne suffit-il pas, pour protester contre de pareilles hérésies, de rappeler que ces maladies ne sont pas nouvelles et que bien avant la découverte de la vaccine, elles étaient tout aussi répandues, si ce n'est plus répandues que de nos jours, et qu'aujourd'hui encore elles respectent aussi peu les individus non vaccinés que les vaccinés.

Rejetons donc, sans arrière-pensée, ces inculpations spécieuses lancées dans le public pour discréditer la vaccine. Comme le dit le docteur Fonssagrives (Éducation physique des filles) : « La longévité accrue, la beauté conservée, la cécité diminuée dans une large proportion, sont des bienfaits inestimables que la vaccine nous a donnés sans nous les faire payer ; profitons-en et ne nous laissons pas effrayer par des craintes chimériques. »

Il n'est au fond qu'un accident qui puisse résulter de la vaccination pratiquée de bras à bras ou avec du vaccin humain de conserve, c'est l'inoculation de la syphilis, mais cet accident est à tel point rare qu'on est resté plus de soixante ans avant d'arriver à prouver qu'il est possible.

Si aujourd'hui l'on fait tant de bruit autour de la *syphilis vaccinale*, c'est que les adversaires de la vaccine se sont servis de cet accident comme d'un épouvantail et ne manquent jamais une occasion d'en exagérer le danger aux yeux du public. Or, on peut affirmer que l'immense majorité des cas de syphilis vaccinale qu'ils se plaisent à citer sont complètement étrangers à cette maladie.

La syphilis vaccinale est complètement inconnue dans nombre de pays où la vaccine est obligatoire depuis très longtemps, tels que la Suède, le Hanovre, le Nassau, le Wurtemberg, etc. Et cependant, l'attention est à tel point éveillée sur ce point dans ces pays, que s'il s'en était produit un seul cas, les adversaires de la vaccine n'auraient pas manqué de le crier sur les toits et de le publier dans toutes les langues.

Du reste, ne reste-t-il pas aux gens qui craignent d'être inoculés avec du vaccin provenant d'un enfant malsain, la ressource du vaccin animal?

Voilà réduites à leur juste valeur les accusations portées contre la vaccine. Il ne nous reste plus qu'à souhaiter qu'une statistique bien faite — et elle ne tardera sans doute pas à voir le jour — vienne établir d'une manière exacte le tribut payé à la variole par les gens qui refusent de faire vacciner leurs enfants. Nous doutons fort que leurs convictions résistent à cette épreuve. Nous connaissons déjà nombre de localités qui, visitées ces dernières années par la petite vérole, ne renferment presque plus un seul adversaire de la vaccination, tant les faits que chacun a eu l'occasion de constater sont plus forts que les théories.

273. **Vaccination jennérienne ou humaine.** — On appelle *vaccin d'enfant, vaccin humain, vaccin humanisé* ou *vaccin jennérien* (du nom de Jenner qui le premier s'en est servi) celui qui se récolte sur le bras d'un enfant, et l'on donne le nom de *vaccination jennérienne* à celle qui se pratique sur un enfant (ou sur un adulte) avec du vaccin provenant d'un autre enfant.

La vaccination jennérienne a été presque exclusivement employée pendant les soixante premières années de ce siècle. C'est au moyen du liquide transparent qui remplit les boutons de vaccine de l'enfant vers le septième ou huitième jour (c'est-à-dire avec la lymphe et non avec le pus), qu'on transmet le vaccin d'un sujet à un autre sujet (le plus souvent des enfants). Cette transmission s'opère, soit par inoculation directe de bras à bras, soit au moyen de lymphe vaccinale conservée dans des tubes capillaires.

La vaccination de bras à bras est évidemment la méthode la plus sûre, au point de vue des chances de réussite. Il n'est malheureusement pas toujours possible d'y avoir recours, le médecin vaccinateur n'ayant pas continuellement à son service des pustules vaccinales arrivées à maturité convenable et développées sur un enfant bien constitué, indemne de tout vice du sang. Aussi, lorsqu'un tel sujet se présente à lui, demande-t-il aux parents la permission de récolter le vaccin, dans le but de le conserver et d'en faire profiter d'autres enfants, au fur et à mesure des besoins de sa clientèle.

274. Vaccination animale. — Quant à la *vaccination animale*, elle n'est guère pratiquée que depuis une vingtaine d'années. Très discutée à ses débuts, elle n'en a pas moins fait son chemin et a pris peu à peu la place qui lui était due, si bien qu'aujourd'hui elle vit côte à côte et en bonne intelligence avec la vaccination jennérienne, dont elle est devenue l'utile auxiliaire. Elle tend même à la remplacer dans beaucoup de localités, grâce à la terreur exagérée et même ridicule qu'inspire à beaucoup de gens le vaccin humain, et grâce aussi aux perfectionnements dont la culture et la conservation du cow-pox ont été l'objet depuis quelques années. Il n'est actuellement presque pas de grande ville en Europe, qui ne possède un institut vaccinal pour la culture du vaccin animal.

De même qu'on vaccine souvent de bras à bras, on peut vacciner de génisse à bras, et ce procédé de vaccination animale donne d'excellents résultats, ce qui se comprend, puisque le cow-pox, dans ce cas, est absolument frais et n'est privé d'aucun de ses éléments. Il faut dire cependant que ce procédé, malgré sa valeur, n'est pas très en faveur dans le public et qu'on se sert plus souvent de *vaccin animal de conserve*. Celui-ci est livré aux médecins par les instituts vaccinogènes, sous différentes formes, dont les principales sont : le vaccin sur pointes ou lames d'ivoire, la poudre de vaccin, la lymphe renfermée dans des tubes capillaires et la pulpe vaccinale emprisonnée entre deux lames de verre. Ces deux dernières préparations sont de beaucoup les plus employées ; mais il est bon de savoir que la pulpe donne des résultats beaucoup plus sûrs que la lymphe, parce que récoltée par raclage de la surface de la pustule de la génisse, elle renferme beaucoup d'éléments figurés et actifs, tandis que la lymphe transparente, en raison des diverses manipulations auxquelles il faut la soumettre pour la faire pénétrer dans les tubes capillaires, est privée d'une bonne partie de ses éléments actifs.

275. **Valeur comparative du vaccin humain et du vaccin animal.** — Bien des personnes demandent à leur médecin auquel, du vaccin d'enfant ou du vaccin animal, il faut donner la préférence. Ce choix, selon nous, est assez indifférent.

Cependant, l'on entend souvent dire que le vaccin d'enfant est actuellement moins actif qu'au commencement du siècle, parce qu'il a soi-disant perdu ses vertus préservatrices contre la variole, par son passage réitéré à travers un grand nombre d'organismes.

Cette dégénération du vaccin humain n'est nullement démontrée. Les médecins qui ont le soin de récolter eux-mêmes le vaccin d'enfant dont ils ont besoin et qui ne le laissent pas vieillir ou s'altérer dans leur cabinet ou dans leur trousse, obtiennent presque toujours, dans les vaccinations qu'ils pratiquent, autant de boutons qu'ils ont fait d'insertions. Quant à la valeur préservatrice de ce mode de vaccination, elle paraît être tout aussi grande qu'au commencement du siècle. Nous pouvons en donner comme preuve l'immunité variolique dont jouissent, à Londres, les infirmières du Small-Pox Hospital (Hôpital de la Petite-Vérole) qui, vaccinées méthodiquement avec de la lymphe humaine, n'ont pas fourni un cas de variole depuis trente ans qu'elles vivent constamment au milieu d'un foyer de contagion.

On a encore conseillé de renoncer au vaccin humain, en alléguant qu'il est quelquefois fort difficile de trouver un enfant présentant les conditions de santé nécessaires pour fournir du bon vaccin. C'est là une erreur complète. Heureusement pour l'honneur de l'humanité, les enfants jouissant d'une constitution saine sont encore en grande majorité et nous n'admettons absolument pas qu'il soit difficile de trouver des sujets aptes à fournir du bon vaccin.

Du reste, si l'on a fait des reproches immérités au vaccin humain, ils n'ont pas manqué au vaccin animal. C'est ainsi qu'on a dit que ce dernier échouait souvent. Ce qui pouvait être vrai, il y a quelques années, ne l'est plus aujourd'hui, grâce aux perfectionnements apportés depuis quelque temps à la culture et à la récolte du vaccin animal. Si l'on se sert de vaccin de génisse récolté, non sous la forme de lymphe (en tubes capillaires), mais sous la forme de pulpe fraîche (entre deux plaques de verre), l'on obtient d'aussi bons résultats qu'avec le vaccin humain.

On reproche au vaccin animal de se conserver difficilement et de ne pouvoir être envoyé au loin. Il passe en effet pour perdre déjà son efficacité au bout d'une huitaine de jours en été, et de trois semaines en hiver, tandis que le vaccin humain donne souvent encore des résultats au bout de quelques mois. Cette infériorité du vaccin animal au point de vue de la conservation perd beaucoup de son importance, quand on sait combien il est actuellement facile de se procurer, en toute saison, du vaccin animal de première fraîcheur, en s'adressant à l'un des nombreux instituts vaccinogènes qui, depuis quelques années, ont été créés dans la plupart des pays.

Le vaccin animal présente cependant certains avantages. Le plus apprécié par le public est de n'exposer en aucune façon les vaccinés à contracter la syphilis, complication excessivement rare il est vrai, mais dont l'image terrible hante, constamment et malgré tout, l'imagination du public. L'espèce bovine étant, en effet, réfractaire à l'inoculation de la syphilis est inapte à communiquer cette affection à l'espèce humaine.

Une autre qualité du vaccin animal, c'est son abondance. On peut, en effet, le produire en toute saison en quantité illimitée et à bref délai, ce qui permet de l'employer sans parcimonie et de répondre à toutes les exigences de la consommation. C'est là un avantage réel lorsqu'une épidémie de variole vient à éclater quelque part et qu'on est appelé à faire, en peu de jours, un très grand nombre de vaccinations et de revaccinations.

Pour résumer notre opinion sur la valeur comparative des deux vaccins, nous dirons : Le vaccin humain et le vaccin animal, loin de se nuire, doivent s'entr'aider. Peu nous importe qu'on se serve de l'un ou de l'autre, pourvu qu'on s'entoure de toutes les garanties convenables pour assurer à cette opération son caractère inoffensif habituel.

276. De l'âge auquel il convient le mieux de vacciner. — L'enfant, dès sa naissance, est apte à contracter la variole et reste exposé à ce danger tant qu'il n'est pas vacciné. Il est donc nécessaire de vacciner de bonne heure, si l'on ne veut pas courir le risque de voir la petite vérole se glisser entre la naissance et la vaccination.

Cependant, si l'on prend en considération la grande sensibilité de l'organisme dans les premières semaines de la vie, on peut attendre (en dehors des temps d'épidémie de variole) que les enfants aient atteint l'âge de deux ou trois mois. Il n'y a même pas d'inconvénient, lorsque aucun cas de variole n'existe dans la localité qu'on habite, à retarder la vaccination jusqu'à l'âge de cinq ou six mois.

L'opération est en elle-même si peu douloureuse que la plupart des enfants en bas âge la supportent sans crier et sans faire le moindre mouvement de défense; souvent même elle s'accomplit sans les réveiller lorsqu'ils sont endormis. C'est là un grand avantage, car alors le médecin peut opérer tout à son aise et se placer dans les meilleures conditions voulues pour la réussite. Il en est souvent tout autrement lorsque l'opération est pratiquée à une époque tardive. L'enfant s'aperçoit des préparatifs que fait le médecin, il s'en effraye et, dès qu'on veut lui saisir le bras, il crie et s'agite, souvent au point de rendre l'opération très malaisée. Plus l'enfant est âgé, plus les difficultés sont grandes. Le médecin, obligé d'user de force pour immobiliser le bras, ne peut plus agir avec sa précision habituelle; un mouvement brusque de l'enfant dévie la lancette, qui ne fait qu'égratigner l'épiderme ou qui s'enfonce trop profondément dans les tissus, d'où résulte, suivant les cas, une incision trop superficielle pour absorber convenablement le vaccin, ou une incision trop profonde pour le retenir, entraîné qu'il est par le sang qui coule. Dans ces conditions, il est bien rare que toutes les piqûres prennent; généralement on n'a qu'un succès incomplet ou nul.

Ajoutons que plus l'enfant est âgé, plus les boutons de vaccine sont exposés à des frottements qui peuvent les déchirer et entraîner une inflammation des parties voisines. L'enfant très jeune souffre à peine de sa vaccine; aussi le voit-on rester tranquille et laisser ses boutons suivre leur évolution normale. Du reste, l'éruption serait-elle le siège d'une démangeaison vive, ses bras sont trop courts pour qu'il puisse se gratter, en portant la main droite sur l'épaule gauche ou la main gauche sur l'épaule droite. Il n'en est plus de même de l'enfant plus âgé; quelque précaution qu'on prenne, il réussit presque toujours à se gratter et à excorier ses boutons; de là, ces pustules ouvertes, enflammées ou ulcérées qu'on observe quelquefois chez les enfants qui ont dépassé la première année.

Il y a donc tout avantage à vacciner les enfants de bonne heure, c'est-à-dire dans le cours de leurs six premiers mois. En agissant ainsi, on a encore, dans les conditions ordinaires, un ou deux mois devant soi avant l'apparition des premières dents. Il y aurait, en effet, inconvénient à vacciner pendant une crise de dentition, parce que le trouble suscité dans l'économie par le vaccin s'ajouterait aux souffrances que procure souvent la poussée des dents.

277. De la saison la plus convenable pour la vaccination. — Il est admis dans le public qu'on doit présenter les enfants à la vaccination pendant les saisons douces, telles que le printemps ou l'automne, et qu'il y aurait du danger à vacciner en été et en hiver. C'est là un préjugé très fâcheux, car, en temps d'épidémie variolique, il expose bien des gens à subir les atteintes de la maladie. Il faut bien savoir qu'on peut vacciner sans danger et avec des chances égales de succès dans toutes les saisons, si l'on a soin de se servir de vaccin frais. Or, si le vaccin paraît donner de meilleurs résultats au printemps et en automne, c'est qu'à ces deux époques de l'année, les vaccinations étant très communes, on vaccine d'ordinaire de bras à bras ou avec du vaccin récemment récolté, conditions très favorables pour que l'opération réussisse. En hiver et en été, au contraire, on n'a généralement à sa disposition que du vaccin en plaques ou en tubes qui, conservé souvent depuis plusieurs mois, a perdu en partie son efficacité.

Nous le répétons, parce qu'on ne saurait trop le répéter : *en temps d'épidémie de variole, il est nécessaire de vacciner les enfants de suite, quel que soit leur âge, quel que soit leur état de santé et quelle que soit la saison,* car cette affreuse maladie atteint sans distinction tous les gens, jeunes ou vieux, qui ne sont pas ou qui ne sont plus protégés par la vaccine. C'est dire qu'en temps d'épidémie on doit vacciner les enfants même au lendemain de leur naissance. Ces vaccinations précoces ne présentent aucun danger, et bien des médecins y ont eu recours pour leurs propres enfants. La crainte de voir à un âge aussi tendre la vaccine s'accompagner d'une réaction inflammatoire trop vive ou produire un érésipèle est purement imaginaire.

Maintes personnes croient qu'il est dangereux de vacciner en temps d'épidémie et que la vaccine pratiquée à un tel moment peut provoquer la variole. C'est une erreur qu'il est nécessaire de combattre de toutes ses forces, car elle a déjà causé la perte de bien des existences. Si ce préjugé funeste est si répandu, c'est que le public ignore que la vaccine ne met à l'abri de la variole qu'une dizaine de jours après la vaccination et que si, par malheur, cette maladie se déclare avant ce dixième jour, elle suit forcément son cours. Ce que le public ignore aussi, c'est que la variole ne se montre que douze à quinze jours après que le malade l'a contractée. Elle a ce qu'on appelle une période d'incubation, période pendant laquelle elle existe virtuellement dans l'économie, sans se manifester par des signes extérieurs appréciables. Si l'on vaccine pendant cette période d'incubation, la petite vérole éclatera avant que la vaccination ait eu le temps de produire ses effets préservatifs. Dans ces conditions, l'on peut voir les pustules de la variole, puis celles de la vaccine, se développer concurremment sur le même malade.

Loin de craindre de vacciner un enfant ou un adulte en temps d'épidémie de variole, il y a lieu de le vacciner, alors même qu'il présenterait déjà quelques symptômes de la maladie, car il est prouvé que la vaccination peut, sinon empêcher complètement la variole de se développer, du moins la modifier et la rendre plus légère.

278. **Vaccination. Procédés opératoires.** — Il n'y aucune préparation à faire subir aux enfants pour la vaccination.

On peut vacciner de bras à bras, de génisse à bras ou avec du vaccin conservé par l'un des divers procédés que nous avons énumérés (273, 274).

Les bras de l'enfant qu'on veut vacciner doivent être débarrassés de tout vêtement, car la constriction produite par une manche simplement relevée gênerait la circulation veineuse et lymphatique et provoquerait de la congestion dans les parties sous-jacentes ; par suite, les scarifications donneraient abondamment du sang et le vaccin, déposé à un endroit où l'absorption est déjà, sinon complètement entravée, du moins rendue fort difficile, risquerait d'être entraîné par le suintement sanguin.

Beaucoup de vaccinateurs opèrent encore par *simple*

piqûre. Dans ce cas, on se sert d'une aiguille à vaccin ou d'une lancette cannelée, qu'on charge en trempant sa pointe dans un bouton de vaccine arrivé à bonne maturité, ou en couvrant ses faces de vaccin de conserve déposé sur une plaque; puis, saisissant solidement, avec la main gauche, la partie postérieure du bras de l'enfant à vacciner, de façon à bien tendre la peau à la face externe du membre, on introduit, de la main droite, le bout de la lancette obliquement sous l'épiderme, dans une longueur d'environ deux millimètres. On laisse la lancette en place pendant quelques instants, on lui imprime quelques mouvements de latéralité pour faire descendre le vaccin au fond de la petite écorchure, puis on la retire en ayant soin de retourner la pointe de l'instrument dans la plaie, de façon à l'essuyer pour ainsi dire entre le derme et l'épiderme et à déposer ainsi dans la plaie le plus possible de vaccin.

Ainsi pratiquée, la vaccination n'est presque pas douloureuse; elle l'est même si peu, qu'elle s'accomplit souvent sans réveiller l'enfant, s'il est endormi. L'opération est très rapide et donne lieu, lorsqu'elle est bien faite, à l'écoulement d'une goutte de sang tout au plus.

Ce procédé des simples piqûres est préconisé par de nombreux vaccinateurs. Il est d'une exécution facile, permet de délimiter sûrement le nombre des pustules qu'on désire obtenir et a le grand avantage de n'exiger qu'une faible quantité de vaccin. Faites avec les précautions nécessaires, les simples piqûres conviennent très bien dans toutes les vaccinations pratiquées avec du vaccin vivant, c'est-à-dire de bras à bras ou de veau à bras; mais comme elles ne créent qu'une faible surface d'absorption, elles donnent, quand on se sert de vaccin en tubes ou en plaques, plus d'insuccès que le procédé des scarifications que nous allons décrire.

Depuis quelques années, certains médecins, — surtout ceux qui emploient de préférence le vaccin animal, — vaccinent par le procédé des *scarifications*. Cela se fait de la manière suivante :

On pratique, à la partie supérieure du bras, deux, trois ou quatre groupes de scarifications. Chaque groupe comprend deux, trois ou quatre mouchetures, sous forme d'incisions très légères et parallèles, dont la longueur ne doit pas dépasser quatre ou cinq millimètres chacune, n'intéressant que la couche superficielle de la peau, distantes d'un à un millimètre et demi l'une de l'autre, comme suit : ||| ||||. Si un peu de sang s'en écoule, on le laisse tarir, puis on promène à plat, sur la plaie étanchée, une autre lancette bien chargée de vaccin. Si du sang se mêle au vaccin, on ramène le tout sur les incisions. On fait à chaque bras, et à un pouce de distance l'un de l'autre, deux ou trois groupes de scarificatious.

Ce procédé de vaccination par *plaques vaccinales* est très recommandable chez les adultes qu'on revaccine, parce que chez eux il est souvent nécessaire, pour le succès de l'opération, d'offrir au vaccin une large porte d'entrée; par contre, il est un peu douloureux et d'une exécution difficile chez les enfants. Aussi la plupart des vaccinateurs se contentent-ils de faire, à chaque bras, trois *incisions* simples, longues d'un centimètre environ et espacées d'un pouce chacune. On recommande à l'opéré de garder son bras à découvert, tant que la partie vaccinée n'est pas complètement sèche, afin de faciliter l'absorption du vaccin et empêcher qu'il soit entraîné par les vêtements.

Ce procédé, encore moins douloureux que celui des piqûres, donne chez les enfants vaccinés pour la première fois, presque régulièrement autant de pustules que d'incisions ; il exige plus de vaccin, mais, offrant une plus large surface d'absorption, il donne en somme plus de chances de succès que le procédé des piqûres.

279. **Siège des inoculations.** — On peut vacciner sur toutes les parties du corps, mais d'habitude on choisit les bras, parce que cette région est très commode et présente l'immense avantage de permettre aux personnes vaccinées de montrer sans répugnance leurs marques de vaccine, lorsqu'il est besoin de faire constater leur existence. Autrefois, on vaccinait à la partie moyenne du bras ; actuellement, la plupart des médecins ont soin, et avec raison, de vacciner à sa partie supérieure, sur une même ligne horizontale, au bas de l'épaule, à la hauteur des bords de l'aisselle, à l'endroit où, plus tard, le bout de manche d'une robe décolletée pourra cacher les cicatrices de la vaccine. Cette précaution a bien son importance, surtout chez les jeunes filles, car il est évidemment très désagréable pour elles, lorsqu'elles vont dans le monde, d'exposer à tous les yeux les cicatrices vaccinales, parfois très disgracieuses, que laisse après lui le vaccin et surtout le vaccin animal. N'avons-nous pas constaté, chez nombre de personnes, des cicatrices vaccinales superposées les unes aux autres dans le sens vertical de l'épaule jusqu'au coude ? Ces stigmates de la vaccination constituaient une véritable défiguration.

C'est parce qu'elles ont été frappées du caractère disgracieux que présentent les cicatrices de la vaccine, que quelques personnes demandent qu'on vaccine leurs enfants à la jambe ou au-dessus du genou. Nous ne sommes pas partisan de cette innovation, car, selon nous, elle a beaucoup plus d'inconvénients que d'avantages.

280. **Du nombre des inoculations de vaccin.** — Jenner pratiquait une inoculation à chaque bras. Son exemple fut longtemps suivi car longtemps on a cru qu'un seul bouton de vaccine préserve de la variole aussi bien qu'un plus grand nombre. Actuellement il est prouvé que l'immunité variolique conférée par la vaccine est, jusqu'à un certain point, en rapport direct avec le nombre des pustules vaccinales. Aussi la plupart des médecins sont-ils aujourd'hui d'avis de multiplier les insertions vaccinales et d'en faire au moins trois à chaque bras.

Si un seul bouton se développe, il est absolument nécessaire de soumettre le sujet à une nouvelle tentative de vaccination, dans la crainte que cette pustule unique n'ait pas créé un épuisement complet de la réceptivité variolique. Nous pensons même que, quel que soit le nombre des pustules vaccinales développées, qu'il y en ait deux, quatre et même six, une vaccination supplémentaire est toujours utile pour s'assurer que la réceptivité vaccinale est complètement épuisée. Aussi, à l'instar de M. le Dr Warlomont qui a inauguré le système, procédons-nous comme suit : Nous faisons trois insertions vaccinales à chaque bras, sur chaque enfant qui nous est présenté à la vaccination ; puis, au septième jour, lorsque l'enfant nous est ramené, nous le revaccinons, séance tenante, avec son propre vaccin ou du vaccin étranger. Cette seconde vaccination donne rarement de nouvelles pustules ; mais le fait qu'elle est parfois suivie de succès est pour nous une preuve qu'elle est utile. Ce système, tout en compliquant fort peu l'opération de la vaccination, a l'immense avantage de ne plus lancer dans le monde des enfants insuffisamment vaccinés, c'est-à-dire insuffisamment armés pour repousser à coup sûr les attaques de la petite vérole. M. le Dr Warlomont est même d'avis de répéter l'acte vaccinatoire de huit jours en huit jours, jusqu'à ce qu'on n'obtienne plus de nouvelle pustule.

281. **Marche de la vaccine.** — Pendant les trois premiers jours qui suivent la vaccination (période d'incubation), on ne voit sur la peau que la trace laissée par la lancette ; mais vers la fin du troisième jour ou au commencement du quatrième, on aperçoit, au niveau des piqûres, un point rouge qui ressemble à une piqûre de puce et devient le siége de démangeaisons plus ou moins vives ; puis il se forme graduellement un petit bouton, qui s'entoure d'une aréole rouge circulaire plus ou moins accusée ; les sixième et septième jours, le bouton devient plus saillant, blanchit, se déprime au centre et se remplit d'un liquide clair transparent : c'est le *vaccin*. A ce moment, le vaccin est arrivé à maturité ; on peut alors s'en servir pour vacciner d'autres enfants ou le recueillir sur des plaques ou dans des tubes pour le conserver. Si l'on attendait au huitième jour pour récolter le vaccin, ce liquide serait déjà un peu louche et privé d'une partie de ses propriétés. Les jours suivants, chaque bouton augmente encore, l'aréole inflammatoire qui l'entoure s'étend et se confond même parfois avec celle des boutons voisins. A ce moment, on observe parfois un peu de fièvre et d'agitation, mais le plus souvent cette fièvre fait défaut chez les petits enfants ; elle ne manque au contraire jamais chez les adultes.

Au neuvième jour, les boutons acquièrent leur maximum de développement ; à partir de ce moment, la dessiccation commence ; les boutons prennent une teinte brune et se couvrent peu à peu d'une croûte noire sous laquelle il y a un peu de pus. C'est alors que la tuméfaction du bras est le plus prononcée et que l'on peut voir les glandes de l'aisselle s'engorger. Peu à peu l'inflammation diminue; du vingtième au trentième jour, les croûtes tombent et laissent à leur place la petite cicatrice gaufrée, blanchâtre et indélébile qui sert dans la suite à juger si l'enfant a été vacciné.

Tel est le cours normal de la vaccine. Elle peut cependant présenter quelques variations dans son évolution.

Il existe en particulier quelque différence entre les pustules produites par le vaccin animal (274) et celles produites par le vaccin humain (273). Le vaccin animal donne généralement lieu à des pustules plus lentes à évoluer, mais plus volumineuses, plus plates et plus blanches que celles qu'on obtient avec le vaccin humain. Le vaccin animal détermine une réaction locale beaucoup plus forte que le vaccin humain, entraîne plus souvent l'engorgement des glandes de l'aisselle et est suivie de cicatrices plus larges et plus profondes. Enfin, le mouvement fébrile que le vaccin humain est souvent impuissant à déterminer est presque habituel et prend même quelquefois une certaine intensité, lorsqu'on s'est servi de vaccin animal. Bref, tout témoigne que le vaccin animal agit sur l'économie d'une manière beaucoup plus active que le vaccin humain. On en a conclu que le vaccin animal était doué de propriétés préservatrices contre la variole plus grandes que le vaccin humain. C'est possible, mais cela n'est pas encore prouvé.

La marche de la vaccine n'est pas toujours régulière; il arrive parfois que l'éruption est si lente à se montrer que les parents, vers le cinquième ou le sixième jour, viennent annoncer à leur médecin que le vaccin n'a pas pris, puis sont tout étonnés de voir, le lendemain ou le surlendemain, les boutons vaccinaux se dessiner et finalement prendre leur développement normal les jours suivants. Ce retard dans l'apparition de l'éruption est généralement considéré comme un signe de vaccine de bon aloi.

282. Fausse vaccine. — On doit, au contraire, conserver des doutes sur la légitimité de l'éruption, lorsqu'elle commence déjà à se montrer dès le lendemain ou le surlendemain de la vaccination. Dans ce cas, les boutons qui se développent sont d'ordinaire de volume inégal et s'élèvent en pointe dès leur naissance, en même temps qu'ils s'entourent d'une aréole rouge, inflammatoire, irrégulière, parfois très étendue. Ces boutons sont généralement le siège d'une forte démangeaison, se dessèchent vite et laissent à leur place une cicatrice arrondie de petites dimensions. Ces boutons sont de fausses pustules et caractérisent ce qu'on a appelé une *fausse vaccine*. Ces fausses vaccines, d'après la majorité des vaccinateurs, n'ont pas plus de vertu préservatrice contre la variole que tout autre bouton qui pourrait se développer sur la peau à la suite d'une piqûre quelconque. Seuls, les vrais boutons de vaccine, munis de tous leurs caractères distinctifs, doivent être considérés comme mettant les enfants à l'abri de la petite vérole. De là, la nécessité absolue pour les parents, lorsqu'ils ont fait vacciner leurs enfants, de les faire visiter par un médecin le septième jour après l'opération, pour qu'il s'assure que les boutons qui se sont développés présentent bien les caractères d'une vaccine vraie et préservatrice et qu'il les soumette de suite à une nouvelle vaccination, s'il conserve le moindre doute à cet égard.

283. Précautions à prendre après la vaccination. — Une fois l'enfant vacciné, il faut maintenir ses bras à découvert tant que le vaccin déposé à leur surface n'est pas complètement sec. De plus, les mères doivent avoir soin de garantir les scarifications, contre les frottements susceptibles de les irriter, en faisant porter à l'enfant une chemisette à manches souples et larges, non serrées au poignet. Elles feront bien d'éviter le contact des vêtements de laine ou de toile trop roides. Par contre il peut être utile, en hiver, de recouvrir les scarifications d'une couche de coton pour y maintenir une température uniforme et favoriser l'évolution de la vaccine. En été, la ouate est moins nécessaire. Cependant, à la période de suppuration, elle peut encore être avantageuse pour protéger les boutons vaccinaux contre les irritations extérieures. Les parents doivent recommander expressément à toutes les personnes appelées à donner des soins à l'enfant, de ne toucher sous aucun prétexte, pendant les premiers jours, aux parties inoculées.

Si vers le huitième ou le neuvième jour l'irritation est vive autour des piqûres, il est utile de combattre la cuisson qui en résulte par des applications de poudre de riz ; si la tuméfaction et la rougeur font craindre une inflammation trop intense, il est sage d'appliquer un cataplasme de fécule de pomme de terre ; si, enfin, il se produit une ulcération au niveau des boutons de vaccine, ou un érésipèle, ou un engorgement des glandes de l'aisselle, il faut de suite prévenir le médecin, qui conseillera le mode de pansement approprié à la circonstance. Inutile de dire qu'on ne doit jamais toucher aux croûtes pour hâter leur chute.

Il n'est pas nécessaire de rien changer au régime et aux habitudes de l'enfant. Cependant, s'il a un peu de fièvre, on évitera de le baigner et de le sortir et, contrairement au préjugé répandu dans la campagne, on le changera de linge aussi souvent que cela sera nécessaire. Enfin il est inutile de purger l'enfant ; s'il a un peu de fièvre, ce qui est rare, celle-ci partira d'elle-même, sans médecine, après deux ou trois jours.

284. Diminue-t-on les vertus préservatrices de la vaccine en récoltant du vaccin sur un enfant ? — Il est des mères qui ne veulent pas consentir à ce qu'on prenne du vaccin sur leur enfant, dans la crainte de le soumettre à des manœuvres douloureuses ou d'affaiblir chez lui l'effet de la vaccination. Ces craintes reposent sur des notions complètement fausses. Il faut que les mères sachent bien, que lorsqu'on prend du vaccin sur le bras de leur enfant, soit pour le transmettre de suite à un autre enfant, soit pour le conserver dans des tubes, l'efficacité de la vaccination reste aussi complète que chez ceux dont on a respecté les pustules ; il n'y a aucun épuisement à craindre, aucun inconvénient quelconque à redouter. La sérosité qui remplit les boutons de vaccine au moment de leur maturité (7me ou 8me jour), si elle n'est pas récoltée, n'est d'aucune utilité au vacciné, puisqu'elle subit dans la suite la transformation purulente, se dessèche sur place et prend finalement la forme d'une croûte plus ou moins épaisse destinée à tomber. En récoltant du vaccin, on rend même un véritable service à l'enfant, car, en dégorgeant les boutons de la sérosité qui les distend, on diminue l'inflammation et la douleur dont les bras sont le siège. Il est facile de démontrer aux mères cette action bienfaisante, en ne récoltant du vaccin que sur un seul bras. Les pustules qu'on a respectées deviennent le siège d'une inflammation beaucoup plus vive, que celle qu'on observe au niveau des pustules qui ont été ouvertes.

Ajoutons que les mères qui s'opposent à ce que leur enfant serve à vacciner d'autres enfants, se privent du seul moyen à leur portée de s'assurer si, oui ou non, le vaccin qu'on a donné à leur propre enfant est du bon vaccin. En voici la raison : Si le vaccin de leur enfant transmis à un autre nouveau-né produit une vaccine légitime, c'est une preuve irréfutable qu'il a été lui-même bien vacciné. Il est donc tout à la fois de l'intérêt de l'enfant et de l'intérêt de la mère qu'on prenne du vaccin. Du reste, les parents ne devraient-ils pas mettre de côté tout sentiment d'égoïsme et se rappeler que le vaccin qu'a reçu leur enfant lui a été fourni par un autre enfant, qu'en conséquence ils ont contracté une dette envers l'humanité et qu'il est de leur devoir de faire participer, à leur tour, d'autres enfants aux bienfaits de la vaccine?

285. **Utilité des revaccinations.** — Nous avons reconnu que la vertu préservatrice d'une première vaccination n'est pas forcément indéfinie et que nombre de sujets redeviennent, au bout d'un certain nombre d'années, susceptibles de contracter la variole. Il y a donc nécessité pour tout le monde, non seulement d'être vacciné dans l'enfance, mais encore d'être revacciné de temps en temps dans le cours de l'existence. Il est sage de se soumettre à cette petite petite épreuve tous les sept ou huit ans et, en outre, chaque fois qu'on se trouve en présence d'une épidémie de variole, alors même qu'on aurait été revacciné sans résultat l'année précédente.

Si un cas de variole se déclare dans un ménage, on doit faire revacciner immédiatement tous les membres de la famille, jeunes et vieux, et placer si possible la personne malade dans une partie écartée de l'appartement, en ne laissant auprès d'elle que des personnes qui, soigneusement revaccinées, n'ont rien à craindre de la contagion. Pour plus de précautions, on doit même éloigner de la maison toutes les personnes qui n'y sont pas absolument nécessaires. En un mot, on doit *isoler* le malade et suivre, à l'égard d'un fléau aussi terrible que la petite vérole, la même conduite que celle qui est en usage dans tous les pays civilisés pour combattre certaines épizooties ou maladies infectieuses qui s'attaquent au bétail. Ce n'est pas chose aussi facile, nous le savons, mais on doit au moins chercher à s'en rapprocher le plus possible.

Beaucoup de personnes redoutent de se faire revacciner en temps d'épidémie de variole, par crainte que l'opération elle-même provoque la maladie. C'est une crainte chimérique. Jamais la revaccination n'a donné la petite vérole. C'est là une vérité si bien établie, qu'il ne peut subsister aucun doute à cet égard. Du reste nous avons exposé plus haut (277) les circonstances qui ont donné naissance à ce préjugé. Loin de craindre de revacciner en temps d'épidémie, on doit le faire alors même que la variole se manifeste déjà par les phénomènes caractéristiques de sa période d'invasion, car on réussit souvent ainsi à la modifier dans sa marche et à la rendre plus bénigne.

286. **Résultats des revaccinations.** — La revaccination n'est pas douloureuse; les démangeaisons qu'on ressent sur les bras au niveau des piqûres, quoique généralement un peu plus accusées qu'à la première vaccination, sont très supportables. Du reste, la marche des boutons de revaccination est à peu près identique à celle des boutons de la première vaccination (281). Souvent, il y a bien un peu de gonflement des bras, mais la douleur et la fièvre qui en résultent, sont rarement assez intenses pour retenir à la cham-

bre. Les personnes revaccinées peuvent presque toujours vaquer sans danger à leurs occupations.

Lorsqu'on se fait revacciner, deux choses peuvent se passer : ou le vaccin prend ou il ne prend pas. S'il ne prend pas, ce qui arrive en moyenne dans un peu plus de la moitié des cas, cela prouve que la vertu préservatrice de la première vaccination n'est pas encore éteinte et que l'individu, pour le moment, n'est pas apte à contracter la variole, mais cela ne prouve nullement qu'il ne le deviendra pas dans un laps de temps qu'on ne peut fixer. Rien ne prouve, en effet, que l'immunité constatée aujourd'hui persistera encore l'année suivante. C'est pourquoi, tant que la revaccination n'a pas réussi, il importe de la répéter tous les ans et même à intervalles plus rapprochés, lorsqu'il existe des cas de variole dans la localité qu'on habite.

Lorsque la revaccination n'a pas donné de résultat, on s'est soumis, il est vrai, à une opération inutile, mais on a du moins la satisfaction de se savoir à l'abri du danger. On peut même rester exposé à la contagion, non seulement avec la tranquillité d'esprit d'une personne qui n'a pas à craindre de payer sa témérité, mais encore avec la faculté de porter secours aux malheureux qui, moins bien partagés, sont atteints de la terrible maladie.

Quant aux personnes chez lesquelles la revaccination réussit, elles peuvent remercier la Providence qui les a préservées de la petite vérole et doivent se considérer comme très heureuses de se trouver, pour une nouvelle série d'années, à l'abri de la contagion.

La revaccination est donc avantageuse quel qu'en soit le résultat. Elle peut être considérée comme une sorte d'épreuve démontrant le degré de préservation conféré par la première vaccination.

On entend souvent dire que la variole n'atteint pas les personnes âgées et qu'il est inutile qu'elles se soumettent à la revaccination, C'est un préjugé. Ne pas vacciner, ne pas revacciner les vieillards, est une faute qui a fait bien des victimes.

C'est pour nous une intime conviction que si tout le monde prenait la précaution de se faire revacciner tous les dix ans, la petite vérole deviendrait une maladie très rare et, même, à tel point rare, qu'on pourrait la regarder comme une curiosité scientifique. Dans les hôpitaux, dans les lycées, dans les établissements publics, la propagation de la variole a toujours été rapidement arrêtée par la revaccination. L'Académie de médecine de Paris a déclaré à maintes reprises que les revaccinations sont exemptes de danger et préservent de la variole tous les individus qui se soumettent à son action éminemment bienfaisante. En France, c'est grâce aux revaccinations pratiquées comme mesure générale dans l'armée, que depuis quelques années les soldats ont presque complètement échappé à la variole, alors qu'elle sévissait cruellement dans la population civile. Dans l'armée prussienne, les résultats obtenus sont encore meilleurs, parce qu'on revaccine chaque année indistinctement tous les hommes sous les drapeaux. Aussi n'y compte-t-on, en moyenne et par année, que trois cas de variole sur cent mille hommes et pas un seul décès dû à cette maladie. Cette immunité des soldats prussiens pour la variole est d'autant plus frappante qu'elle se maintient au milieu d'épidémies sévissant dans la population civile. A Aix-la-Chapelle, en 1881, alors que la petite vérole décimait la population civile, la troupe, *logée en majorité chez les habitants*, n'eut pas un seul cas de maladie. Pourrait-on citer un exemple plus frappant de l'utilité des revaccinations ?

287. Nécessité de rendre obligatoires la vaccination et les revaccinations. — La plupart des gouvernements font actuellement tout ce qu'ils peuvent pour déraciner la petite vérole. C'est le devoir de tout le monde de les aider dans cette tâche humanitaire, par la vaccination de tous les enfants dans le cours de leurs six premiers mois et par des revaccinations suffisamment fréquentes. Malheureusement, il y a sur cette terre tant de personnes imbues de préjugés ridicules ou simplement négligentes, qu'on ne pourra jamais obtenir ce résultat de leur bonne volonté. C'est ce qui nous fait dire qu'il est nécessaire de rendre obligatoires, non seulement la vaccination des enfants en bas âge, mais encore les revaccinations des adultes.

Cette question de la vaccination obligatoire a soulevé beaucoup de discussions : partisans de cette mesure, nous croyons devoir chercher à démontrer le mal fondé des objections qu'on lui a faites.

On se plaît à représenter l'obligation de la vaccine comme un attentat à la liberté individuelle et à la liberté du père de famille, et ses adversaires s'imaginent faire preuve de beaucoup de bon sens lorsqu'ils vous disent : « Laissez chacun faire comme il voudra ; vaccinez-vous vous-même tant qu'il vous plaira ; si, comme vous le prétendez, la vaccine est une garantie, il doit vous être indifférent que nous ne nous fassions pas vacciner, puisque nous serons seuls exposés aux dangers dont vous affirmez l'existence. » Ce raisonnement serait très juste, si le non-vacciné n'exposait que lui seul ; malheureusement il n'en est pas ainsi. Il est absolument prouvé que les non-vaccinés constituent un danger permanent pour la société, en permettant à la variole de faire son apparition dans une ville, d'y prendre la forme épidémique, d'y jeter la ruine et la désolation et de ne cesser que lorsque presque toutes les personnes non vaccinées, mal vaccinées ou vaccinées depuis trop longtemps, ont payé successivement par leur négligence leur tribut à la maladie.

Nous pouvons reconnaître à un blessé, s'il jouit de sa raison, le droit de se débarrasser de ses appareils et de s'estropier, mais nous ne pouvons pas admettre qu'au nom de la liberté individuelle un individu expose tous ses voisins aux chances d'une contagion de variole, parce qu'il lui plaît de ne pas se faire vacciner et d'avoir des préventions ridicules contre un des plus plus grands bienfaits conférés à l'humanité.

De même, malgré notre respect absolu pour tout ce qui touche à la liberté du père de famille, nous ne pouvons pas admettre qu'un père ait le droit de refuser la vaccine à son enfant et de le laisser dans les conditions les plus propices à contracter une maladie dangereuse.

Dans toute société bien organisée, il est nécessaire que la liberté de chacun soit limitée par le respect des intérêts d'autrui. « Du reste, l'État attente tous les jours à la liberté humaine, pour des motifs bien moins importants et pour la protection contre des accidents bien moins redoutables que la variole. N'y a-t-il pas des règlements de police qui défendent de salir les rues, d'exercer certaines industries insalubres, de garder sur les fenêtres des vases et autres objets qui peuvent tomber et blesser quelque passant? L'idée ne vient cependant à personne de s'insurger contre ces mesures, bien qu'elles portent atteinte à la liberté individuelle. En cas de choléra, de peste, de typhus, etc., n'astreint-on pas les citoyens à se soumettre à certaines précautions destinées à éloigner le fléau et à le rendre moins meurtrier ? Pourquoi ne préserverait-on pas les populations de la variole, par la vaccine qui a été reconnue efficace pour arrêter ses ravages ? »

Trouve-t-on attentatoire à la liberté que la police empêche quelqu'un d'incendier sa propre maison, lorsqu'elle fait partie d'une rue et peut mettre le feu à ses voisines. Pourquoi un individu aurait-il le droit de communiquer à ses semblables une maladie affreuse ? Que ceux qui veulent conserver le droit de propager des maladies infectieuses, se rassemblent et aillent s'établir dans une île isolée où ils pourront, selon leurs goûts, s'infecter mutuellement et tout à leur aise ; mais, s'ils restent au milieu d'une communauté civilisée, il est juste qu'on les oblige à respecter les intérêts de la majorité de leurs concitoyens

On avance encore que la vaccination obligatoire n'est qu'un droit d'exploitation accordé aux médecins et que ceux-ci n'en sont si chauds partisans que parce qu'elle a pour conséquence d'augmenter le chiffre de leurs honoraires, en forçant les gens à réclamer plus souvent leurs soins. Y a-t-il seulement lieu de répondre à de pareilles accusations et n'est-il pas évident qu'au point de vue pécuniaire, les médecins auraient au contraire tout avantage à voir abolir la vaccination, puisque cela leur donnerait, par l'accroissement énorme des cas de variole qui résulterait de cette mesure, l'occasion de soigner beaucoup plus de malades ? Il est donc bien évident que le corps médical, en préconisant la vaccine, ne prêche nullement pour sa paroisse et que si, avec un désintéressement qui l'honore, il ne cesse de conseiller ce moyen préservateur et de se l'appliquer à lui-même, c'est qu'il est absolument convaincu de son utilité au point de vue de la santé publique.

Il est incontestable que la mortalité par variole a diminué dans des proportions notables dans tous les pays où la vaccination obligatoire est pratiquée (Suède, Angleterre, Ecosse, Irlande, Allemagne), tandis que cette maladie fait encore de très nombreuses victimes dans tous les États de l'Europe où la vaccination est restée facultative. Et cela se comprend, quand on pense au nombre considérable de gens négligents ou remplis de préjugés, qui renvoient continuellement de se faire vacciner ou de faire vacciner leurs enfants, jusqu'à ce qu'ils aient appris à leurs dépens qu'il est trop tard. Il est vrai que la plupart des gouvernements exigent des certificats de vaccine pour l'entrée dans les écoles et les asiles, et que tout homme sous les drapeaux est obligé de se soumettre à la vaccination et à la revaccination. Mais, selon nous, cela n'est pas suffisant. Puisqu'on trouve juste l'obligation de la vaccine imposée au soldat et à tout enfant fréquentant une école, pourquoi trouverait-on injuste l'obligation de la vaccine imposée à tout le monde ?

TROISIÈME PARTIE

ÉDUCATION MORALE ET INTELLECTUELLE

L'avenir des enfants est l'ouvrage des mères. NAPOLÉON.

Ce n'est pas le zèle qui manque à la plupart des mères pour bien élever leurs enfants, c'est une bonne direction et la fermeté de caractère. Al. DONNÉ.

Dans les chapitres précédents, nous avons étudié les soins que réclament les enfants au point de vue de leur développement physique; il nous reste à parler de leur éducation morale et intellectuelle.

Ce sujet, en raison de l'influence capitale qu'il exerce sur l'avenir des enfants, mériterait d'être traité à fond; malheureusement les proportions modestes que nous désirons donner à ce livre, nous obligent à être bref et à n'indiquer, en quelque sorte, que les principes sur lesquels doit s'appuyer, selon nous, toute bonne éducation de l'enfance. Nous sommes heureux de reconnaître que la lecture des principaux auteurs qui se sont occupés de cette question nous a beaucoup facilité notre tâche.

I. *Des habitudes chez le nouveau-né.*

288. L'éducation morale doit être commencée dès la naissance. —L'éducation, bonne ou mauvaise, repose, en grande partie, sur les habitudes qu'on a su donner à l'enfant dès son âge le plus tendre. L'enfant qui vient au monde n'a et ne peut avoir aucune habitude. Partant de cette vérité, J.-J. Rousseau a écrit que « la seule habitude à faire prendre aux enfants, est de n'en contracter aucune. » Pris à la lettre, ce conseil est impraticable ; ne pas vouloir d'habitudes chez ses enfants est insensé ; quoi qu'on fasse, ils en prennent dès leur naissance. Ce qu'il faut, c'est que les parents mettent toute leur intelligence et toute leur énergie à ne leur en donner que de bonnes et à empêcher les mauvaises de s'établir.

Ne donner aux enfants que de bonnes habitudes est, nous le reconnaissons, une tâche épineuse et remplie de difficultés ; on ne peut la conduire à bien qu'en s'armant d'une volonté énergique, car les enfants ont dans leurs cris et dans leurs pleurs un moyen de commandement si facile et si absolu, que ceux qui les entourent, s'ils sont faibles et ne savent pas dominer les élans de leur cœur, se laissent entraîner par leur tendresse aveugle à se soumettre à leurs moindres volontés, à leurs moindres caprices ; les parents, de maîtres qu'ils devraient être, passent au rôle d'esclaves, au grand préjudice de leurs enfants.

Les enfants nouveau-nés n'ont encore ni idées, ni sentiments ; ils n'ont que des sensations. Ces sensations, qu'elles soient pénibles ou agréables, ils ne savent les exprimer que par des cris. Le cri chez les petits enfants est un langage ; c'est leur manière de faire connaître leurs besoins et d'exprimer leurs petites volontés. La mère doit donc étudier les cris de son bébé, apprendre à se rendre compte s'ils sont l'effet d'une souffrance ou le résultat d'un simple caprice, en un mot tâcher de découvrir leur cause, afin de pouvoir alléger ses douleurs, quand elles sont réelles, et résister à ses fantaisies, quand elles sont de nature à créer de mauvaises habitudes. Il ne faut donc pas imiter certaines mamans, qui se précipitent vers le berceau au premier cri de leur bébé pour le bercer, le prendre, le promener, le dorloter ou lui donner le sein alors qu'il a déjà teté une heure auparavant. N'est-il pas évident que cet empressement à satisfaire tous les cris de l'enfant, ne peut que le rendre capricieux et volontaire ?

Dans différents chapitres, nous avons déjà eu l'occasion de parler de quelques-unes des habitudes qu'il est bon de faire prendre aux nouveau-nés, et de quelques-unes de leurs exigences qu'il faut combattre avec énergie. Nous avons indiqué les inconvénients et même les dangers qu'il y a à les bercer (227) ; nous avons montré l'inutilité qu'il y a à les tenir sur les genoux, à les promener dans la chambre pour les endormir (226) ; quel esclavage et quelle perte de temps toutes ces habitudes ridicules entraînent, sans profit pour l'enfant. D'autre part, nous avons montré l'avantage immense qu'il y a à les poser tout éveillés dans leur berceau et à les habituer à attendre que le sommeil vienne de lui-même clore leurs paupières. Sur tout cela, nous avons suffisamment insisté, nous avons donné d'assez nombreux exemples pour vous convaincre de l'inutilité et du danger qu'il y a à créer ces sensations et ces habitudes, qui sont à la fois accablantes pour les parents et funestes pour les enfants.

Avec de la fermeté et en ne cédant jamais à ses caprices, vous amènerez votre nourrisson à ne pleurer que lorsqu'il souffre. Il en résultera pour vous le plus grand avantage, car alors vous saurez le moment précis où votre eufant a besoin de votre secours et où vous devrez vous prodiguer pour le soulager. Bien plus, ce sera le plus sûr moyen de le rendre heureux, car celui qui n'a pas de passions est facile à satisfaire et celui qui n'a pas de mauvaises habitudes n'a pas besoin d'être corrigé.

Alors que le nouveau-né a déjà quelques mois et que son cerveau et ses sens commencent à se développer, il désire et veut tenir tout ce qu'il voit, et tout ce qu'on met entre ses mains il le porte à la bouche. Si ce qu'il demande ne peut lui faire du mal, empressez-vous de le lui donner; si, au contraire, ce qu'il désire peut lui être nuisible, refusez net. Cette règle s'applique surtout à tous les objets pointus ou tranchants avec lesquels il pourrait se blesser, à toutes les substances métalliques, alimentaires ou autres qui pourraient, en étant mises à la bouche, porter préjudice à sa santé. Nous avons vu un enfant de six mois, mourir en quelques heures pour avoir avalé une croûte de pain; elle s'était introduite dans le larynx et avait amené la mort par suffocation.

Une fois une chose refusée, si l'enfant pleure, s'il crie pour l'obtenir, ne cédez à son obstination sous aucun prétexte. Armez-vous de volonté et refusez net, sans restriction, sans compromis et de telle façon que l'enfant comprenne du premier coup qu'il perdrait sa peine à insister plus longtemps. Le meilleur moyen de rendre un enfant malheureux est de l'habituer à tout obtenir, car, comme les désirs croissent en raison directe de l'empressement qu'on met à les satisfaire, il arrivera tôt ou tard une circonstance dans laquelle il vous sera matériellement impossible de le contenter et qui vous forcera malgré vous à répondre par un refus; eh bien, ce refus auquel l'enfant ne sera pas accoutumé, lui fera plus de peine et plus de chagrin que la privation même de l'objet qu'il désirait. C'est ce que J.-J. Rousseau a exprimé d'une manière si juste en disant : « D'abord il voudra la canne que vous tenez, bientôt il voudra votre montre; ensuite il voudra l'oiseau qui vole, il voudra l'étoile qu'il voit briller, il voudra tout ce qu'il verra : A moins d'être Dieu, comment le contenterez-vous? »

II. *Manière de gouverner les enfants.*

289. **Nécessité de l'obéissance.** — Dès que les enfants sont capables de comprendre ce qu'on leur demande, c'est par l'autorité qu'il faut les conduire. La bonne éducation des enfants repose en entier sur leur obéissance; c'est une erreur de vouloir s'adresser à d'autres sentiments, car aucun n'est plus à leur portée et plus conforme à leur nature. Ne pensez jamais que votre enfant est trop jeune pour obéir; vous pouvez et vous devez lui enseigner l'obéissance dès son âge le plus tendre.

Certains parents trouvent toujours quelque excuse pour permettre à leur enfant de faire ses caprices; un jour on le trouve trop jeune, une autre fois on le trouve trop malade, puis on est tout étonné, au bout de quelque temps, d'avoir un enfant volontaire et capricieux. L'obéissance doit être enseignée le plus tôt possible, alors que l'enfant est complètement sous la dépendance de sa mère et ne peut rien sans elle. C'est compliquer l'éducation que s'adresser à d'autres sentiments qu'à l'obéissance.

Ne permettez jamais à vos enfants de discuter votre volonté. Les discussions ne peuvent avoir quelque valeur qu'entre gens raisonnables ; or, la raison, jusqu'à l'âge de six ou sept ans, ne peut habiter la tête des enfants. Vous ferez sans doute bien, quelquefois, dans le but de les instruire, de leur expliquer les motifs qui vous guident, mais l'autorité doit toujours rester par elle-même suffisante pour obtenir une obéissance immédiate, que l'enfant comprenne ou ne comprenne pas les motifs qui vous font agir. Ne diriger les enfants que par le raisonnement est chose impossible, car, dans la plupart des cas, ils sont si peu capables de comprendre l'utilité de l'ordre qu'ils reçoivent et leurs désirs sont parfois en telle opposition avec leur devoir, que tous les efforts qu'on peut faire pour les convaincre restent inutiles.

Toute l'éducation des enfants peut se faire par l'application raisonnable des deux termes suivants : *« Il le faut »* et *« cela ne se peut pas. »* Quelque simples qu'ils soient, ils sont en toute circonstance suffisants pour déraciner les mauvais penchants et faire sortir les bonnes qualités, ce qui est le but de toute bonne éducation. Pour cela pas de fausse tendresse, pas de faiblesse mal entendue, car il s'agit de l'avenir de l'enfant, de son bonheur.

L'enfant habitué à obéir, obéit sans difficulté et sans chagrin ; c'est pour lui chose toute naturelle. L'enfant habitué à obéir est un enfant heureux ; il ne pleure jamais pour qu'on fasse ses fantaisies. Tout autre est l'enfant gâté, désobéissant. Accoutumé à voir tout plier à sa volonté, à ses caprices, à ses colères, ses fantaisies augmentent sans cesse et il éprouve un chagrin véritable quand, par hasard, sa mère se trouve dans l'impossibilité de les satisfaire. Les enfants gâtés, désobéissants, mal élevés, pleurent à tout instant ; ils sont malheureux et finissent par se rendre insupportables à tous ceux qui les approchent.

L'enfant qui n'est pas habitué à obéir quand il est bien portant, obéit encore moins quand il est malade. De là un danger réel pour sa santé et quelquefois même pour sa vie. Qui n'a vu un enfant refuser obstinément une médecine et la mère user de tous les moyens imaginables pour la lui faire accepter ? Qu'arrive-t-il dans ces cas ? — La maman est obligée de mettre la potion de côté, ou bien d'avoir recours à la force, pour l'ingurgiter dans la gorge de l'enfant et vaincre son opiniâtreté désolante. Si le petit rebelle est déjà pourvu d'une certaine vigueur, la lutte peut être violente, ce qui est pénible et n'est pas toujours prudent. D'un autre côté, si la mère cède devant la volonté de son enfant et ne réussit pas, de gré ou de force, à lui faire prendre ses médicaments, il arrive souvent qu'elle n'ose pas avouer sa faiblesse au médecin et que la maladie s'aggrave. Alors, lorsqu'elle apprend que son enfant va mourir, elle regrette son manque d'énergie, elle se désole et finit par confesser au médecin qu'elle n'a pas donné les remèdes qu'il a prescrits ; mais il est trop tard, l'enfant meurt et cette pauvre mère reste avec le remords d'avoir perdu son enfant, faute de ne lui avoir pas appris à obéir. Des faits analogues sont loin d'être rares, tous les médecins pourraient en citer de nombreux exemples.

Voilà ce que produisent la tendresse aveugle et la faiblesse de beaucoup de mères. Si, au lieu de faire appel à la raison de ses enfants, la mère les habituait dès le début à reconnaître son autorité et à s'y plier, ces résistances déplorables et ces regrets seraient évités.

Mais s'il est important que l'obéissance soit complète, il est nécessaire aussi que l'autorité soit raisonnable et ne soit mise qu'au service d'idées saines et justes ; ce serait détruire son action bienfaisante que de s'en servir d'une manière arbitraire et capricieuse. Les enfants traités sans bonté ne peuvent pas devenir bons. L'autorité doit être, en outre, exempte d'impatience et de rudesse, car sans cela, elle serait peut-être encore plus pernicieuse que la faiblesse de certaines mères. Il ne s'agit pas, en effet, d'anéantir la volonté de l'enfant, car ce ne serait plus de l'autorité raisonsonnable, ce serait du despotisme, de la tyrannie, qui ferait de l'enfant un esclave tremblant sous la main du maître et lui avilirait le caractère. Aussi, est-il de la plus haute importance que toutes les défenses, tous les ordres aient en vue l'intérêt de l'enfant et soient inspirés par un jugement raisonné.

290. **Moyens d'obtenir l'obéissance.** — Et maintenant, si l'on nous demande comment on peut arriver à donner aux enfants des habitudes d'obéissance, nous répondrons que ce n'est pas une chose aussi difficile qu'on veut bien le croire ; cela ne demande ni beaucoup de savoir, ni beaucoup de talent. Il suffit de se guider d'après le principe suivant : *Ne pas multiplier les ordres inutilement, mais une fois un ordre donné, tenir à ce qu'il soit exécuté immédiatement et à la lettre.* Si l'enfant ne croit pas vos défenses définitives, il passera outre ou continuera à vous importuner jusqu'à ce que vous ayez fait selon ses désirs.

Si l'enfant obéit de suite, comme il doit le faire, ne lui épargnez pas vos caresses ; mais si, au contraire, il montre de la tendance à la désobéissance, exigez immédiatement qu'il se soumette et ne lui laissez jamais avoir le dernier mot.

Pour nous faire mieux comprendre, permettez-nous de donner, en exemple, une de ces petites scènes qui se passent si fréquemment entre une mère et son enfant. Supposons un enfant qui s'est emparé d'un livre de luxe sur la table. « Louis, laisse ce livre tranquille ! » dit la mère. L'enfant s'arrête, mais un instant après, il s'empare de nouveau du livre. La mère lève les yeux et s'en aperçoit. « N'as-tu pas entendu que je t'ai dit de ne pas toucher à ce livre, » s'écrie-elle, « pourquoi ne m'écoutes-tu pas ? » L'enfant feint d'obéir, mais un peu plus tard, il profite de ce que sa mère a le dos tourné pour recommencer ; finalement le livre tombe à terre. Alors la mère en colère, s'élance de sa chaise et donne une tape à l'enfant, en s'écriant : « Tiens et obéis-moi une autre fois ! » L'enfant crie et la mère ramasse le livre, en disant : « Je ne sais pas pourquoi cet enfant est si désobéissant ! »

Des scènes de ce genre se passent tous les jours. Peut-on s'étonner que les enfants qu'on élève de cette façon soient désobéissants ? — Nous ne le pensons pas, car, dans cet exemple, si le livre n'était pas tombé à terre, l'enfant n'aurait pas été puni.

Qu'aurait dû faire une mère judicieuse dans cette circonstance ? — Elle aurait dû dire à son enfant, clairement et avec décision : « Mon chéri, ne t'amuse pas avec ce livre : » puis, si l'enfant ne pouvant résister à la tentation avait désobéi, la mère aurait dû se lever, prendre l'enfant, l'emporter dans sa chambre et lui dire avec calme et sans colère : « Je t'ai dit de ne pas toucher à ce livre et tu m'as désobéi ; j'en suis bien fâchée, mais je suis obligée de te punir. »

L'enfant aurait pleuré et aurait promis d'être plus obéissant à l'avenir, mais la mère convaincue de la nécessité de lui infliger une punition sérieuse dont il se souvienne, lui aurait répondu : « Tu as désobéi, tu dois être puni, » et, malgré ses pleurs, elle l'aurait laissé seul pendant quelques minutes, de façon que la solitude fît une impression plus profonde sur son esprit. Au bout de cinq ou dix minutes, elle serait revenue et lui aurait dit : « As-tu du chagrin de m'avoir désobéi? » — « Oui, maman. » — « Tu me promets de ne plus me désobéir? » — « Oui, maman. » — Eh bien, je te pardonne, viens. » (Jacob Abbott.)

Une petite leçon analogue, répétée chaque fois que l'enfant désobéit, est de nature à établir dans son esprit un principe d'obéissance, qui étend son influence sur tous les ordres qu'il reçoit.

S'il est des enfants faciles à conduire, il faut cependant reconnaître qu'il en est d'autres qui, dès que la mauvaise humeur s'empare de leur personne, restent insupportables pendant un temps indéfini et mettent à bout la patience de leurs parents, quelque bons qu'ils soient. C'est surtout dans ces cas qu'il ne faut absolument pas céder devant les fantaisies de l'enfant, car si la victoire lui reste, il sera dans la suite presque impossible aux parents de reconquérir leur autorité et ce sera la lutte continuelle installée au foyer domestique. Il est toujours dangereux pour des parents d'avouer leur impuissance à se faire obéir. Ils doivent donc opposer à la volonté de l'enfant, une volonté encore plus forte que la sienne et ne pas hésiter à le punir aussi sévèrement qu'il est nécessaire pour vaincre son opiniâtreté. Lorsqu'ils auront réussi à soumettre l'enfant, celui-ci sentira que la question est vidée, qu'il n'a aucun avantage à reprendre les hostilités avec quelqu'un de plus fort que lui et que ce qu'il a de mieux à faire, c'est encore d'obéir.

Quelques mères vont peut-être nous dire qu'elles n'ont pas le temps de remettre constamment à l'ordre leur enfant. Nous répondrons que les enfants qu'on a habitués à obéir font perdre bien moins de temps que ceux qui sont désobéissants, car c'est un fait bien avéré que les enfants bien élevés donnent moins de peine que ceux qui sont mal élevés.

291. L'entente des parents est nécessaire dans l'éducation. — Pour l'application du principe de l'obéissance immédiate et complète, il est nécessaire qu'il y ait un accord parfait entre le mari et la femme. En effet, la mère n'est pas seule à diriger l'éducation; en sa qualité de père des enfants, le mari a des droits à exercer, une autorité à faire prévaloir. De là peuvent résulter des vues opposées et des tiraillements qui font un effet déplorable sur l'esprit du jeune enfant. Qui n'a pas vu un père rentrer à la maison et, trouvant son enfant en punition, s'empresser de le prendre dans ses bras pour le caresser, sous prétexte qu'occupé aux affaires toute la journée, il n'a que ce moment pour jouir de sa société? D'un autre côté, qui n'a pas vu de mère faible envisager toute punition infligée à son enfant comme un acte de cruauté et détruire par ses caresses toute l'influence salutaire du père? Que résulte-t-il de ce défaut d'harmonie entre le père et la mère, si ce n'est que l'enfant, placé entre deux gouvernements contraires, acclame celui des deux qui est le plus indulgent pour ses caprices et apprend à considérer l'autre comme cruel et injuste?

Une autre difficulté dans la bonne éducation des enfants provient souvent de la présence des grands parents dans la famille. Trop souvent, en effet, ceux-ci, aveuglés par une tendresse mal entendue, vont jusqu'à plaider en faveur de la suppression d'un devoir ou excuser des mensonges ou des actes de la désobéissance la plus manifeste. Qui n'a pas vu des scènes désolantes se produire dans ces conditions? Le père ou la mère donnent un ordre ; l'enfant qui se sent soutenu, se refuse à l'exécuter ; on veut le punir, mais le grand-père ou la grand'mère sont là qui déclarent cruel et barbare d'infliger tel ou tel châtiment. Si les parents sont fermes, la discussion s'engage, on en vient à des mots désagréables et, pendant ce temps, l'enfant reste non seulement impuni, mais plus que jamais enclin à résister à l'autorité légitime de ses parents. Les ménages placés dans de telles conditions sont vraiment à plaindre et ne peuvent surmonter les difficultés de l'éducation qu'avec beaucoup de peine. Malgré tout, les parents doivent chercher à surmonter ces obstacles et faire passer la bonne éducation de leurs enfants avant toute autre chose.

C'est encore pour sauvegarder le principe d'autorité, qu'il est bon de ne jamais contredire la bonne devant l'enfant, si elle a cru devoir lui infliger une réprimande. A supposer même qu'elle ait eu tort de le faire, réservez vos observations ou vos ordres à cet égard, pour un moment où vous vous trouverez seule avec elle.

292. L'autorité n'exclut pas l'indulgence. — Quoique l'autorité ferme soit le moyen le plus simple et le plus sûr de mener à bien l'éducation des enfants, il est de toute évidence qu'il serait déraisonnable de la part d'une mère de repousser tous leurs désirs, quels qu'ils soient. Une mère doit, en effet, s'étudier à rendre ses enfants heureux. Une autorité ferme n'exclut absolument pas certaines indulgences.

Voici un enfant qui s'amuse à faire un château avec des cartes; sa mère lui dit de les remettre dans la boîte. Si l'enfant demande la permission de s'amuser encore quelques instants, pour terminer sa construction, la mère, désireuse de faire plaisir à son enfant, pourra donner la permission demandée; c'est là une indulgence judicieuse. Si, au contraire, l'enfant, sans s'occuper de l'ordre qu'il a reçu et sans en demander l'autorisation, continue à jouer, c'est pour lui se mettre en désobéissance directe, puisqu'il consulte ses goûts et son plaisir plutôt que les ordres de sa mère. Celle-ci ne devra pas permettre que ce fait passe sans être puni; elle pourra considérer la faute comme ne réclamant qu'une réprimande, mais, en tout cas, elle ne devra pas manquer cette occasion de lui donner une leçon.

293. **La fermeté de caractère est nécessaire à une bonne éducation.** — La cause principale du manque d'obéissance chez les enfants réside dans le peu de fermeté de la plupart des mères. C'est, pour elles, pénible de priver leur enfant d'un plaisir ou de lui infliger une punition; aussi cherchent-elles mille excuses pour se décharger de ce devoir. Elles reconnaissent bien que l'enfant a commis une faute et mériterait d'être corrigé, mais elles hésitent à le faire; il s'établit une lutte entre leur cœur qui leur dit d'absoudre et leur devoir qui leur dit de punir. Qu'arrive-t-il? Presque toujours le cœur triomphe et l'enfant persiste dans la même faute. Cette faiblesse du cœur des mères est un des plus grands obstacles que puisse rencontrer l'éducation. Pour élever des enfants dans l'obéissance, il faut de l'énergie dans le caractère; quelques actes de discipline, par-ci, par-là, font plus de mal que de bien, car la punition n'est plus

qu'un acte vexatoire pour l'enfant et n'a plus d'efficacité. Rappelez-vous que pour être utiles, les punitions doivent être réelles. Un grand nombre de transgressions résultent d'une application hésitante ou irrégulière des châtiments. Il est certain qu'une mère qui, en toutes circonstances, adopte des mesures promptes et décisives pour réprimer le mal, aura beaucoup moins souvent besoin d'intervenir que celle qui s'en tiendra constamment à des mesures faibles et insuffisantes. Tandis que l'une saura se faire obéir de suite et sera très rarement obligée de punir, l'autre par ses menaces continuelles ou ses punitions insuffisantes, ne réussira qu'à irriter l'enfant et à aigrir son caractère. La mère qui commence par gronder, puis qui menace de punir, puis qui punit légèrement, ne fait que se donner du souci et du chagrin ; au contraire, celle qui réprime de suite avec fermeté les actes de désobéissance et inflige les punitions nécessaires, travaille à son propre bonheur et à celui de son enfant.

Cette faiblesse de caractère se révèle surtout quand les enfants sont malades ou faibles de constitution. Telle mère qui sera peut-être ferme avec ceux de ses enfants qui sont forts et robustes, passera, par contre, par tous les caprices de celui qui est faible et délicat ; elle le rendra volontaire, désobéissant et ajoutera ainsi au souci que lui inspire son état de santé, le chagrin de le voir mal élevé et plein de défauts. C'est là une faute. Si l'enfant est malade, soyez bonne, soyez douce, soyez dévouée, prenez un ton de voix affectueux pour le calmer, plaignez-le de tout votre cœur, partagez ses souffrances, soyez ingénieuse à lui trouver des amusements, des distractions, mais ne lui permettez jamais un acte de désobéissance. La fermeté vis-à-vis des enfants est aussi nécessaire quand ils sont malades que lorsqu'ils sont bien portants.

Si nous nous attachons à mettre les mères en garde contre leur sensibilité, contre leur tendresse, c'est parce que nous sommes persuadé que ces sentiments, lorsqu'ils sont exagérés, ou plutôt lorsque leurs effets ne sont pas tempérés par la raison, par le jugement, sont nuisibles à l'intérêt véritable de l'enfant. Si nous faisons plus appel à la fermeté des mères qu'à leur zèle et à leur dévouement, c'est que ces dernières qualités sont innées dans le cœur de la plupart des mères, tandis que la fermeté nécessaire pour bien élever leurs enfants, leur fait généralement plus ou moins défaut.

294. **Louanges.** — Nous avons suffisamment parlé de la nécessité de réprimander l'enfant et même de le punir sévèrement chaque fois qu'il commet une faute; permettez-nous maintenant d'insister sur le devoir qu'il y a, pour les parents, d'encourager leurs enfants quand ils font bien et de leur faire sentir toute la satisfaction qu'ils en éprouvent. Soyez même plus soigneux d'exprimer votre approbation pour une bonne conduite que votre désapprobation pour une mauvaise. N'ayez pas toujours la réprimande à la bouche; ne répétez pas continuellement à votre enfant qu'il est méchant, que le bon Dieu ne l'aimera pas et mille autres raisons vides de sens pour lui. Rien n'est plus pernicieux pour le caractère d'un enfant que des parents soupçonneux, moroses et continuellement occupés à rechercher ses fautes. On lui enlève tout entrain, tout élan. A la longue, il prend l'habitude de ne plus faire attention aux réprimandes et se laisse gronder comme on laisse gronder l'orage dans le lointain. A force de malmener un enfant, on lui fausse le caractère, on lui durcit le cœur ; à force de le réprimander, on arrive à le persuader qu'il est inutile de faire des

efforts pour plaire et que, quoi qu'il fasse, on ne sera jamais content de lui.

En résumé, ne gouvernez pas vos enfants comme beaucoup de personnes le font, en leur inspirant de la crainte, si vous voulez qu'ils ne soient pas toujours gênés en votre présence et que la maison paternelle ne leur paraisse pas une prison, au lieu d'un asile de paix et de bonheur. Mettez, au contraire, tous vos efforts à donner à votre enfant de la confiance en lui-même ; montrez-lui ses bonnes qualités ; donnez-lui des louanges chaque fois que l'occasion s'en présente ; faites-lui sentir que sa bonne conduite vous rend sincèrement heureux et qu'avec de la persévérance il deviendra un charmant enfant ; chaque fois qu'il fait bien, prouvez-lui votre satisfaction par vos sourires, vos caresses et tout ce que peut inventer l'amour d'une mère. S'il commet une faute, faites-lui sentir que vous en êtes attristés et que, bien que forcés de punir, vous punissez à regret. En vous y prenant ainsi, vous toucherez certaines cordes de son cœur et assurerez une efficacité réelle aux punitions que vous aurez à infliger.

295. **Punitions.** — Si l'on nous demande quelles punitions on peut infliger aux enfants, nous dirons qu'en les gouvernant d'une manière ferme et décidée dès leur bas âge, on a rarement besoin d'être très sévère. Souvent une réprimande et une figure attristée peuvent suffire.

Nous avons vu punir des enfants en les laissant simplement quelques minutes immobiles, la figure tournée vers le mur. Ce moyen, qui n'est à vrai dire un châtiment que par l'idée que l'enfant y attache, réussit souvent très bien. Ces quelques minutes paraissent bien longues à l'enfant coupable et impressionnent en général suffisamment son esprit pour qu'il se souvienne de la faute qu'il a commise et cherche à n'y pas retomber.

Si vous jugez opportun de l'éloigner momentanément de vous, de le faire sortir de la chambre pour que la solitude le dispose davantage à un retour sur lui-même, évitez de le tenir trop longtemps à distance, car vous vous exposeriez à introduire à votre foyer un hôte funeste, la *bouderie*. Et même si l'enfant tarde à montrer des sentiments de repentir, gages d'un avenir meilleur, sachez venir à son secours et faire vers lui les premiers pas.

N'exigez pas trop de votre enfant qu'il vous demande pardon ; selon son tempérament, ce serait lui donner une absolution trop facile de ses fautes ou lui infliger une humiliation de nature à étouffer les germes de dignité qui existent en lui.

Dans les cas où il est nécessaire de punir, beaucoup de parents ont pour système d'infliger à leurs enfants certaines privations. Le moyen n'est pas mauvais, mais encore faut-il savoir quelles privations on peut infliger à un enfant sans lui nuire. Si on le prive d'un plaisir, passe encore ; mais que penser de certains parents qui ne trouvent rien de mieux pour punir leurs enfants que de les faire rester à la maison et de les priver de leur promenade quotidienne ? Y a-t-il quelque chose de plus illogique que de punir un enfant en le privant de l'air et de l'exercice nécessaires à sa santé ? D'autres envoient leurs enfants se coucher sans souper. Peut-on inventer une punition plus ridicule et plus cruelle ? D'autres, lorsque les enfants sont assez grands, leur font apprendre quelque chose par cœur. N'est-ce pas le vrai moyen de leur enseigner à considérer le travail et l'étude comme un châtiment ?

Bien que nous ne soyons pas partisan des corrections corporelles, il est nombre de circonstances dans lesquelles une tape sur les doigts ou une petite tirée d'oreille est encore ce qu'il y a de mieux pour vaincre immédiatement l'opiniâtreté déplorable de certains enfants. Mais c'est là tout ce qu'on peut se permettre et nous conseillons vivement de ne jamais fouetter les enfants. La mode de fouetter les enfants était autrefois très répandue dans tous les pays ; elle est même encore très en faveur dans certaines écoles d'Allemagne et d'Angleterre. Nous aimons à reconnaître que depuis longtemps, chez nous, on s'est élevé contre cette coutume. Fouetter les enfants est un très mauvais système d'éducation, surtout lorsqu'ils sont déjà un peu grands, parce que la colère ou la honte qu'ils éprouvent de ce genre de punition, leur aigrit le caractère et leur ôte souvent toute envie de se repentir de la faute qu'ils ont commise.

Conformément aux idées du grand philosophe anglais, Spencer, nous pensons que la punition doit être infligée de façon qu'elle soit reconnue par l'enfant comme la conséquence naturelle de la faute qu'il a commise. Cela revient à dire qu'il faut s'efforcer de punir l'enfant par où il a péché.

Donnons un exemple :

Lorsqu'un enfant, après s'être amusé avec ses jouets, les laisse épars sur le parquet ou le tapis, on se contente généralement de le gronder et laisse aux domestiques le soin de les remettre en place. C'est une faute. On doit ordonner à l'enfant de les ramasser lui-même, d'après le principe que la peine de remettre les choses en ordre doit incomber à celui qui les met en désordre. Il est même nécessaire, si l'enfant résiste, de lui faire supporter les conséquences de son manque d'ordre en lui répondant, pendant quelque temps, chaque fois qu'il réclamera ses jouets : « Puisque tu ne veux pas ranger tes jouets quand tu as fini de jouer, je ne puis te les donner. » En agissant de cette façon, le châtiment arrivant au moment où il est le plus vivement senti, ne peut manquer d'impressionner l'enfant et d'avoir une heureuse influence sur sa conduite future.

Autre exemple :

Si votre enfant est habituellement lent à se préparer pour sortir, s'il a l'habitude de se faire attendre, sans que les remontrances à cet égard réussissent à modifier sa manière de faire, prenez le parti de lui faire éprouver les conséquences naturelles de son manque de diligence. S'il n'est pas prêt à l'heure fixée, laissez-le une ou deux fois à la maison, pendant que ses frères et sœurs se rendront à un plaisir. N'est-il pas probable que cette mesure aura plus d'efficacité sur sa conduite à venir que ces réprimandes continuelles auxquelles l'enfant s'habitue, souvent au point de n'y plus porter aucune attention ?

Nous pourrions multiplier les exemples, mais ceux que nous venons de donner sont suffisants pour montrer les avantages du système des châtiments naturels.

Ce mode de punition établit dans l'esprit de l'enfant des notions justes de cause et d'effet et ces notions, acquises dès le jeune âge, sont de nature à le rendre plus apte, dans le courant de la vie, à régler ses actions d'après les bonnes ou les mauvaises conséquences qu'elles peuvent entraîner. Cette manière de punir est, en outre, la moins nuisible pour le caractère de l'enfant. N'éprouvant rien de plus que les conséquences naturelles de ses mauvaises actions, il est plus ou moins forcé de reconnaître la justice de la pénalité. Ne se trouvant pas injustement traité, il s'irrite moins de la punition et en garde moins de ressentiment contre son père ou sa mère. C'est là un grand avantage, dont profitent les rapports affectueux qui doivent exister entre parents et enfants et sans lesquels il ne peut être question de bonne éducation.

III. *Des penchants les plus habituels aux enfants.*

296. **Égoïsme.** — Une des principales tendances du caractère des enfants est l'égoïsme. Peu d'enfants échappent à ce défaut, qui se manifeste par leur désir d'entrer en possession de tout ce qu'ils voient et de le garder exclusivement pour eux, sans en partager la jouissance avec d'autres. La générosité de la plupart des enfants n'est que de la fausse générosité, de la générosité apparente, une générosité qui, selon l'expression de J.-J. Rousseau, donne un œuf pour avoir un bœuf. En effet, on ne les voit guère donner que ce qui leur est bon à rien ou ce qu'ils sont sûrs qu'on va leur rendre. Quand il s'agit de donner ce qu'ils aiment, adieu la générosité; quand on cesse de leur rendre, ils cessent vite de donner.

L'égoïsme est un sentiment que vous ne sauriez chercher trop tôt à combattre chez vos enfants. Pour cela, faites-leur comprendre de bonne heure que par eux-mêmes ils n'ont droit à rien et que tout ce que vous leur donnez vient de votre bon cœur, de votre bonne volonté. Ne craignez même pas, de temps en temps, de leur refuser ce qu'ils demandent, de manière à leur faire apprécier davantage les bienfaits reçus. Si vous donnez à l'un de vos enfants quelque chose à partager avec ses frères ou sœurs, surveillez la manière dont se fera la répartition et si vous ne la jugez pas équitable, refaites-la aussitôt. Vous pouvez même, si vous jugez devoir punir celui de vos enfants qui s'est adjugé la plus belle ou la plus grosse part, faire le nouveau partage à son détriment. Par contre, témoignez vivement votre satisfaction lorsque votre enfant, mettant tout sentiment d'égoïsme de côté, aura un mouvement du cœur qui le portera à se dépouiller pour faire plaisir à un autre.

Efforcez-vous d'amener vos enfants à des sentiments de bienveillance envers tout le monde ; apprenez-leur à partager leurs jouets avec d'autres enfants, leurs friandises avec des animaux ; apprenez-leur, en un mot, à aimer tous ceux qui les entourent et à être heureux du bonheur qu'ils peuvent procurer. Apprenez-leur surtout à ne faire du mal à personne, pas plus aux animaux qu'à leurs camarades, à leurs frères ou sœurs. S'il leur prend l'idée de martyriser un hanneton, de fourrer le doigt dans l'œil d'un chien ou d'un chat ou de lui tirer la queue, faites-leur comprendre qu'ils font du mal et qu'en conséquence ils ne doivent pas le faire. S'ils recommencent, n'hésitez pas à les punir. La bienveillance envers les faibles est une des premières vertus à inculquer aux enfants.

297. **Gourmandise.** — Les parents, les grands parents surtout, jouent à qui gâtera le plus l'enfant. Sur ce chapitre, il s'établit souvent entre eux une lutte pour conquérir et accaparer l'amitié, les préférences de l'enfant. La gourmandise mérite d'être activement combattue et, cependant, on s'entend à l'exciter de mille manières ; on promet des bonbons aux enfants pour qu'ils soient sages ; on leur en promet pour

qu'ils consentent à obéir; on leur en promet encore pour qu'ils veuillent bien prendre les médicaments que le médecin a ordonnés ; etc., etc. Pourquoi les enfants se feraient-ils faute de désobéir, de pleurer, de faire les méchants, puisqu'ils savent qu'on leur promettra et leur donnera des friandises ou des jouets pour qu'ils se tiennent tranquilles ? Lorsqu'un enfant doit prendre un médicament, gardez-vous de le plaindre ou de lui promettre mille choses s'il est sage et le prend bien. Agissez par l'autorité seule et vous vous éviterez bien des ennuis, bien des chagrins.

Ne donnez pas de gâteaux entre les repas ; interdisez à vos parents, à vos amis, de donner des friandises à votre enfant ; et si, malgré tout, on lui en donne, prenez-les et conservez-les pour l'heure du dîner ou du souper (171). Manger entre les repas est une habitude funeste à la santé des enfants, non pas que les bonbons soient très mauvais par eux-mêmes pour l'estomac, mais parce que les enfants n'ont plus d'appétit quand il s'agit de prendre les aliments qui conviennent au développement régulier de leur corps.

298. **Jalousie.** — Parmi les défauts auxquels les enfants sont sujets, la jalousie est un de ceux qui se développent avec le plus de facilité. Aussi, doit-on faire très attention à ne pas l'exciter. L'enfant est affamé d'égalité ; il faut qu'il la trouve aussi bien dans les caresses que dans les châtiments. En est-il toujours ainsi ? Que de parents montrent inconsciemment une préférence marquée pour tel ou tel de leurs enfants et lui donnent plus de caresses, sans réfléchir combien les autres y sont sensibles. C'est là une pente facile, sur laquelle il ne faut pas se laisser glisser. Combien de pauvres petits êtres, parce qu'ils sont malingres, chétifs et par conséquent irritables et soucieux, ne

sont dans les maisons que des souffre-douleur. Une mère vraiment bonne ne doit pas avoir de favoris, ne montrer aucune partialité pour l'un ou l'autre de ses enfants, si elle ne veut pas exciter des jalousies et détruire, peut-être à jamais, l'amitié sincère et l'harmonie qui doit exister entre frères et sœurs.

299. **Mensonge.** — De tous les défauts, celui que nous redoutons le plus chez nos enfants, c'est à juste titre le mensonge. Alors, pourquoi en usons-nous vis-à-vis d'eux à tout propos et sans le moindre scrupule? Les enfants ne demandent qu'à avoir confiance en leurs parents et à croire sur parole toutes les personnes qui les entourent; s'ils deviennent faux, dissimulés, menteurs, c'est qu'on leur fournit à tout instant des exemples de ce vice.

Un enfant de dix-huit mois sait déjà très bien que tout ce qu'on dit n'est pas la vérité. Lorsque pour le faire obéir, sa mère ou sa bonne le menace du gendarme ou du ramoneur, il ne fait le plus souvent aucune attention à ces terribles épouvantails, parce qu'il sait déjà fort bien que bien qu'invoqués fréquemment, ils ne sont en réalité jamais appelés. Lorsqu'une mère, qui s'apprête à sortir pour plusieurs heures, dit à son enfant, pour apaiser ses larmes, « qu'elle va rentrer dans un instant, » elle fait non seulement un mensonge, mais encore elle commet une lâcheté. N'est-ce pas, en effet, une lâcheté que de tromper son enfant, parce qu'on a pas la force morale de lui parler ouvertement? Ce même enfant, si on lui avait toujours franchement dit la vérité, aurait très vite pris l'habitude de voir sa mère sortir sans lui, au lieu de pousser des cris chaque fois qu'elle s'absente.

De même, au lieu de tromper un enfant sur le goût d'une médecine, il est infiniment préférable de lui dire franchement qu'elle n'est pas bonne et d'ajouter qu'il doit la prendre pour se guérir vite et faire plaisir à sa mère.

Ne trompez jamais vos enfants, si vous voulez qu'à leur tour ils ne vous trompent jamais. Un enfant trompé par ses parents ne les croira plus, même lorsqu'ils diront la vérité ; il se défiera de leur parole et, s'il dissimule à son tour, ils auront perdu jusqu'au droit de l'en blâmer. Vous devez avant tout inspirer de la confiance à vos enfants. Dans ce but, ne faites pas de promesses que vous ne puissiez tenir ; ne promettez rien de plus que ce que vous avez l'intention de donner et, qu'il s'agisse d'une punition ou d'une récompense, que l'exécution suive immédiatement la promesse, car chez les enfants les impressions passent si vite que, si vous tardez, ils ne se souviendront plus des motifs qui ont dicté votre conduite.

300. **Vanité.** — La plupart des parents ont une tendance à considérer leurs enfants comme exceptionnellement intelligents, ce qui vient de ce qu'ils sont à même de constater, chaque jour, le développement de leurs idées, tandis qu'ils n'ont pas l'occasion d'observer le développement des autres enfants du même âge. Eh bien, quelque paradoxale que puisse paraître notre opinion, on regarde en général les enfants comme moins intelligents qu'ils ne le sont en réalité. Ils ont la conception vive, et bien avant de pouvoir exprimer leurs propres idées, ils comprennent fort bien tout ce qui se dit autour d'eux. Aussi ne faut-il pas s'étonner qu'un enfant ait très vite en haute estime sa petite personnalité, quand il entend sa mère lui répéter à satiété qu'il est le plus bel enfant du monde et s'extasier sur le moindre effort qu'il fait pour marcher, pour saluer ou pour parler.

A côté de cette tendance des parents à admirer tous les gestes et toutes les grimaces de leur enfant et à voir dans chacune de ses phrases un joyau de sensibilité et d'esprit, quelle est la mère qui, après avoir paré d'un ruban la chevelure de sa petite fille, ne l'a pas conduite devant un miroir et ne lui a pas donné ainsi une leçon de coquetterie ? C'est un grand tort de s'extasier devant la figure, l'élégance d'un enfant et de lui laisser entendre quelque chose qui soit de nature à détruire l'humilité de son caractère, car, si vous n'y prenez garde, il deviendra de bonne heure vaniteux, suffisant et présomptueux.

Une figure très agréable est souvent un malheur pour un enfant, car le préserver de la flatterie devient fort difficile, et ce qui aurait pu être un bienfait pour lui devient un danger sérieux. C'est depuis longtemps qu'on a remarqué que les enfants dotés d'une jolie figure sont généralement moins bien élevés que ceux qui n'ont pas les mêmes avantages extérieurs.

Ne dites jamais devant un enfant rien qui soit de nature à exciter sa vanité ; ne lui laissez jamais supposer qu'il fait ou dit des choses remarquables ou qu'il est supérieur en quoi que ce soit aux autres enfants. Malheureusement, si une mère peut retenir sa langue, il lui est difficile de retenir la langue des autres, et l'on ne sait que trop combien de personnes ont pour habitude, où que ce soit qu'elles se trouvent, de flatter les enfants, non pas tant par admiration véritable, que pour faire plaisir aux parents. Ces personnes sont dangereuses. L'enfant est déjà assez porté à s'exagérer sa propre excellence, pour qu'on ne l'y pousse pas par l'approbation et par l'exemple.

301. **Mauvaise humeur. Colère.** — De tous les enfants, les plus désagréables, peut-être, sont ceux qui

pleurent à tout propos et qui se mettent en colère chaque fois qu'on ne cède pas immédiatement à leurs caprices. Cette catégorie d'enfants, nous avons le regret de le constater, pourrait s'appeler *légion*, car elle comprend presque tous les *enfants gâtés*. Rien ne pleure comme un enfant gâté ; il est si habitué à ce qu'on passe par toutes ses fantaisies, que chaque fois que ses caprices rencontrent un obstacle, il exprime son chagrin ou sa déception par des pleurs ou de la mauvaise humeur.

Il n'est jamais trop tard pour chercher à modifier cette disposition déplorable du caractère ; un peu de fermeté et de patience peuvent suffire. Votre enfant est-il maussade, grognon, ne faites plus attention à lui et attendez qu'il se lasse, qu'il s'ennuie lui-même de sa mauvaise humeur ; aussitôt qu'il redevient aimable, caressez-le et montrez-lui combien vous êtes heureuse de le trouver dans de meilleures dispositions. Ne combattez jamais de la mauvaise humeur par de la mauvaise humeur.

Si ce même enfant se met à pleurer pour obtenir quelque chose plus vite ou pour vaincre un refus, n'ayez pas l'air de l'entendre ou refusez irrévocablement. N'accédez à ses désirs que lorsqu'il demande les choses gentiment et sans pleurer. Surtout gardez-vous de lui promettre quoi que ce soit pour qu'il se taise. Comme le dit J.-J. Rousseau : « Céder quelque chose à ses larmes, c'est l'exciter à en verser, c'est lui apprendre à douter de votre bonne volonté et à croire que l'importunité peut plus sur vous que la bienveillance. S'il ne vous croit pas bon, bientôt il sera méchant ; s'il vous croit faible, il sera bientôt opiniâtre. »

Pour combattre chez votre enfant l'irascibilité du

caractère, vous devez commencer par lui donner l'exemple de la douceur et de l'égalité d'humeur. Dans ce but, apprenez d'abord à dominer vos propres passions et à ne pas vous laisser aller à des emportements immodérés, souvent pour la cause la plus futile.

« Supposez un enfant qui dans un moment de mauvaise humeur frappe sa sœur. La mère se lève en colère et frappe l'enfant. Quel peut être l'effet d'une punition de ce genre ? La mère et l'enfant ne sont-ils pas précisément coupables de la même faute ? Tous deux étaient en colère et tous deux, sous l'influence de ce sentiment, ont donné des coups. L'enfant pourra craindre à l'avenir de frapper sa sœur, mais il n'aura certainement pas appris qu'il est mal de se mettre en colère ; il ne verra pas surtout, qu'il a eu tort de frapper sa sœur, puisqu'il a vu que sa mère, elle aussi, donne des coups quand elle est en colère. » (Jacob Abbott.)

L'empire sur soi-même est une des qualités les plus importantes et les plus difficiles à acquérir. Les cas dans lesquels la patience des mères est mise à l'épreuve sont, nous le savons, des plus fréquents, mais n'est-il pas déplorable qu'une mère qui se met en colère en tire vengeance sur son enfant ? Qu'elle soit attristée et manifeste son chagrin quand l'enfant commet une faute, qu'elle inflige la punition qui lui semble le plus convenable, mais qu'elle le fasse toujours avec calme et réflexion. De cette façon sa propre conduite sera un exemple pour ses enfants et commandera leur respect et leur admiration.

302. **Peur.** — Une précaution des plus importantes est d'éviter à l'enfant tout ce qui peut contribuer à le rendre peureux. Aussi, ne doit-on jamais, pour amuser les enfants, leur raconter des histoires de revenants,

de voleurs, de diables ou de sorcières. Les enfants éprouvent beaucoup de plaisir à ces récits, nous le savons, mais c'est justement pour cette raison qu'il faut les éviter, car l'imagination des enfants s'exalte et ne voit bientôt plus que des fantômes et des spectres. Le moindre bruit les fait trembler d'épouvante dès qu'ils se trouvent seuls ; on a même vu des cas où une frayeur subite a déterminé l'explosion de maladies mortelles.

Il faut porter la plus grande attention à prévenir de pareilles calamités. Et cependant, ne voit-on pas, tous les jours, des domestiques et même des parents gouverner leurs enfants par la crainte du croquemitaine, du ramoneur, des rats ou des loups? En agissant ainsi, on leur fausse les idées et les rend superstitieux ; souvent même leur intelligence en reste frappée pour toute leur vie. Y a-t-il quelque chose au monde de plus absurde que cette manière de faire et n'a-t-on pas d'autres moyens plus simples d'obtenir l'obéissance?

D'autres personnes ont la mauvaise habitude de punir leur enfant en l'enfermant dans un cabinet noir; il en résulte qu'il s'habitue peu à peu à associer l'idée de punition et l'idée de terreur, avec celle d'obscurité. Ce sentiment devient bientôt si prononcé, qu'on ne peut plus persuader à l'enfant d'aller seul dans une chambre non éclairée et de rester sans lumière une fois qu'il est couché.

Ce n'est pourtant pas difficile d'élever les enfants à ne pas avoir plus peur la nuit que le jour, et la preuve c'est qu'il en est beaucoup à l'esprit desquels le sentiment de la peur ne s'est jamais présenté. Il suffit pour cela de ne jamais laisser supposer aux enfants qu'il y ait sur cette terre des hommes méchants, des animaux malfaisants, et de ne jamais faire allusion devant eux à des êtres surnaturels.

Il faut habituer l'enfant, dès son bas âge, à dormir sans lumière et, une fois plus grand, lui apprendre à aller chercher dans l'obscurité ses jouets favoris. Mais ce qu'il faut surtout, c'est s'abstenir de toute manifestation de frayeur en présence de l'enfant. Cette précaution est indispensable; bien qu'elle demande une certaine fermeté de caractère, les mères doivent s'efforcer de se contraindre, car les enfants ne se rassurent que s'ils voient les personnes qui les entourent rester calmes.

Mais si le mal est fait, s'il y a eu une bonne assez niaise pour effrayer l'enfant; si celui-ci est peureux et ne peut rester dans l'obscurité sans un sentiment de terreur, ce serait un très mauvais système de vouloir l'y contraindre par la force; la peur est un sentiment qui ne se commande pas Efforcez-vous plutôt de familiariser peu à peu l'enfant avec l'idée d'obscurité, en l'accompagnant; touchez et caressez, si possible, les objets ou les animaux qui l'effrayent, de façon à lui faire comprendre qu'ils sont inoffensifs. Progressivement alors, sa confiance renaîtra et il verra sans crainte ce qui l'effrayait au premier abord.

Les enfants peureux sont très sujets à l'affection décrite sous le nom de *frayeurs nocturnes.* Ils se réveillent en sursaut au milieu de la nuit, avec tous les signes de la plus grande frayeur; ils crient violemment et affirment avoir vu un revenant ou un voleur ou tout autre être imaginaire, dont on leur a parlé dans la journée et qui vient pour les prendre et les emporter. L'enfant est en proie à une agitation indescriptible; il cache sa figure dans le sein de sa mère, i est couvert de sueur et ce n'est qu'avec beaucoup de peine qu'on réussit à l'apaiser. Il tombe alors dans un sommeil fiévreux et se réveille le matin très fatigué. Ces frayeurs se répètent parfois toutes les nuits et ont un retentissement très fâcheux sur la santé générale de l'enfant.

Le meilleur traitement à opposer à cette triste maladie, c'est de laisser une bougie brûler toute la nuit dans la chambre à coucher et de rester auprès de l'enfant jusqu'à ce qu'il soit endormi. Ne le grondez pas d'avoir peur, car il ne peut s'en empêcher; au contraire, prenez-le dans vos bras et faites-lui sentir qu'il a constamment à sa portée quelqu'un qui veille sur lui et qui est là pour le défendre et le protéger.

303. Curiosité. — La curiosité est un sentiment qui anime tous les enfants. N'est-ce pas par curiosité, bien plutôt que par amour de la destruction, qu'ils brisent leurs jouets et tout ce qui leur tombe sous la main? Ne combattez pas trop cette tendance, qui vient de leur désir bien naturel de connaître. N'oubliez pas qu'ils entrent dans un monde où tout est nouveau pour eux et que les connaissances qu'ils acquièrent par leur propre observation sont très supérieures à celles qu'ils pourront plus tard puiser dans des livres. C'est logiquement qu'ils procèdent, lorsqu'ils examinent les choses dans tous les sens et les brisent ensuite pour voir ce qu'elles contiennent. Rien ne serait plus nuisible au développement de l'entendement d'un enfant, que de l'empêcher de satisfaire sa curiosité naturelle à sa fantaisie.

Nous n'avons qu'une réserve à faire, c'est lorsque cette curiosité peut être suivie d'accidents ou être nuisible à la santé. Dans ce cas, éloignez des regards de votre enfant ce que vous ne pouvez pas lui laisser prendre sans inconvénient ou sans danger, ou bien cherchez à détourner adroitement son attention sur un autre objet. Cependant, comme il arrive souvent que les enfants ne désirent rien plus que de toucher à ce qu'on leur défend et que, dès qu'ils se trouvent seuls, ils peuvent en profiter pour désobéir, il n'est pas inutile quelquefois de les punir par où ils ont péché. Quelques exemples éclaireront cette idée. L'enfant aime-t-il à jouer avec des allumettes, veut-il enflammer du papier à une bougie allumée, veut-il obstinément ouvrir la porte d'un poêle ou toucher au feu, vous voilà tout alarmée et vous n'osez plus quitter votre enfant des yeux, de peur qu'il ne profite de votre absence pour mettre son projet à exécution. Dans ces cas, comme il y a véritable danger pour lui, nous sommes assez partisan d'user d'un moyen propre à le corriger à tout jamais de ces tentatives. Dans ce but, feignez un jour de ne pas le surveiller et laissez-le se brûler un peu, très peu, mais suffisamment cependant pour qu'il sente la douleur. Nous pouvons vous assurer que ce moyen est excellent, car selon toute probabilité l'enfant n'aura jamais plus envie de recommencer. Vous serez alors tranquille de ce côté.

Il est un genre de curiosité qui demande à être encouragée, c'est celle qui porte les enfants à adresser mille questions sur les choses qui les entourent. Les parents doivent mettre tout leur talent à faire servir cette curiosité naturelle à l'instruction de leurs enfants, en répondant aussi bien que possible à leurs questions. Cela n'est pas toujours facile, car elles sont parfois très embarrassantes. Dans ces cas, cependant, une réponse simple et vague suffit presque toujours à satisfaire la naïve curiosité de l'enfant. Ne pas répondre du tout, comme le conseillent quelques personnes, serait souvent s'exposer à voir l'enfant questionner d'autres personnes, qui n'auraient peut-être pas la même réserve que vous ; répondre au hasard ou le tromper sciemment serait abuser de son innocence ou faire pénétrer dans son esprit des notions fausses et des jugements erronés, dont il ne se débarrasserait plus tard qu'avec peine.

Il peut cependant arriver que les parents soient obligés de refuser certaines explications, parce qu'ils jugent que l'enfant ne saurait les comprendre ou qu'il serait malséant de les lui donner. Dans ce cas, le mieux est de lui dire : « Mon cher enfant, je ne puis t'expliquer cela maintenant. » Son amour-propre ne sera nullement froissé de cette réponse, tant l'enfant est convaincu de son infériorité intellectuelle vis-à-vis de ses parents. Du reste, il est bon qu'il sache de bonne heure qu'il y a des mystères dans la nature, des choses qu'on ne peut pas expliquer.

Enfin, s'il est des questions intelligentes auxquelles il faut s'efforcer de répondre convenablement, il en est beaucoup d'autres absolument futiles et qui ne sont posées par l'enfant que pour le plaisir de parler, de déranger ou de se faire écouter. Nous sommes d'avis de mettre un terme à ce verbiage fatigant en disant simplement : « Je ne réponds pas à des sottises. »

304. Imitation. — L'enfant est un être essentiellement imitateur ; il sourit à sa mère, parce qu'il l'a vue lui sourire ; il prononce papa, parce qu'on lui a répété et répété mille fois la consonance de ce mot ; il apprend à se servir d'une foule d'objets, parce qu'il a vu d'autres personnes s'en servir ; tous ses actes sont dus à l'instinct ou à l'imitation. « C'est grâce à l'imitation que s'établit dans les familles une ressemblance plus ou moins prononcée de gestes, de démarche et d'expression. Regardez un enfant avec un visage gai, aussitôt ses traits s'épanouissent ; en présence d'une personne endormie, il s'endort ; celui qui assiste à une cérémonie religieuse et voit sur les visages l'image du recueillement devient sérieux. » (Mme Necker-de Saussure.)

La mère trouve dans cette tendance à l'imitation un moyen puissant, dont elle doit savoir tirer parti pour l'éducation de son enfant. Aussi doit-elle mettre toute son attention à ne le rendre témoin que d'actes louables qu'il puisse imiter avec profit. Il est regrettable que les parents en usent souvent d'une façon toute différente et donnent à l'enfant l'exemple d'une foule de mauvaises habitudes, qu'ils seront obligés de corriger plus tard. C'est tous les jours qu'on remarque que certains enfants ont pris les froncements de sourcils de leur père, ses habitudes d'irascibilité, son esprit de contradiction, son ton de voix criard, etc., etc. Il faut donc s'observer devant les enfants et ne jamais oublier qu'ils sont comme un miroir qui réfléchit et reproduit tout ce qu'on lui présente.

C'est encore en vertu de cette tendance à l'imitation qu'il est nécessaire de faire grande attention aux personnes que vous chargez des soins à donner à votre enfant. Aussi devez-vous être très attentive dans le choix de la bonne. Celle-ci doit être honnête, gaie, véridique et avoir un bon caractère ; elle ne doit avoir aucun défaut physique choquant ; elle ne doit ni loucher, ni bégayer, car l'enfant est à tel point imitateur qu'il pourrait acquérir les imperfections qu'il observe chez sa bonne. Les enfants sont prompts à remarquer, et ce qu'ils remarquent, ils sont prompts à le copier.

IV. *Culture des facultés intellectuelles.*

305. **Mémoire. Langage.** — La mémoire est une des facultés les plus précoces chez les enfants. Elle se manifeste dès les premiers jours qui suivent la naissance. Pour vous en convaincre, endormez un soir votre enfant sur vos genoux ou dans vos bras et voyez si le lendemain il ne crie pas, dès que vous voudrez le poser tout éveillé dans son berceau; cédez un jour à ses caprices et voyez si le lendemain ses cris ne réclament pas la même faiblesse de votre part. On pourrait multiplier les exemples ; mais à quoi bon ? Nous supposons que c'est une vérité trop souvent démontrée pour qu'il soit nécessaire d'y insister davantage.

De tout cela il résulte que la mère doit savoir utiliser cette belle faculté de son enfant, la mémoire, pour ne lui faire se souvenir que de choses utiles. Fait-il bien, prodiguez-lui vos caresses pour qu'il s'en souvienne à l'avenir et soit disposé à les mériter de nouveau ; fait-il mal, punissez-le de façon que le souvenir de cette punition l'empêche de retomber dans la même faute.

Inutile de rappeler que si la mémoire doit être utilisée pour le développement moral de l'enfant, cette merveilleuse faculté sert de fondement à tout son développement intellectuel.

C'est par la mémoire que l'enfant apprend à parler. A cinq ou six mois, il commence à faire entendre quelques sons qui ne sont pas articulés, mais qui ne sont cependant déjà plus de simples cris ; vers huit ou neuf mois, il commence à s'exercer à remuer la langue et les lèvres pour balbutier quelques mots. Les premiers sons que l'enfant articule, ce sont les voyelles ; les consonnes ne viennent que plus tard. Il est à remarquer que celles dont il se sert en premier lieu sont à peu près les mêmes dans toutes les langues ; ce sont les consonnes labiales, p et b, les nasales, m et n. D'après une loi de la nature, bien faite pour remplir de joie le cœur des parents, les premiers mots que les enfants prononcent, papa, maman, semblent être un élan de leur reconnaissance envers ceux qui les ont élevés.

En général, on se hâte beaucoup trop de vouloir faire parler les enfants, et l'extrême empressement qu'on met à vouloir comprendre tout ce qu'ils disent, ou plutôt deviner ce qu'ils ont voulu dire, les dispense de chercher à bien articuler. De là, ces mauvaises habitudes de prononciation, si communes chez les enfants et qui persistent quelquefois pendant si longtemps. Il est inutile d'ahurir l'enfant par une foule de mots qu'il ne comprend pas ; on doit, en commençant, ne présenter à son intelligence que des mots simples, servant à désigner des objets qu'il connaît et les prononcer devant lui correctement et distinctement. Combien de parents qui font tout le contraire et qui pour parler à leurs enfants, pour se mettre à leur portée et se faire comprendre soi-disant plus facilement, adoptent leur langage enfantin et les entretiennent dans leurs erreurs de prononciation. C'est là une grande faute ; ce que vous devez chercher, c'est de ne faire répéter à l'enfant que des mots qu'il puisse comprendre et veiller à ce qu'il les prononce comme il faut ; c'est comme cela que vous réussirez à le préserver du bégaiement, du zézaiement et du grasseyement, tous défauts de parole très difficiles à vaincre plus tard, lorsque l'habitude est prise.

306. **Instruction.** — Dans le siècle où nous vivons, on veut que l'enfant sache lire à cinq ans, qu'il écrive à six, qu'il joue du violon ou du piano à sept ans et qu'il fasse des versions à huit. Cette folle ambition des parents est non seulement préjudiciable à la santé des enfants, mais elle est on ne peut plus ridicule ; on ne réussit qu'à fatiguer leur cerveau et à attrister leur enfance, et cela, sans profit aucun pour leur développement intellectuel.

Il est un fait bien avéré, c'est que les enfants qui ont su lire de bonne heure ne sont, vers treize ou quatorze ans, pas plus avancés comme instruction, que les enfants qui n'ont commencé à étudier que vers six ou sept ans, c'est-à-dire à un âge où les facultés cérébrales sont plus éveillées et où un peu de travail intellectuel ne peut plus compromettre la santé. Nous disons, même, que trop souvent ces petits prodiges de quatre ans, sur lesquels on fait de si beaux projets d'avenir, une fois qu'ils sont arrivés à l'âge des études sérieuses, ne répondent plus aux espérances que leurs parents avaient fondées sur eux. Ils s'arrêtent court dans leurs progrès et végètent, comme si leur cerveau fatigué, surmené par un travail trop précoce, n'était plus capable d'un effort sérieux.

Les six ou sept premières années des enfants doivent être exclusivement consacrées à favoriser leur développement physique, à poser pour eux les fondations d'une constitution forte et robuste. Occupez-vous d'abord à renforcer leurs organes ; pour cela, donnez-leur une nourriture saine et abondante, beaucoup d'air à respirer et *rien à faire.* En fait d'instruction, bornez-vous à leur apprendre à se bien porter.

C'est toujours avec un sentiment de tristesse que nous entendons certains parents vanter les capacités de leur enfant qui, âgé seulement de cinq ans, sait déjà lire. Soyez persuadées que ce résultat n'a pu être obtenu qu'au détriment de la santé de l'enfant et que le temps qu'on lui a fait passer sur des livres, eût été beaucoup mieux employé, si on lui eût appris simplement à se servir de ses yeux pour voir, de ses oreilles pour entendre et de ses doigts pour toucher.

Avant d'apprendre à lire aux enfants, étudiez-vous à déraciner leurs mauvais penchants, à faire sortir leurs bonnes qualités ; enseignez-leur la vertu, l'honnêteté ; donnez-leur une santé forte et robuste. Le développement intellectuel viendra plus tard et se fera d'autant mieux que tous les organes seront développés conformément aux lois de la nature.

Du reste, sans appliquer trop vite les enfants à l'étude, il est mille connaissances dont on peut meubler leur petite intelligence, et cela, peu à peu, progressivement, sans fatiguer leur cerveau et sans compromettre leur santé. La mère est la meilleure maîtresse d'école que puisse avoir un enfant, si elle veut bien s'en donner la peine. Comme tout est nouveau pour les enfants, vous n'avez pour les instruire qu'à savoir profiter de leur curiosité naturelle. Loin de vous impatienter de leurs questions incessantes et de rebuter leur tendance naturelle à vouloir connaître, attachez-vous à leur faire des réponses claires et à ne leur donner que des idées précises sur toutes choses. Adressez-leur même des questions qui soient à leur portée, de manière à les exercer à rendre leur pensée. Instruisez vos enfants par la conversation de tous les jours ; accoutumez-les à être attentifs ; habituez-les à observer, à réfléchir ; racontez-leur des petites histoires morales et instructives ; prenez-les sur vos genoux et, laissant de côté les surannés contes de fée qui remplissent leur esprit d'idées fausses, prenez un de ces jolis livres qui, sous le titre de « *leçons de choses,* » amusent les enfants tout en les instruisant; choisissez d'abord les sujets les plus simples et les plus en rapport avec leur âge, puis faites-les leur répéter et raconter à leur tour. De cette manière, vous développerez tout à la fois leur imagination, leur attention, leur entendement et leur mémoire; vous les instruirez et leur procurerez en même temps un plaisir infini.

Donnez à vos enfants beaucoup de livres d'images; on ne se figure pas le nombre incroyable de connaissances utiles qu'on peut leur communiquer par l'intermédiaire de leurs yeux.

Vous avez encore un autre moyen d'instruction dans la tendance des enfants à l'imitation, dans l'amour qu'ils ont de se servir des objets qu'ils ont vu entre vos mains. Chaque fois qu'il n'y a pas danger à le faire, cédez à leurs caprices et initiez-les à vos travaux. Donnez à vos petites filles, si elles le demandent, une aiguille et du fil et laissez-les s'essayer à la couture; cet exercice rendra leurs mains plus habiles et donnera de la rectitude à leur coup d'œil. Donnez à vos enfants des images à bon marché qu'ils puissent colorier; donnez-leur un crayon et du papier et laissez-les dessiner à leur idée des maisons d'architecture étrange, inconnue, des chevaux de proportions extraordinaires ou des hommes tout tête et sans corps. Qu'importe que leurs dessins soient grotesques, que les couleurs dont ils les recouvrent soient du barbouillage, pourvu que ces exercices développent leurs facultés et leur donnent un peu d'habileté à manier le crayon ou le pinceau. Lorsque viendra le moment de leur donner des leçons de dessin, leurs maîtres trouveront chez eux une facilité qu'ils n'eussent point eue sans cela.

Apprenez-leur des petites chansons ; par le chant, non seulement vous contribuerez à leur instruction, mais encore vous leur formerez l'oreille et la voix, vous améliorerez leur prononciation. C'est avec raison que dans les écoles enfantines, on fait beaucoup chanter les enfants ; l'effort nécessaire à l'émission des sons développe la poitrine et par son intermédiaire renforce tous les organes.

De temps en temps vous pourrez donner à vos enfants une petite leçon d'arithmétique, non pas au moyen de livres et de chiffres, ce serait trop aride pour eux et trop fatigant pour leur cerveau, mais au moyen de figues, de raisins, de noix, de noisettes et autres fruits, ajoutant ou retranchant suivant les circonstances. Vous combinerez ainsi l'amusement avec l'instruction. Vous augmenterez encore la satisfaction de l'enfant en lui permettant, une fois la leçon terminée, de manger le tout. Une leçon d'arithmétique, prise sous cette forme amusante donne des résultats beaucoup plus heureux et plus rapides qu'en alignant des séries de chiffres sur une ardoise.

Les enfants, dès leur jeune âge, portent un grand intérêt à tout ce qui est nouveau pour eux. C'est à vous de profiter de cette heureuse disposition pour les familiariser avec tout ce qui les entoure. Parlez-leur, non seulement des objets qu'on rencontre dans les habitations, mais encore de tout ce qui se trouve dans les bois, sur la montagne ou sur la plage. Dans vos promenades, parlez-leur des fleurs, des insectes, des oiseaux, de leurs différentes espèces, de leurs habitudes et de mille autres sujets qui peuvent contribuer à leur instruction. Répondez à toutes leurs questions ; écoutez les remarques qu'ils ont à faire sur chaque objet, encouragez-les à en dire le plus qu'ils peuvent et atti-

20*

rez leur attention sur les faits qui leur ont échappé. L'instruction, ainsi donnée par le père ou la mère, fait une impression bien plus profonde sur l'esprit de l'enfant qu'une leçon apprise dans un livre. Il en retient quelque chose, tandis que, la plupart du temps, ce que les enfants apprennent dans un livre, ils le récitent par cœur comme des perroquets, sans s'être seulement donné la peine de comprendre. Qu'en résulte-t-il? Quelques heures plus tard ils ont tout oublié, même les mots et, de toute la leçon, il ne reste qu'une fatigue de cerveau. Comme l'a dit Montaigne, il y a longtemps : « *Sçavoir par cœur n'est pas sçavoir.* » Le point capital est de développer chez les enfants leur faculté d'observation et de leur apprendre à se servir de leurs sens. « Quand l'éducation des sens est négligée, tout le reste de l'éducation se ressent de leur paresse, de leur engourdissement, de leur insuffisance, d'une manière irrémédiable. C'est de la puissance d'observation que dépend le succès en toutes choses. » (Spencer.)

Pour nous résumer, nous dirons aux parents : Ne cherchez pas à faire de votre enfant un petit prodige, ne fatiguez pas son cerveau par un travail trop précoce; gardez-le à la maison jusqu'à l'âge de six ou sept ans, en vous contentant de lui ouvrir l'intelligence et de le bien élever au point de vue physique et moral. C'est le meilleur moyen d'en faire pour l'avenir un bon élève, qui saura profiter des leçons qu'il recevra.

TABLE ALPHABÉTIQUE

A

D

F

G

H

O

P

R

Y

TABLE DES MATIÈRES

PREMIÈRE PARTIE

GROSSESSE ET NAISSANCE

SECONDE PARTIE

HYGIÈNE ET ÉDUCATION PHYSIQUE

TROISIÈME PARTIE

ÉDUCATION MORALE ET INTELLECTUELLE

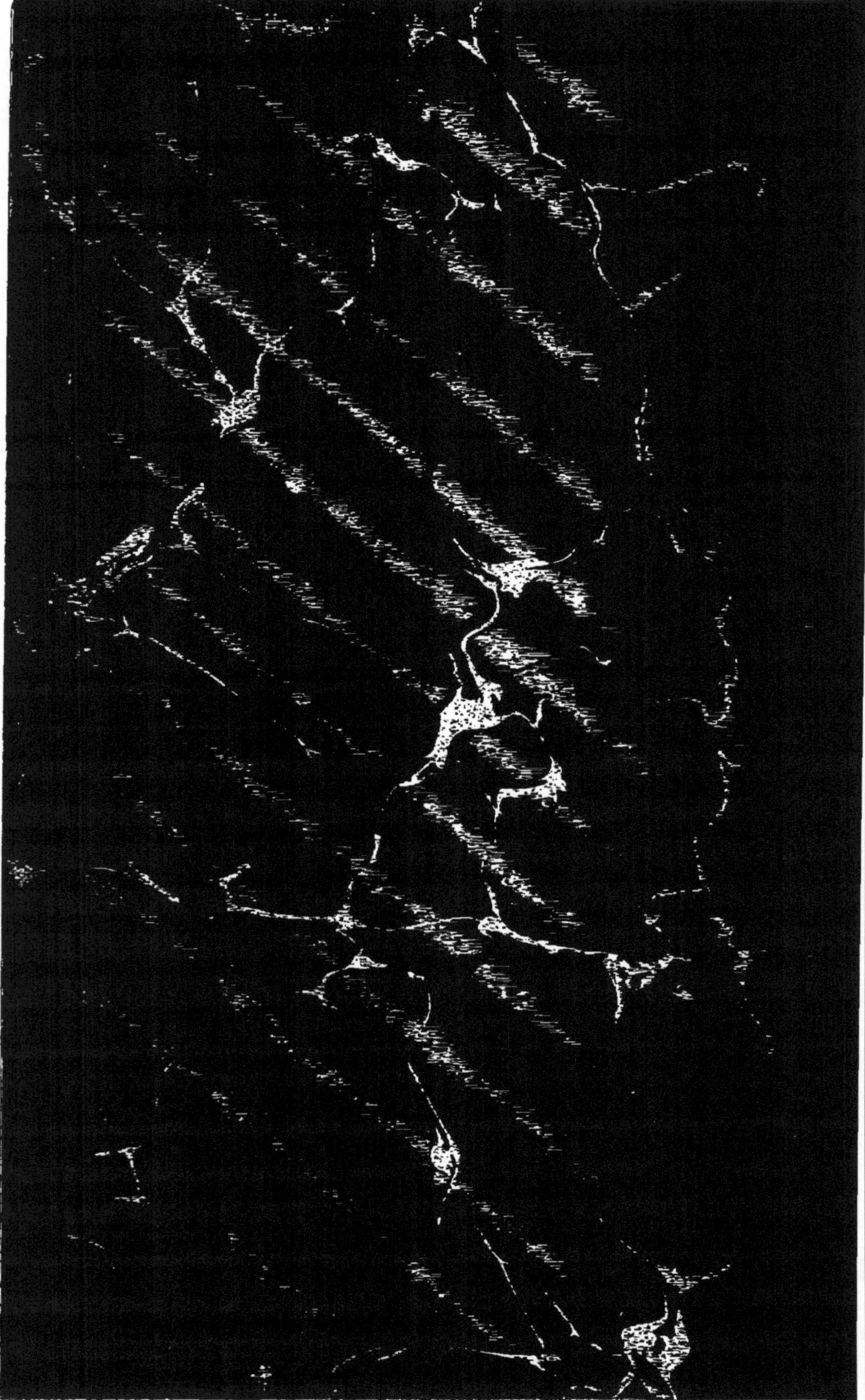

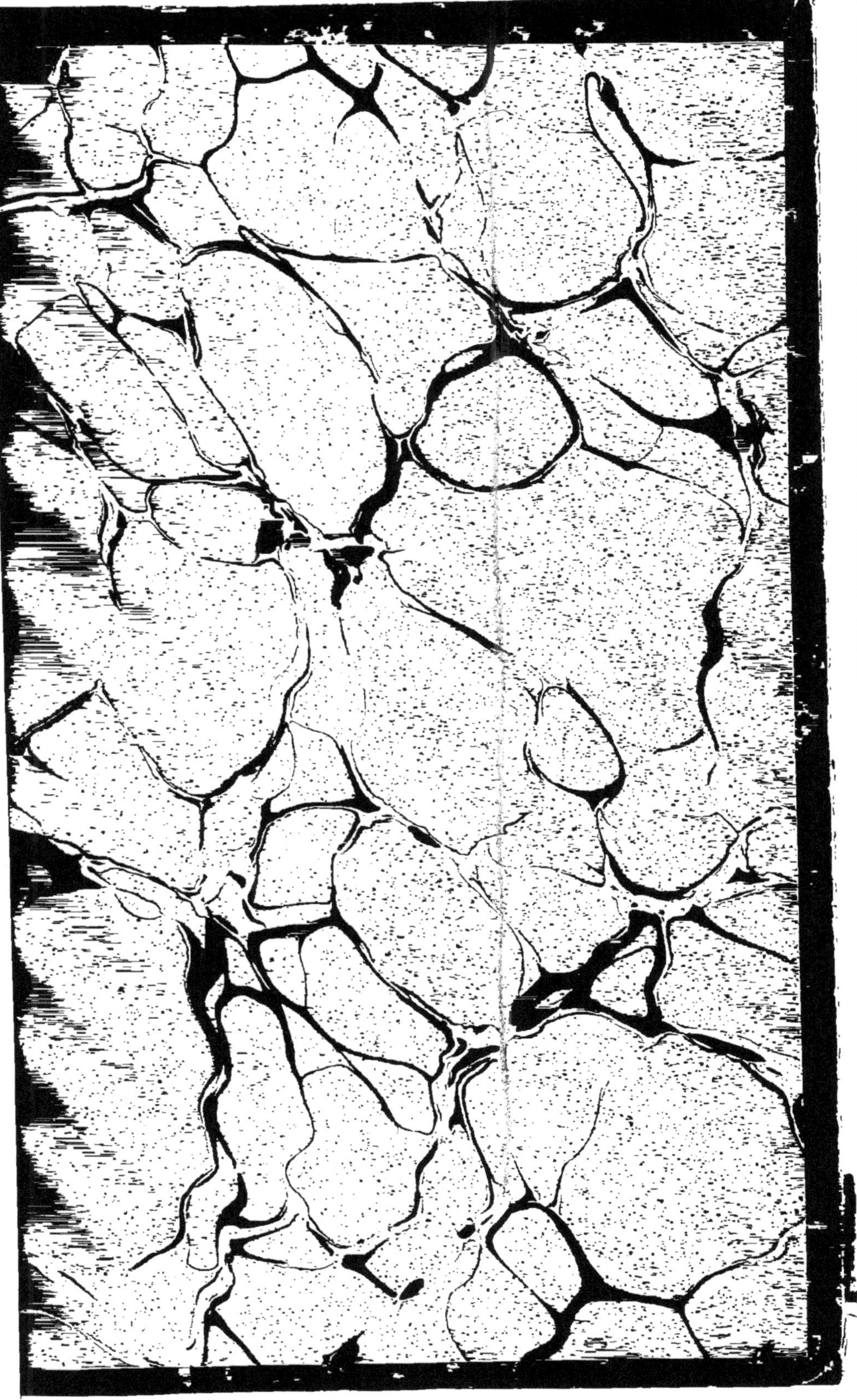

BIBLIOTHEQUE NATIONALE DE FRANCE
3 7531 03323646 5

www.ingramcontent.com/pod-product-compliance
Ingram Content Group UK Ltd.
Pitfield, Milton Keynes, MK11 3LW, UK
UKHW020151250726
13967UKWH00002B/991